Lotta
Wundertüte

Unser Leben mit Bobbycar
und Rollstuhl

Sandra Roth

Lotta
Wundertüte

Unser Leben mit Bobbycar
und Rollstuhl

Kiepenheuer
& Witsch

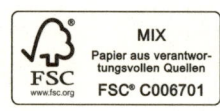

FSC
www.fsc.org

MIX
Papier aus verantwor-
tungsvollen Quellen
FSC® C006701

4. Auflage 2013

© 2013, Verlag Kiepenheuer & Witsch, Köln
Alle Rechte vorbehalten. Kein Teil des Werkes darf in irgendeiner
Form (durch Fotografie, Mikrofilm oder ein anderes
Verfahren) ohne schriftliche Genehmigung des Verlages
reproduziert oder unter Verwendung elektronischer Systeme
verarbeitet, vervielfältigt oder verbreitet werden.
Umschlaggestaltung und -motiv: © Barbara Thoben, Köln
Autorenfoto: © Bettina Fürst-Fastré
Gesetzt aus der Whitman
Satz: Felder KölnBerlin
Druck und Bindung: CPI books GmbH, Leck
ISBN 978-3-462-04566-6

Inhalt

Prolog

Prolog

November 2009.
Der Rollstuhl fährt zu schnell. 3 Uhr nachts, im Krankenhaus.
»Türschwelle!« Ich halte meinen Babybauch, als könnte er herunterfallen. Mich schiebt ein Student, der nachts im Krankenhaus jobbt, ein »Transporter«, wie die Schwestern sagen. Neben mir joggt Nina, ebenfalls im 9. Monat. »Genau wie Sie – einer von den harten Fällen«, so hat uns ein Arzt einander vorgestellt. Wir rasen einen langen, leeren Flur entlang. Die Nachtschwester hat uns geschickt.
»Kreißsaal.«
»Nein.«
»Sie kriegen Ihr Baby.«
»Krieg ich nicht. Mir ist nur schlecht.«
Wieder eine Türschwelle, ich schlucke Galle, ich hebe einen Arm. »Stopp.« Abrupt bleiben wir stehen, neben den Aufzügen. Aus dem Rollstuhl lasse ich mich auf den Boden gleiten. Nina sinkt daneben. Der Transporter schaut auf uns herunter und zuckt die Schultern. »Müssen Sie wissen.« Er drückt auf den Aufzugsknopf. »Dann hole ich meine Leiche ab. Die macht keine Zicken.«
Das Lachen bricht aus mir heraus, dass es wehtut. Ich schaue zu Nina, sie hält beide Hände vors Gesicht, ihre Augen funkeln. Hinter dem Transporter schließen sich die Aufzugstüren. Unser Kichern erstirbt in leisen Japsern, bis wir nur noch die Neonröhren surren hören. Wir sitzen auf grauem Linoleum, es riecht nach Desinfektionsmittel. Über uns blinkt das rote Licht einer Videoüberwachungskamera. Irgendwo in der Klinik sitzt jetzt ein Überwachungstechniker und sieht auf seinem Fernsehbildschirm zwei Schwangere auf dem Boden sitzen.

Ich lege mich auf die Seite und stütze den Ellenbogen auf. Nina streift ihre Pantoffeln ab. An der Wand gegenüber hängt der »Flucht- und Rettungsplan«, grün auf weiß die Notausgänge. »Ruhe bewahren« steht da. Wir starren auf die Glastür vor uns, voller lächelnder Teddybären. Kinderintensivstation.

»Hast du Angst?«

»Mmmh.«

Wir schweigen. Nina hat Leon im Bauch, Trisomie 21, Herzfehler, ich Lotta, Vena Galeni Malformation. Wir sind die harten Fälle. Wir leben seit drei Wochen auf der Geburtenstation, Tür an Tür.

Nina sagt: »Was, wenn ich ihn nicht lieben kann?«

Hinter der Glastür zur Intensivstation sehe ich eine Schwester rufen. Sie deutet auf uns, Menschen laufen auf uns zu. Sie drückt auf einen Schalter an der Wand, die Tür öffnet sich mit einem lauten Schnarren, plötzlich hören wir das Bimmeln der Monitore der Intensivstation. Die Schwester ruft: »Wie sind Sie denn hierhergekommen?«

Die Frage hallt noch lange nach. Ich höre sie noch drei Jahre später.

März 2012.

»Mama?«

Ich blicke auf und lasse den Breilöffel vor Lottas Mund in der Luft schweben. Neben mir sitzt Ben vor einem Teller voller Fischstäbchen.

»Mama, weißt du was? Lotta kann krabbeln.«

Ich blicke zu Lotta auf meinem Schoß. Sie starrt ins Leere, ihr Kopf ruht auf meinem linken Arm. Sie ist zwei Jahre alt, Ben vier. Sie sind beide blond, blauäugig, Grübchen in den Wangen. »Sie sind viel zu schön für uns«, sagt mein Mann Harry immer. »Sie müssen vertauscht worden sein.« Bens Augen sind himmelblau, Lottas haben einen Stich ins Grüne. Die Gemeinsamkeiten enden schnell. Während Ben sein Fischstäbchen aufspießt, in den Mund schiebt, kaut, seine Lippen mit dem Ärmel abwischt und mit den Füßen scharrt, hat Lotta in den letzten zehn Minuten nur ihren

Mund geöffnet und geschlossen. Ben lebt fast schon im Schnell-durchlauf, Lotta wie in Zeitlupe. Langsam rinnt ein Faden Sabber von ihrem Kinn auf ihren Pulli. Ich lege den Löffel ab, nehme das Spucktuch und streiche ihr über den Mund.

»Wenn Lotta krabbeln könnte – das wäre schön, oder, Ben?«

»Nein, Mama. Sie kann krabbeln.«

»Meinst du?«

»Ja«, sagt er mit der Bestimmtheit, die man nur mit vier hat. »Im Geheimen.«

Ich lächele.

»Im Geheimen kann Lotta alles«, sagt Ben. »Mama sagen. Richtig sehen.«

»Vielleicht hast du recht. Aber weißt du noch, wie ich dir erzählt habe, dass Lotta vielleicht später mal einen Rollstuhl kriegt?«

Pause. Ben stochert in seinen Fischstäbchen. »Aber nur, wenn ich schieben darf.«

»Klar, darfst du.«

Ben beugt sich zu Lotta rüber. Er flüstert ihr zu: »Wenn du nicht mehr sitzen willst, kannst du ja fliegen. Ja, Lotta?«

Ihr Mund verzieht sich zu einem Lächeln.

»Und sie kann doch krabbeln«, sagt Ben zu mir und schiebt seinen Teller weg.

Meine Tochter hat geheime Superkräfte, die nur ihr großer Bruder kennt. Wie sind wir hierhergekommen?

Im Sportverein. Die Sonne scheint. Ben rennt auf der Tartanbahn mit den anderen Kindern um die Wette, ich trinke mit den Müttern Latte macchiato und lasse Lotta auf meinen Knien reiten. Sie lächelt.

Eine Mutter neben mir fragt: »Wann hat man das denn festgestellt?«

»Die Fehlbildung? Im neunten Monat, 33. Woche.«

»War es da zu spät?«

»Wofür?«

»Um was dagegen zu machen.«

11

»Das kann man nicht im Mutterleib operieren.«

»Nein, aber ...«

Das Wort abtreiben spricht sie schon nicht mehr aus.

Warum gibt es dich, Lotta? Ein behindertes Kind – das muss in Deutschland doch heute nicht mehr sein. Dafür gibt es Pränataldiagnostik, Präimplantationsdiagnostik, kurz PID, Abtreibungen, notfalls Spätabtreibungen. Wir forschen immer weiter, wir entwickeln Test nach Test. Das menschliche Genom ist längst entschlüsselt. Blutproben der schwangeren Mutter reichen aus, um die Erbanlagen ihres ungeborenen Kindes komplett aufzuschlüsseln. Noch sind die Tests teuer, noch sind sie selten, noch birgt das menschliche Genom viele Rätsel. Welche genetische Konstellation bedeutet welche Krankheit? Welche Fehlbildung lässt sich wo auf der DNA ablesen? Noch reden wir bei den meisten Behinderungen von Wahrscheinlichkeiten, nicht von Gewissheiten. Noch.

Beim Down-Syndrom sind wir schon weiter. Es ist eine der am weitesten verbreiteten Behinderungen und eine, die am leichtesten zu erkennen ist: In jeder Körperzelle findet sich das Chromosom 21 nicht zweimal, sondern dreimal. Ein Pikser in den Arm der werdenden Mutter – mehr braucht es heutzutage nicht mehr, um Gewissheit zu haben. Der Arzt fragt: »Wollen Sie es behalten?« In der 12. Schwangerschaftswoche. Zu einem Zeitpunkt, an dem noch nicht alle Verwandten Bescheid wissen. An dem im Kinderzimmer noch keine Wiege bereitsteht. An dem das Kind noch eine Idee auf einem Ultraschallbild ist.

Wenn uns zu diesem Zeitpunkt ein Arzt gesagt hätte: »Ihre Tochter wird schwerbehindert sein« – hätten wir den Mut gehabt, sie zu behalten? Ich hoffe es, aber ich glaube es nicht. Lottas Geschichte wäre zu Ende gewesen, bevor sie überhaupt begonnen hätte.

Ein behindertes Kind? Wie lebt es sich damit? Ist unser schönes Leben dann vorbei? Und was wird unser Kind für ein Leben haben – eingeschränkt, ausgegrenzt, behindert? Wollen wir das?

Wir entscheiden. Ja – oder nein. Behalten – oder abtreiben.

Laut § 218 des Strafgesetzbuchs ist eine Beendigung der Schwangerschaft straffrei gestellt, wenn ihre Fortführung jetzt oder in Zukunft das Leben der Mutter, ihre seelische oder körperliche Gesundheit schwerwiegend beeinträchtigen könnte. Das ist die sogenannte medizinische Indikation. Sie macht eine Abtreibung theoretisch bis zum Beginn der Wehen möglich. Grund ist juristisch gesehen nicht die Behinderung des Kindes, sondern das Leben und die Gesundheit der Mutter.

Niemals zuvor und niemals danach haben wir so viel Macht wie in diesem Moment. Wir entscheiden über Leben oder Tod. Niemals zuvor oder danach sind wir so hilflos. Wir müssen über Leben oder Tod entscheiden – nur wie? Mein Bauch gehört mir. Und was jetzt?

Nach welchen Kriterien entscheiden wir, welches Kind wir zulassen – und welches nicht? Entscheiden wir nach dem Gefühl? Nach der Liebe – für das Kind, nach der Angst – gegen das Kind? Entscheiden wir nach Fakten: Wie hoch ist das Risiko, wie sind die Wahrscheinlichkeiten? Welche Defekte lassen wir zu, welche nicht? Was ist nicht verzichtbar: laufen können, sehen, selbstständig atmen? Wie wollen wir das entscheiden?

Der medizinische Fortschritt schafft Fakten, doch die ethische Debatte bleibt dahinter zurück. Jeder muss für sich alleine entscheiden: Welche Kriterien muss mein Kind erfüllen, damit es geboren werden darf?

Niemand trifft diese Entscheidung leichtfertig. Keiner macht es sich leicht, den Daumen zu senken oder zu heben. Und doch werden schon heute schätzungsweise 90 Prozent der Down-Syndrom-Verdachtsfälle abgetrieben. Stillschweigend. Das Down-Syndrom ist die erste Behinderung, die aus der Gesellschaft verschwinden wird, da sind sich Humangenetiker sicher. Per Abtreibung. Einfach, weil es so leicht und früh festzustellen ist. Andere Behinderungen werden erst sehr viel später diagnostiziert, etwa durch den großen Organultraschall in der 22. Schwangerschaftswoche. Ab dieser Woche, also dem 6. Monat, wäre ein Fötus schon außerhalb des Mutterleibs überlebensfähig. Ab diesem Zeitpunkt werden Schwangerschaftsabbrüche als Spätabtreibungen bezeichnet. Ihre Zahl hat sich laut dem Statistischen Bundesamt in den letzten zehn Jahren fast verdreifacht, auf nun etwa 500 Fälle in Deutschland pro Jahr.

Die Entscheidung für eine Abtreibung ist immer eine individuelle, eine schwere Entscheidung. Jede verändert unsere Gesellschaft, Stück für Stück. Ein gesundes Kind ist noch immer eine Gnade, da sind sich alle einig. »Hauptsache, gesund.« Doch ein krankes oder behindertes? »Das muss doch heute nicht mehr sein« – diesen Satz haben schon viele Eltern behinderter Kinder gehört. »Wussten Sie das nicht vorher?« Die Frage impliziert, dass man es hätte wissen können und sollen. Sie sagt auch, dass es das Kind eigentlich nicht geben sollte. »Haben Sie das zu spät gemerkt?« Wir arbeiten daran, das Schicksal abzuschaffen – und wir glauben, wir hätten es schon fast geschafft.

Natürlich wird es immer behinderte Menschen geben. Nicht alles kann vorab entdeckt werden, und nach der Geburt fangen die Gefahren erst an: Krankheiten, Unfälle, Stürze. Doch auch wenn unser Gefühl von Kontrolle eine Illusion ist – reicht diese Illusion schon, um uns zu verändern? Was verlieren wir, wenn wir glauben, Behinderungen und Krankheiten ließen sich verhindern? Worin bemessen wir den Wert eines Lebens – in Leistung? Wir rennen durchs Leben, als gäbe es am Ende eine dicke gelbe Ziellinie, über die wir alle rübermüssen. Was ist mit unseren Kindern? Englisch mit drei, Hockey mit vier, Lyrikkurs in der ersten Klasse. Stolpern darf keiner, langsamer werden auch nicht. Wollen wir das? Was ist mit denen, die im ewigen »höher, besser, mehr« keine Chance haben? Können wir von ihnen vielleicht etwas lernen – darüber, was im Leben wirklich zählt? Was ist es, das uns am Anderssein so viel Angst macht, dass wir fürchten, unsere eigenen Kinder nicht lieben zu können?

Seit drei Jahren steht meine Welt kopf. Alles, was mir selbstverständlich schien, hängt nun schief. Ich muss die großen Fragen lösen, um im Kleinen weitermachen zu können.

Mein Sohn sagt, Lotta kann krabbeln. Mein Bäcker fragt, ob wir das nicht vorher wussten. »Willkommen in der Minderheit«, sagt mein Mann.

»Ja«, sage ich. »Wie sind wir hierhergekommen?«

1

»Stimmt etwas nicht?«

Vom Leben davor und einem Ultraschall

Ich schaue in die Fenster meiner Nachbarn, während ich vorbei-laufe. Es ist noch früh, im Dunkeln leuchten die Häuser wie Pup-penstuben. In Nr. 40 sitzen sie noch am Frühstückstisch. Als sie rüberschauen, senke ich den Kopf. Ich habe mich noch nicht da-ran gewöhnt, dass wir hier alle wie in Guckkästen leben. Soll ich winken?

Es ist der 19. Oktober 2009. Wir sind vor knapp einem Jahr in dieses Viertel Kölns gezogen. Unser neues Haus steht nur ein paar Straßen von unserer alten Wohnung entfernt und doch fühlt es sich an, als seien wir von der Großstadt aufs Dorf ge-zogen. Alte Reihenhäuser mit spitzen Giebeln, im ersten Stock zwei Kinderzimmer, kleine Gärten, alte Bäume. Im Keller ha-ben wir einen Bunker mit einer schweren Stahltür. In den Vier-zigerjahren haben sich dahinter Menschen versteckt und auf das Heulen der Bomber gelauscht. Heute lassen wir dort zwei Bodenvasen und ein CD-Regal zum An-die-Wand-Lehnen ver-stauben, in Sicherheit, weit weg von Bens Bobbycar. Wer den Krieg überlebt hat und immer noch in dieser Gegend wohnt, bekommt heute regelmäßig Post vom Makler, beigelegt ein Prospekt vom Luxus-Seniorenheim. »Wenn Sie jetzt verkau-fen ...«

Unser Haus steht an der Längsseite eines Platzes, den ich lang-sam umrunde. In der Mitte ein Viereck Rasen, das schon unter

16

Herbstlaub verschwindet, darauf Fußballtore und ein grün-gelb-rotes Plastikspielhaus. Wer einen Hund hat, der wird den Platz nur einmal betreten. Am Tag unseres Einzugs sah ich einen Schäferhund, der ein Bein hob auf dem Grün. Eine Sekunde später öffneten sich zeitgleich drei Türen. Es brüllte: »Runter!« Und: »Das ist eine Spielwiese!« Später kamen sie mit Brot und Salz vorbei.

Seit unserem Einzug klopft es häufiger an der Haustür, die Klingel hängt zu hoch: »Kommt der Ben raus zum Spielen?« Oder: »Kann ich mal bei euch aufs Klo?« Wir wissen, dass die Katze der Nachbarn »Clooney« heißt, nach George, und dass der Sohn zwei Häuser weiter sein letztes Handballmatch gewonnen hat. Die Kinder malen mit Kreide Hüpfkästchen auf die Straße, die Erwachsenen stehen oft zusammen und reden, im Sommer gerne draußen vor der Tür. »Bullerbü« nennen Harry und ich unsere neue Nachbarschaft.

Hoffentlich sind unsere Vorhänge bald da, denke ich. Wenn ich unser Wohnzimmer betrete, fühle ich mich, als träte ich aus dem Schatten auf eine hell erleuchtete Bühne. Die Fenster fangen auf Kniehöhe an. »Viel Licht«, sagt Harry dazu. »Ist doch schön.«

Ich weiß schon jetzt, was kommen wird. Ich werde die Vorhänge zuziehen, er wird sie aufziehen, auf, zu, auf, zu. Immer im Wechsel, versetzt um eine Viertelstunde; wenn es schlecht läuft, versetzt um Minuten. Wie bei Loriot. Wir sind nun seit fünf Jahren ein Paar, seit dreien verheiratet, noch können wir lachen über die Sketche, die unsere Ehe aufführt.

Zehn Jahre Altersunterschied trennen uns, ich bin 32 Jahre alt, Harry 43. Anderes eint uns: Wir sind beide Journalisten. Wir reden, reden, reden. Am liebsten darüber, wie schön alles ist. Wie praktisch die neue Küche, wie erstaunlich unser Sohn, wie herrlich das Leben. Als Kind hatten wir den gleichen Spitznamen: Sonnenschein. Heute rufen wir Ben so.

Ich muss mir einen hübscheren Bademantel kaufen, denke ich. Es dauert noch, bis die Vorhänge kommen. Mein blauer sitzt wie ein Sack und verliert an den Ärmeln schon Fäden. »Ist doch egal«, sagt Harry immer. »Ich finde dich auch so schön.« »Schleimer«, sage ich dann. Und werfe den Bademantel wieder nicht weg.

Bald wird mir sowieso nichts anderes mehr passen. Ich ziehe an meinem Wintermantel, während ich durch die Kälte laufe. Noch sieben Wochen bis zum errechneten Geburtstermin. Im Takt meiner Schritte zähle ich die Wochen rückwärts wie beim Countdown, sieben, sechs, fünf, vier, drei, zwei, eins, Take off. Ich träume von meinen alten Jeans. Ich kenne das schon von meiner ersten Schwangerschaft.

Ben ist jetzt zweieinhalb Jahre alt und bald schon ein großer Bruder. Wir wollten das so. Spucken, Koliken, alle zwei Stunden wach – wir wissen, was auf uns zukommt. Nur das erste Jahr wird hart, danach geht Ben in den Kindergarten und die Kleine kann schon alleine laufen und essen.

»Dann lassen wir es ruhiger angehen«, hat Harry gesagt. »Keine Baustellen in nächster Zukunft und keine Babys – einfach nur leben.«

»New York«, habe ich geantwortet. »Weißt du noch?«

»Mit zwei kleinen Kindern?«

Verrückt. Da habe ich das große Glück unter meinem Mantel und träume von New York City.

»Elmar« – diesen Namen wünscht Ben sich für das Baby, nach seinem Lieblingselefanten, Held seiner Kinderbücher. »Der Elefant ist ein Junge«, habe ich ihm erklärt. »Unser Baby wird ein Mädchen.«

Sie soll Lotta heißen. Hoffentlich hält er sich daran, denke ich. Was er sich in den kleinen Schädel setzt ... Nicht, dass Lotta mit drei Jahren auf den Spitznamen Elmar hört. Eben habe ich Ben auf den Kopf geküsst und gesagt: »Mama geht zum Arzt, das Baby angucken.« Ich sollte jetzt schon Lotta sagen. »Mama geht zum Arzt, Lotta angucken.« Um sicherzugehen.

Ich bleibe stehen und versuche, am Bauch vorbei würdevoll an das Ende des Reißverschlusses zu kommen, um den Mantel zu schließen. Ich gebe auf und falte stattdessen die Arme. Mit verschränkten Armen laufe ich weiter.

Ein Mädchen! »Alles richtig gemacht«, hat mein Schwiegervater zu dieser Nachricht gesagt und mir auf die Schulter geklopft. Er ist 80 Jahre alt, Witwer, weiße Haare, die 1,86 Meter schon gebeugt. Ein Gehstock, den er ständig zu Hause vergisst, aus Stolz. Drei erwachsene Kinder und bis vor zwei Jahren keine Enkel. Als wir ihm die ersten Ultraschallbilder von Ben gezeigt haben, ein grauer Schatten auf einem dunklen Hintergrund, hat er sie in seine Brieftasche gesteckt und behalten. Von den Nachbarn bis zur Dame hinter der Fleischtheke hat sie jeder gesehen. »Ich hatte schon nicht mehr daran geglaubt«, hat er gesagt und gebeten: »Ich möchte nicht Opi heißen. Ich bin der Großvater.«

Um ihm eine Freude zu machen, habe ich mit Ben das lange Wort geübt. Der alte Mann strahlt immer, wenn er es hört. Am besten zur Begrüßung durchs Treppenhaus nach oben gerufen, mit heller Kinderstimme, die alle Wohnungstüren durchdringt. »Grosfata, Ben daaaa!«

Nach dem Arzt werde ich zum Copyshop gehen und ihm die neuesten Ultraschallbilder von Lotta kopieren. »Das machst du toll«, wird er mich wieder loben für das Leben, das in meinem Bauch heranwächst. Ein körperlicher Vorgang – doch in seinen Augen eine heroische Leistung. Ich fühle mich tatsächlich, als hätte ich etwas getan, um dieses Glück zu verdienen. Als hätte ich beim Wettrennen einen goldenen Pokal erkämpft, den ich nun unter dem gewölbten Mantel vor mir herschiebe. Ich esse kein Sushi, keinen Rohmilchkäse, ich trinke keinen Alkohol und nur koffeinfreien Kaffee. Ich mache alles richtig.

Auf der anderen Seite sehe ich Melanie kommen. »Treffen der Bäuche!«, sagt sie zur Begrüßung und schiebt ihren Babybauch an meinen. Ihre dunklen Locken hat sie hochgesteckt. »Hübsch!«, sage ich.

Wir kennen uns aus dem Geburtsvorbereitungskurs, wir beide waren die Einzigen weit unter 40. Mein Ben und ihr Luca waren später gemeinsam beim Babymassagekurs, beim Eltern-Kind-Turnen und beim Musik-Kurs.

Die Musiklehrerin hat Melanie jedes Mal gelobt. »Man merkt, dass Luca regelmäßig übt.« Lucas Vater Steffen spricht nur französisch mit ihm. »Ça va, Luca?« Luca sagt manchmal »oui« und manchmal »ja«. Steffen hat ein Semester lang in Montpellier studiert. Beim Grillen im Sommer haben er und Melanie von »Zeitfenstern« erzählt, die sich schließen, wenn sie nicht genutzt werden. »Nie wieder lernen Kinder so schnell.« Harry hat mir zugegrinst und später doch die Stirn gerunzelt, als Luca sein Grillwürstchen schon mit Messer und Gabel aß, während Ben sich mit beiden Händen die Wurst griff. Ich habe mir notiert, welches Buch Melanie zum Thema Frühförderung empfiehlt, und den Zettel später verloren. Ich habe das Buch nie gekauft und ein bisschen schäme ich mich dafür. Luca krabbelte vor Ben, lief vor Ben, sprach vor Ben. Müsste ich mehr tun, um Bens Potenzial auszuschöpfen?

»Hast du schon angerufen?«, fragt Melanie.

Ich schüttele den Kopf.

»Bald ist kein Platz mehr frei. Noah ist schon eingetragen.«

Sie meint ihren ungeborenen Sohn.

Will ich ein zweites Mal jeden Mittwoch in einem stickig heißen Raum sitzen, zwischen schwitzenden Müttern und pinkelnden Babys ohne Windeln? Als Ben klein war, war dies der Höhepunkt der Woche. Alle anderen Termine waren mit seiner Geburt weggefallen. Keine Interviews, keine Abgabetermine, kein Kino. »Ben Babymassagekurs« habe ich in jede Woche einzeln eingetragen und umkringelt. Im Grunde war es also sein Termin, nicht meiner. Für mich war der Babymassagekurs das, was mit 14 Jahren der Tanztee und mit 24 die Videokunstausstellung war: eine gesellschaftliche Verpflichtung. Wer mitreden wollte, der ging hin. Vielleicht lasse ich es auch, denke ich. Vielleicht sage ich einfach, der Kurs war voll.

Neben Melanie kippelt Luca auf einem Laufrad. Er trägt eine kleine knallrote Daunenjacke, hinten auf dem Rücken dieselbe Markenschriftzug aufgestickt wie auf Melanies Wintermantel.

Sie legt ihre Hand auf seinen winzigen silbernen Skaterhelm. Über der Stirn prangt ein Herz wie das Tattoo eines Rockstars. »I love Daddy« steht da.

»Fährt Ben auch schon?«

»Er schiebt«, sage ich und komme mir illoyal vor. Ich schiebe nach: »Ich bin schon gespannt, ob ein Mädchen wohl anders wird.«

»Hauptsache, gesund.«

»Klar!«, antworte ich und denke: Das sagst du nur, weil du wieder einen Jungen kriegst und lieber ein Mädchen wolltest. Eine kleine Gehässigkeit, ich gönne sie mir. Nächste Runde: Noah. Lotta, du zeigst es ihm, denke ich und gebe dem Bauch einen Klaps. Sind Mädchen nicht immer schneller als Jungs?

»Und wird sie ein Traum in Rosa?«, fragt Melanie.

Ich schüttele den Kopf.

»Na, dann.«

»Na, dann.«

Küsschen rechts, Küsschen links. Zwei Bäuche schieben sich aneinander vorbei.

Lillifee werde ich verbieten, solange es geht. Bens kleine Freundinnen sind der rosa Prinzessin verfallen, von den Lillifee-Socken bis zu den Lillifee-Haarspangen. Ich werde Lotta mehr ablegen als Ben, nicht auf dem Arm in den Schlaf schaukeln, vielleicht kein Schnuller? Ben ist bei drei pro Abend, einen im Mund, einen in der rechten, einen in der linken Hand. Hoffentlich wird sie kein Spucker, denke ich. An dem Fleck von Bens Müsli hat Harry heute Morgen zehn Minuten lang gerieben. Geöltes Parkett in der Küche. Einer der wenigen Streitpunkte während unserer Sanierung. Er hat uns zwei Abende hintereinander verdorben. Dann habe ich den Parkettleger angerufen und den Auftrag erteilt. »Mist!«, hat Harry heute Morgen geflucht.

»Siehst du«, habe ich gesagt und schnell die Küche verlassen.

Ich biege ab in meine Lieblingsstraße, efeuumrankte Häuser, blutrot gefärbt, ein kleiner Brunnen, der schon für den Winter stillgelegt ist, darauf ein Gott Pan aus Stein, dargestellt als kleiner, dicker Junge, der auf seiner Flöte spielt. Ein Junge, geboren mit Ziegenfüßen, seine Mutter hat ihn ausgesetzt. Jetzt sitzt er hier auf unserem Brunnen und spielt. Daneben steht in einem Vorgarten eine Frau und buddelt im Sandkasten. Mit einer großen Schaufel hievt sie Sand in Müllsäcke.

Sie bemerkt meinen Blick und sagt: »Für den Winter klarmachen. Das sagt einem auch keiner vorher, wie viel Arbeit das ist.«

Ich lache. »Das gilt ja für Kinder allgemein, oder?«

»Clara«, sie wischt ihre Hand an der Hose ab und streckt sie über die kleine Steinmauer.

»Sandra.«

»Auch neu hier?«

Wir tauschen Nummern. Neue Nachbarn, Bens neue Spielkameraden – seit Kurzem lernen wir ständig Leute kennen. »Als wären wir neu in der Schule«, sagt Harry. »Was meinst du, werden das unsere neuen Freunde?«

Ich genieße die letzten Minuten in unserem Dorf. Die kleine Straße führt auf eine große zu. Vier Spuren, Straßenbahn, Bäcker, Metzger und das Ärztehaus. Dort beginnt die Stadt. Auch zehn Minuten Fußweg Richtung Norden verläuft eine breite Straße wie eine Grenze. Auf der anderen Seite beginnen die großen Mietshäuser. »Hinten raus«, sagen unsere Nachbarn und es klingt wie »Problembezirk«.

Mit dem Fuß kicke ich eine Kastanie vor mir her. Ein silberner Sportwagen fährt neben mir über das Kopfsteinpflaster, er hält, Frau Girschke lässt langsam die Scheibe runter. »Alles gut mit dem Baby?«

»Alles gut!«

Sie war eine der Ersten, die bei uns vor der Tür standen, blond, schlank, Reiterstiefel. Unschätzbar zwischen Anfang 50 und Anfang 60, »garantiert operiert«, wie Melanie später sagen wird. In der Hand ein Bagger für Ben. »Willkommen.« Ihr Jüngster ist 18 und schon fast aus dem Haus wie die anderen zwei. »Wenn Sie mal jemand brauchen für die Kinder …?«

Ich habe den Kopf geschüttelt und von Jodi erzählt. So hat Ben unsere Kinderfrau getauft. Wir teilen sie uns mit Freunden. Jodi geht mit Ben auf den Spielplatz, wenn ich einen Artikel schreibe oder wie jetzt zum Arzt gehe. Frau Girschke streckt die Hand aus dem Autofenster. »Darf ich?«

Nein, denke ich und sage: »Ja, klar.« Sie ist sowieso auf Bauchhöhe, wie sie so im Auto sitzt.

Sie schiebt meinen Mantel auseinander, legt die Hand auf das Rund und redet mit dem Baby: »Bald kommst du raus da. Du wirst sehen, hier gibt es viele Kinder.«

Die Familie mit den meisten Kindern am Platz kommt auf sechs – und zwei große Bernhardiner. Gleich am ersten Tag hat Frau Girschke gefragt: »Ben bleibt aber kein Einzelkind, oder?«

»Nein«, haben Harry und ich gesagt – gleichzeitig. Drei Monate später war ich wieder schwanger.

Meine Gynäkologin stutzt.

»Stimmt etwas nicht?«, frage ich. Sie schaut auf den Monitor, minutenlang. Sie antwortet mir nicht. Sie schiebt den Schallkopf hin und her. Sie ändert die Einstellung am Monitor, auf dem Bild flammen rot und blau die Blutströme auf.

»Stimmt etwas nicht?«

Sie sieht mich an. »Da ist sehr viel Blut im Gehirn. Sie fahren jetzt in die Klinik.«

Die Folsäuretabletten, denke ich. Ich habe sie gestern vergessen. In meiner Handtasche suche ich mein Handy. Ich rufe Harry an. Er sagt, er wird sein Fahrrad beim Büro stehen lassen und mit dem Taxi kommen.

Ich traue mich. »Ich habe die Folsäuretabletten vergessen.«

»Das ist es nicht.«

Natürlich nicht, denke ich. Wie albern.

Die Arzthelferin wird später sagen: »Sie wirkten so gefasst, Sie haben gar nicht geweint.« Ich bin nicht gefasst. Ich bin nicht da. Ich erlebe das Geschehen um mich herum, als würde es mich nicht betreffen, wie durch eine Wand. Durch die innere Stille dringt nicht der Taxifunk, nicht das Zufallen der Autotür, als wir im Krankenhaus ankommen. Ich höre nur mein eigenes Stoßgebet: Es wird alles gut gehen, es ist immer alles gut gegangen, es muss, es darf nichts Schlimmes sein. Ich werde erst fünf Tage später wieder nach Hause kommen.

»Wir hatten immer nur Glück«, wird Harry sehr viel später sagen. »Vorher.«

War das so? Unsere Zeitrechnung machte einen Knick an diesem Tag, einen scharfen Zacken nach unten. Sie hörte an einem Punkt auf und setzte an einem anderen wieder an. Es gibt jetzt ein Vorher und ein Nachher. Und zwischen beiden eine Schlucht, so tief und breit, dass es schwer ist, die andere Seite zu erkennen.

2

»Wenn Sie sagen, dass Sie sonst vom Dach springen ...«

Von Ärzten, die sich selten irren, und der Frage:
Sollen wir abtreiben?

Ich liege in einer engen Röhre. Ich muss die Augen zusammenkneifen gegen das gleißende Licht. Um mich herum brummt es. In meiner Hand halte ich einen Notfallknopf.

»Falls Sie Panik kriegen«, hat die Technikerin gesagt. »Bleiben Sie nicht stecken!« Sie hat gelacht und auf den Knopf gedrückt, der meine Liege in die MRT-Röhre fahren ließ. Ich habe versucht, den Bauch einzuziehen, als der enge Eingang näher kam. Ich nehme mir vor, später Melanie davon zu erzählen. Wir werden darüber lachen, denke ich und blinzele in das helle Licht. Es ist zu eng, um die Hand vor die Augen zu heben. Wenn das hier geklärt ist. Wenn alles wieder gut ist. Wir werden lachen.

»Bitte noch einmal die Luft anhalten«, höre ich über den Lautsprecher. Auf dem Rücken zu liegen, ist im neunten Monat nicht einfach, das Gewicht des Bauches drückt mir die Luft ab. Das, was an Atemluft noch übrig ist, ziehe ich ein und hoffe, dass mir nicht schlecht wird. Ein Teil der Röhre dreht sich über mir und ich höre ein lautes Klack, Klack, Klack.

»Wir möchten Aufnahmen vom Gehirn Ihres Babys machen«, hat ein Arzt vorher erklärt. »Dazu muss es möglichst stillhalten.« Halt still, schicke ich Lotta in den Bauch. Halt still, kleiner Hase, damit der Fuchs dich nicht hört. An meinem rechten Knöchel spüre ich eine Hand, die kurz zudrückt. Harry. An meine Hand

25

kommt er nicht ran, die ist in der Röhre verschwunden. Also drückt er am Fuß.

Neue Wörter: MRT – Magnetic Radar Transmitter. Vena Galeni – eine Ader, die wir alle haben, eine der Hauptadern im Gehirn. Malformation der Vena Galeni – Lotta. Auf etwa 1:25 000 wird das Risiko für ein Kind mit Vena Galeni Malformation geschätzt; das heißt, in Deutschland werden pro Jahr etwa 27 Babys mit dieser Fehlbildung geboren. Bei vielen bleibt sie bis zur Geburt unentdeckt. Einige Kinder haben so einen geringen Schaden, dass sie erst auffallen, wenn sie nach dem Robben nicht Krabbeln lernen. Bei anderen verschlechtert sich der Zustand bald nach der Geburt. Manche sterben.

Wir wollen die MRT-Bilder selbst sehen. Ein Arzt begleitet uns. Ich sehe ihn zum ersten Mal, den Namen vergesse ich, sobald ich ihn gehört habe. Wir gehen einen langen hellen Flur entlang, dann durch einen Raum voller durchsichtiger Kästen. Sie bilden ein Spalier für uns, einer neben dem anderen. An den Infusionsständern dahinter hängen Spieluhren, neben Beuteln voller durchsichtiger Flüssigkeit. Eine Ente, ein Bär, ein Mond, auf den der Name »Moritz« gestickt ist. Überall piepst es, ein Monitor klingelt wie ein Wecker, auf dessen Alarm keiner reagiert. »Unsere Frühchenstation«, lässt der Arzt fallen, im Vorbeigehen. In den Kästen liegen winzige Wesen, ausgemergelt wie sehr alte Menschen, verkabelt, nackt bis auf Windeln, die riesig sind im Vergleich zu den kleinen Körpern. Sie sehen so anders aus als der dicke Ben kurz nach seiner Geburt. Ich wende den Blick ab. Wir betreten den nächsten Raum. Klein wie eine Besenkammer, eine Wand bedeckt von einem riesigen Leuchtkasten.

Der Arzt klemmt die Folie mit Lottas MRT-Bild darauf. Es zeigt einen Querschnitt durch ihren Schädel. Solche Bilder kennen wir, aus Zeitschriften, aus dem Fernsehen, aus *Emergency Room*. Auch ohne den ausgestreckten Zeigefinger des Arztes sähen wir es sofort: ein dunkler, runder Fleck in Lottas sonst grauem Gehirn, etwa so groß wie eine 20-Cent-Münze. Ein Loch im Kopf, denke ich und lege eine Hand auf den Bauch.

Der dunkle Fleck ist ein Kurzschluss zwischen einer Arterie

und einer Vene, erklärt der Arzt. Normalerweise fließt das sauerstoffreiche Blut durch die Arterie zum Gehirn, gibt dort den Sauerstoff ab und fließt danach durch die Vene wieder zurück zum Herzen, bei unserem Baby geht es von der Arterie direkt in die Vene. Das sauerstoffreiche Blut nimmt eine Abkürzung – am Gehirn vorbei. Und weil dieser Weg weniger Widerstand bietet, fließt immer mehr Blut zurück, sackt die Ader weiter aus. Das Herz schlägt schneller und schneller, pumpt und pumpt und pumpt beim Versuch, das Hirn doch noch mit ausreichend Blut zu versorgen, pumpt so lange, bis es kollabiert. Lottas Herz schlägt in der Ruhe des Bauches schon jetzt, als würde sie joggen. Es wird schneller werden, wenn wir nichts unternehmen.

Ich muss im Krankenhaus bleiben und bitte Harry, mein Nachthemd vorbeizubringen. Er bringt eine Tasche voller Sommerkleider. Zum ersten Mal bin ich länger als ein paar Stunden von Ben getrennt. Abends singe ich ihm sein Schlaflied am Telefon vor.

Tagsüber spielt Jodi mit Ben. Jodi: 62 Jahre, klein, schmal, auf dem Kopf einen Dschungel roter Haare und, wie Ben sagt, »super in Kung-Fu«. In einem früheren Leben hat sie in einem Kindergarten gearbeitet, danach die Tochter unserer Nachbarn betreut. Wir kannten sie schon drei Jahre, als Ben geboren wurde. Dank ihr konnten wir damals ganz leicht ein Paar bleiben und öfter mal ausgehen, später konnte ich ein paar Stunden die Woche arbeiten. Jetzt ist sie unsere Rettung.

Zweimal täglich Wehenschreiber und Herztöne vom Baby. Überwachen, mehr können sie nicht tun. Ich liege auf der Geburtenstation und bin froh, dass sie mir ein Einzelzimmer geben. Wenn ich auf dem Flur ein Neugeborenes sehe, schaue ich weg. Morgens sagt die Schwester: »Ich habe Sie heute Nacht weinen gehört. Kann ich etwas für Sie tun?«

»Nein«, sage ich und drehe den Kopf weg.

Ich lebe allein unter all diesen Menschen, ich schaue keinem in die Augen, ich mache den Mund kaum auf. Nur wenn ich beim Ultraschall liege, rede ich vor mich hin, erzähle in einem Schwall von Bens ersten Zähnen, von unserem Fliesenleger, vom Wetter.

Ich will die Herztöne nicht hören. Die Namen der Schwestern, die neben mir sitzen, merke ich mir nicht.

Erste Reaktionen. Harry: »Wir schaffen das. Als meine Mutter gestorben ist, hat uns das als Familie enger zusammengeschweißt.«

Der Großvater: »Was kann man denn da machen?«

»Wissen die Ärzte noch nicht. Sie recherchieren. Vielleicht gibt es eine Methode mit Kathetern.«

»Was sind denn das für Ärzte? Kann doch gar nicht sein, ihr habt doch alle Untersuchungen gemacht. Es war doch immer alles gut. Die irren sich bestimmt.«

Als Melanie anruft, lasse ich den Anrufbeantworter rangehen.

Den Fernseher oben in der Zimmerecke lasse ich den ganzen Tag angeschaltet. Wenn Werbung für Windeln kommt, schalte ich um. Häufig sitzt Harry neben mir und schimpft auf die Ärzte, die immer noch nicht wissen, was man tun kann, die nicht helfen können und mich dennoch nicht gehen lassen. Ich sage nichts. Ich bin nicht wütend. Ich bin neidisch. Harry kann nach Hause gehen – allein. Für mich gibt es kein Entkommen. Jede Bewegung von Lotta tritt eine Gedankenkette los. Früher habe ich in solchen Momenten kleine, strampelnde Füße vor mir gesehen und mich gefreut. Jetzt denke ich bei jeder Bewegung an ein ausgemergeltes Wesen aus einem Glaskasten und habe Angst.

»Hast du ›Alien‹ gesehen?«, frage ich Harry, als er endlich mal schweigt.

Er zwingt sich zu einem Lächeln. »Heißt das, ich habe Sigourney Weaver geheiratet?«

Wir tauschen ein vorsichtiges Grinsen.

»Es hätte schlimmer kommen können«, sage ich.

»Findest du?«

»Rosemarie, Baby«, sage ich. »Denk an Rosemarie.«

»Da muss man chirurgisch dran«, sagt ein Arzt. »Den Kopf aufschneiden. Ausgang ist fast zu hundert Prozent letal. Und falls es doch überlebt, dann äußerst schwer behindert. Darauf müssen Sie sich einstellen.«

Er steht vor meinem Bett, es ist 18 Uhr abends, das Tablett mit dem Abendessen steht schon auf meinem Nachttisch. Ich sage: »Aber ein anderer Arzt hat doch gesagt, vielleicht ...«

»Das ist nicht mein Fachgebiet und ich lasse mich gerne korrigieren«, sagt er mit verschränkten Armen. »Aber ich irre mich selten.«

Als er zur Tür raus ist, klappe ich vornüber und schreie die Verzweiflung heraus. Schreie in Harry hinein, der seine Arme um mich legt, schreie so laut, dass eine Schwester hereineilt und mir Valium anbietet.

»Wenn Sie sagen, dass Sie sonst vom Dach springen, finden Sie noch einen, der es wegmacht«, höre ich von einem anderen Arzt.

Abtreiben, das hieße im neunten Monat aktiv töten. Eine Kaliumchlorid-Spritze in das Herz meines Babys, das ich dann tot auf die Welt bringen müsste.

»Aber ich kann nicht vom Dach springen«, antworte ich. »Ich habe schon einen Sohn.«

Der Arzt zuckt mit den Schultern. Ich ärgere mich. Was sage ich da? Sollte ich jetzt taktisch denken? Nichts Falsches sagen, um nicht die Chancen auf eine Spätabtreibung zu verspielen?

Ich denke an Tina. Sie hat abgetrieben, der Vater war nicht der Richtige. Carola. Sie war noch im Studium. Anna. Es wäre schwerbehindert gewesen. Sie war im sechsten Monat, die anderen in den ersten zwölf Wochen, innerhalb derer eine Abtreibung sehr einfach möglich ist. Eine hat es mir selbst erzählt, von den anderen haben die anderen erzählt. Bitte behalt es für dich. Du Arme. Die Arme. Das war bestimmt schwer. Wie geht es dir? Willst du ...? Kann ich ...? Lange Rede von langen Überlegungen, von harten Stunden, von im Grunde keine Wahl haben. Tränen. Was hättest du getan? Ich weiß es nicht.

Kinder gibt es viele in unserem Freundeskreis, behinderte Kinder nicht. Wir sind wie viele – wir haben keinen Kontakt zu Behinderten. Menschen im Rollstuhl, geistig Behinderte sehen wir ab und zu auf der Straße und sehen sie doch nicht. Ich will nicht starren und schau lieber weg. Sollen wir abtreiben?

Abends klopft es leise an der Tür. Ein Pfleger steckt den Kopf herein. »Darf ich?«

Stumm nicke ich mit dem Kopf. Ich habe ihn noch nie gesehen. Er ist höchstens 30, blond.

»Matthias«, stellt er sich vor. »Ich habe gehört, Sie kommen vielleicht nach Duisburg ...«

»Duisburg?« Ich greife nach der Fernbedienung und schalte den Fernseher aus.

Er zögert. »Ich will nicht vorgreifen ...«

Ich stemme die Hände neben meinem Bauch in die Matratze und versuche, mich im Bett aufrechter hinzusetzen. Er steht im Türrahmen. »Bitte«, sage ich.

Er tritt ein und schließt die Tür. »Ich war dort mal auf der Intensivstation, ich habe Kinder wie Ihre Tochter gepflegt. Ich kann Ihnen ein bisschen was erzählen, wenn Sie wollen ...«

Er bleibt eine halbe Stunde. Von Operationsmethoden erzählt er nichts, nichts von Prognosen. Aber von Inkubationskästen, von Schläuchen, von Beatmungsapparaten. »Sie können sogar stillen«, sagt er.

Als ob das meine Sorge wäre. Ich sage: »Wir haben die Frühchenstation gesehen ...«

»Daran gewöhnen Sie sich. Die Schläuche sehen Sie irgendwann nicht mehr.«

Geht das? Ich versuche mir Lotta vorzustellen, einen Schlauch in der Nase. Sie könnte leben, sagt Matthias.

Kann ich einem Pfleger im blauen Kittel mehr glauben als einem Arzt im weißen? Denn das ist es von Anfang an: eine Frage des Glaubens. Wird unser Baby leben, sterben, behindert sein? In den nächsten zwei Jahren werden wir immer neue Ärzte bedrängen, ihnen Fragen stellen, vor deren Antwort die meisten lange zögern. Von jedem hören wir eine andere. Sie lesen in Lottas Gehirn wie in einem Kaffeesatz und jeder sieht eine andere Zukunft. Keiner kann uns den Weg weisen. Niemand steht uns bei. Wir sind allein.

Sollen wir abtreiben?

Ben kommt mich im Krankenhaus besuchen. Zum ersten Mal schaue ich in den Spiegel im Badezimmer und versuche, die Augenringe mit Deckcreme unsichtbar zu machen. Ben hüpft mir auf dem Gang entgegen und mit einem Mal ist mein Lächeln nicht mehr gezwungen. Ich strecke die Arme aus. Er bleibt einen Meter entfernt stehen und vergräbt seinen Kopf zwischen Harrys Knien.

»Kommt Lotta jetzt raus?«, fragt er später und klopft auf den Bauch.

»Nein, noch nicht.«

»Ene mene mu.« Bens Finger landet auf dem Babybauch.

Und raus bis du?

Nackenfaltenmessung, großer Organ-, großer Gehirnultraschall. Wir haben alle Untersuchungen gemacht, die keine Gefahr fürs Baby darstellen. Wir haben per Ultraschall Lottas Nackenfalte ausmessen lassen, um die Wahrscheinlichkeit für das Down-Syndrom zu erfahren, wir haben nach Herzfehlern gesucht, nach Anomalien, nach allem, was von der Norm abweicht. Warum? Was wäre, wenn …? »Mach dich nicht verrückt«, hat Harry gesagt. »Das sehen wir dann. Es wird schon alles gut sein.« Wir haben nie darüber gesprochen. Wir haben die Tests ähnlich gedankenlos gemacht, wie ich kein Sushi esse. Das macht man doch so, oder?

»Ist Sushi wirklich so gefährlich?«, hat Harry gefragt.

»Ich weiß es nicht«, habe ich geantwortet. »Da gehen die Meinungen auseinander. Ich müsste es nachlesen. So lange gilt: Schaden kann es nicht, darauf zu verzichten.«

Wir machen die Tests. Es schadet ja nicht und es ist so beruhigend, die guten Ergebnisse zu hören. Ein bisschen Aberglauben ist auch dabei: Wenn wir gut aufpassen, wenn wir alles richtig machen, dann wird uns nichts passieren.

»Aber macht so ein Test einen Unterschied?«, hat meine Mutter gefragt. »Ihr kriegt es doch sowieso, oder?«

»Ich weiß nicht«, habe ich geantwortet.

»Sie haben großes Glück«, hat der Arzt beim Gehirnultraschall gesagt. »Ihre Tochter wird nicht nur wunderschön, sie wird auch sehr intelligent.«

»Das hat sie von ihrer Mutter«, hat Harry gesagt und wir drei haben gelacht.

Zehn Wochen später hören wir »Vena Galeni Malformation«.

Sollen wir abtreiben?

Später werde ich erfahren, dass es nicht einfach geworden wäre. Ich werde Reportagen lesen über andere Schwangere, die sich für eine Abtreibung entschieden haben – und das vor einer Ethikkommission rechtfertigen mussten. Die kämpfen mussten für den Tod ihres Babys. Kein Arzt ist verpflichtet, eine Abtreibung durchzuführen. Bei einer Spätabtreibung suchen sich die meisten Ärzte Rückendeckung von Kollegen, von Hebammen oder Pränataldiagnostikern. Wie entscheidet man, welches Kind jetzt oder in Zukunft das Leben oder die seelische Gesundheit der Mutter schwerwiegend beeinträchtigen könnte?

Es gibt Kliniken, die den Ruf haben, schnell zuzustimmen. In bayerischen Krankenhäusern, so stand es zumindest im *Spiegel*, werden dagegen »nach einem ungeschriebenen Gesetz« keine Spätabtreibungen durchgeführt. Man kann eine Abtreibung nicht einklagen. Es gibt Kinder, die geboren werden, nicht weil die Eltern das so wollten, sondern weil die Ärzte es so wollten.

All das weiß ich nicht, in der 33. Woche. Abtreiben – so spät? Im neunten Monat? Ich könnte mich darüber informieren, ich könnte das Google-Verbot brechen, das meine Frauenärztin ausgesprochen hat, gleich zu Beginn der Schwangerschaft: »Ab jetzt ist recherchieren verboten. Sie machen sich sonst nur verrückt.« Ich könnte noch mal mit dem Arzt sprechen, der gesagt hat: »Wenn Sie jetzt sagen, dass Sie sonst vom Dach springen ...«

Wir sitzen zu dritt in meinem Krankenzimmer. Ben lässt ein Auto auf dem Bett fahren. Harry und ich schweigen. Wir diskutieren nicht. Wir reden nicht einmal lange darüber. Sogar um das Wort drücken wir uns. Es kommt mir wie Verrat vor, es auszusprechen. Ich will nicht, dass Ben es hört und fragt: »Mama, was ist abtreiben?«

»Aber ...«, sage ich nur, während Ben »brummm, brummm« sagt. »Das können wir nicht, oder?«

»Nein«, sagt Harry und schaut mir auf den Bauch.

Lotta ist schon Lotta, sie ist schon eine kleine Schwester, eine Tochter. Sie tritt, sie strampelt, sie kämpft. Sie gehört zu uns. Wir können sie nicht töten. Oder?

3

»Es kann sein, dass alles schnell vorbei ist«

Unsere Retter und ein Plan

Paris, London – oder Duisburg. Dort sollen die Experten für Vena Galeni Malformation sitzen. Wir machen eine Pointe daraus, die wir später immer wieder erzählen. Duisburg-Wedau neben dem Stadion. Jetzt bitte lachen. Nur wenige tun es.

Wir treten auf die erste Stufe einer Rolltreppe, sie bleibt unbeweglich und starr. Harry hebt den Fuß noch einmal – nichts. »Kein gutes Omen«, sagt er. Ich zische: »Sei still.« Das hier wird unsere Rettung. Hier auf dieser defekten Rolltreppe beginnt unser Happy End. Zweifel sind verboten. Die Ärzte in Köln haben mich gehen lassen und auf direktem Weg nach Duisburg geschickt. Nicht mit dem Krankenwagen, mit unserem eigenen Auto. »Dann kann es nicht so schlimm sein, oder?«, habe ich gesagt, als wir die A 3 Richtung Norden fuhren.

Oben begrüßt uns ein Betonklotz von Klinik. An drei Seiten umschließt er einen Hof, in der Mitte wie gestrandet ein Boot. Für Kinder, zum Spielen. An den Balkonen hängen große braune Tierfiguren aus Plastik. Eine Fledermaus, eine Eule, ein Eichhörnchen. Sie leuchten. »Unheimlich«, sagt Harry. Ich kann nicht anders als nicken. Das gestrandete Boot, die leuchtenden Tiere, die kaputte Rolltreppe – sind das gute Zeichen?

Wir kommen aus einer Welt, in der man vor der Entbindung die »Kreißsaal-Tour« bucht und sich die Geburtenstationen der Kliniken anschaut. Gelb geschlämmte Wände, Kerzen, Geburtsbadewannen. Aus einer Welt, in der Hebammen sagen: »Sie dürfen Ihre eigene Musik mitbringen.« In der Kinderärzte Wartezimmer haben, die aus Wohnzeitschriften stammen könnten, und Frauenärzte Ultraschall-DVDs vom Ungeborenen anbieten, in 3-D – »Ein unvergesslicher Blick auf Ihr Kind« für 200 Euro. Wir sind aus dieser Welt herausgefallen. Dort konnte uns keiner helfen. Kann man es hier?

In meiner Tasche habe ich einen Zettel, den ich längst auswendig kenne. »Dr. Axel Feldkamp« steht da. »14.30 Uhr, Kinderklinik«. Wir suchen den Haupteingang, wir finden ihn nicht. Später werden wir wissen, dass wir an der Aufnahme einfach vorbeigelaufen sind. An der Wand hängt ein Plakat mit Fotos, darunter die Namen der Ärzte. Ich beuge mich vor, da stupst Harry mich an. Ein Arzt kommt auf uns zu, graue Locken, weiße Schlappen, schlaksiger Gang. Lächelnd streckt er die Hand aus. »Dr. Feldkamp?« frage ich. »Ihr Foto …«

»Sie erkenne ich an etwas anderem«, unterbricht er mich. Er deutet auf meinen runden Bauch und grinst.

Mehr braucht es nicht. Wir werden uns später erkundigen nach dem Ruf der Klinik, nach der Reputation der Ärzte. Doch im Grunde brauchen wir nur das. Wer uns anlächeln kann, statt nur sorgenvoll zu schauen, der muss uns auch helfen können. Wer Witze machen kann, der kann auch unser Kind retten.

Feldkamp übernimmt die Führung, er leitet uns durch die Gänge, in denen wir uns vorher verlaufen hatten. »Jetzt schauen wir erst mal«, sagt er und betritt einen winzigen Raum mit Liege, Computer, Ultraschallgerät. »Pagels«, stellt sich ein zweiter Arzt vor. »Ich bin der Geburtshelfer.« Braune Augen und ein Händedruck, so sanft, als hätte er Angst, dass ich an ihm zerbrechen könnte. Feldkamp telefoniert: »Familie Roth ist da.« Und zu uns: »Professor Brassel kommt gleich.«

Auftritt Brassel. Schnelle Schritte, weißer Kittel, randlose Brille, die er auf der Nasenspitze trägt. Sonnengebräunt. »Wie war der Urlaub?«, fragt Feldkamp, hochgezogene Augenbrauen.

35

»Muss ja«, sagt Brassel lächelnd. »Unverschämtheit«, sagt Pagels.

»Unser Trio« werden wir die drei nennen und sie zu unseren Rettern erklären. Als wir zu Hause sind, entwerfen wir eine ganze Vorabendserie um sie herum. »Die drei aus Duisburg«, schlage ich vor. »Die Docs aus Duisburg?«, sagt Harry.

Feldkamp in der Rolle des Kinderarztes, der schon alles gesehen hat. Pagels als Schwarm der Schwangeren, mitfühlend bis mitleidend. Brassel, das Genie, versunken in den Hirnwindungen seiner kleinen Patienten. Fast können wir die Erkennungsmelodie der Serie hören. »Da, daa, da, da, daadiiii«, summt Harry. Duisburg, Hochöfen, Schwenk über Schlote. Schnitt. Wehende weiße Kittel, Brassel mit Maske vor dem Mund und grünem Häubchen auf dem Kopf, Feldkamp mit einem Kind lachend, Pagels mit einer Schwester flirtend. Die drei, wie sie frotzeln und witzeln, mit Currywurst in der Kantine, wie die Tatortermittler an ihrer Bude am Rhein. »Und alle Kinder werden gerettet«, sagt Harry. »Happy End.«

Verklären wir unsere Ärzte? Machen wir sie zu den Rettern, die wir so dringend brauchen?

»Achtung, das wird jetzt kalt.« Pagels schüttelt die Flasche mit dem Ultraschallgel und spritzt mir die Flüssigkeit auf den Bauch. »Es kann sein, dass alles schnell vorbei ist«, wird Feldkamp später sagen, als wir mit ihm alleine sind. »Dass kurz nach der Geburt das Herz versagt. Und wenn nicht – ich schaue mir das Gehirn an. Wenn es zu sehr gelitten hat und es keinen Sinn mehr hat, dann sage ich Ihnen das. Dann gehe ich diesen Weg mit Ihnen.«

Die Worte »sterben« oder »sterben lassen« fallen nicht und sind doch da. Wir planen eine Geburt und ich muss schon an die Bestattung denken.

Pagels schiebt den Schallkopf auf meinem Bauch hin und her. Die rot-blauen Bilder tauchen auf dem Bildschirm auf. Rot das Blut, das auf den Schallkopf zufließt, blau das Blut, das von ihm wegfließt. Zu viel Rot, zu viel Blau, ein riesiger Wirbel in Lottas kleinem Kopf, dort, wo auf dem MRT-Bild der schwarze Fleck in ihrem Gehirn zu erkennen war. Ein Strudel aus Blut, das nicht ins Gehirn fließt, wie es sollte, sondern daran vorbei.

Feldkamp und Brassel stehen neben meiner Liege. Harry sitzt auf einem Stuhl, in die Ecke gequetscht. Weit weg. Ich drehe den Kopf zur Wand. »Beeindruckend!«, flüstert Brassel. Ich blicke zu ihm, er klemmt seine Unterlippe zwischen die Zähne und kaut darauf. »Wirklich beeindruckend«, sagt er noch mal. Es klingt wie etwas Gutes.

In seinem Büro hält Brassel später das, was man nur eine Vorlesung nennen kann. Er holt Fachbücher raus, zeigt uns Bilder von Gehirnen, erklärt, redet drei Stunden lang und wirft mehr Fragen auf, als er beantwortet. Wir versuchen nach den Fetzen zu greifen, die wir schon kennen. Venöses Blut, arterielles, Autoregulation des Gehirns, das an einigen Stellen zu viel Blut, an anderen dafür zu wenig hat und deshalb immer mehr anfordert, das Herz, das pumpt und pumpt und pumpt.

»Hast du das verstanden?«, fragt Harry später. »Du schreibst doch auch über Wissenschaftsthemen.«

»Das ist etwas anderes.«

Hängen bleibt ein Foto. Ein Junge um die zwölf Jahre, braune Haare, Kinn in der Luft, vor einem riesigen Farnwedel. Puerto Rico. »Die Eltern wollten nach all der Zeit mal wieder weit weg fahren, ich habe gesagt, machen Sie das. Das geht schon«, erzählt Brassel. Darf man mit Vena-Galeni-Kindern nicht verreisen?, wundere ich mich. Und doch. Da steht dieser Junge, auf dem Foto sieht er gesund aus, lebendig. Auch er war einmal hier. Auch seine Eltern saßen in diesem Büro und haben versucht zu verstehen.

Prognosen oder Wahrscheinlichkeiten kann Brassel uns nicht nennen – zu wenige Fälle gibt es, die so früh wie unserer entdeckt werden. Und was sind schon Wahrscheinlichkeiten? Dass wir überhaupt hier sitzen, ist schon unwahrscheinlich genug.

»Ein Arzt hat uns gesagt, da müsste man den Kopf aufschneiden ...«, sage ich.

»Aufgeschnitten wird hier gar nichts«, sagt Brassel. »Das hat man früher so gemacht und die Erfolgsaussichten waren katastrophal.«

Der Arzt aus Köln, der von sich sagte, dass er sich selten irrt – er hat sich geirrt. Eine Lektion, die uns ab sofort misstrauisch werden lässt, wann immer ein Arzt eine unumstößliche Wahrheit verkündet. Lotta ist noch nicht geboren und hat schon ein Todesurteil überlebt.

Brassel arbeitet nicht mit dem Skalpell, sondern mit Kathetern, die er durch die Blutbahnen bis ins Hirn lenkt und per Röntgenaufnahmen überwacht. Er ist kein Hirnchirurg, er ist Neuroradiologe.

Er zeigt uns Kinderzeichnungen, gemalt von ehemaligen Patienten, erwähnt Kinder aus Saudi-Arabien, aus Afghanistan, erzählt von einem Jungen, der gerade die Schule beendet hat. »Abitur«, sagt er und klingt stolz wie ein Vater.

»Abitur«, sage ich später zu Feldkamp.

»Ja, ja«, sagt der. »Manche Kinder entwickeln sich prima. Andere nicht.«

»Aber vielleicht ...«

»Ja, vielleicht«, sagt Feldkamp. »Wir werden sehen.«

Er ist der Einzige, der sich weigert, am Kaffeesatzlesen teilzunehmen. »Bilder und Messwerte bedeuten nicht viel«, sagt er auch später immer wieder. »Man muss auf das Kind gucken.«

Andere betrachten Lottas MRT-Bilder, als wäre der Bauplan von Lottas Leben darin versteckt, als müsste man ihn nur entschlüsseln. Feldkamp weigert sich, uns Hoffnung zu geben oder uns auf das Schlimmste einzuschwören. »Vielleicht«, sagt er. »Kann sein.« Es muss schwer sein, alles so offenzuhalten, wenn Eltern wie wir vor ihm stehen, die um jedes Wort feilschen. Wenn Feldkamp über Prognosen spricht, dann mit langen Pausen, in denen er seine Worte abwägt. Oft springe ich in die Pause und führe seinen Satz für ihn zu Ende. Meistens schüttelt er danach den Kopf. Es sind diese Pausen, die uns an seine Worte glauben lassen.

»Wo?«, frage ich Harry, abends im Wohnzimmer. Sie haben uns nach Hause geschickt, es kam mir vor wie eine Begnadigung in letzter Minute. Ich sitze auf dem Sofa, Harry am Esstisch. »Wo würden wir ...?«

Harry seufzt. »Willst du jetzt wirklich darüber reden?« Am Grab meiner Schwiegermutter stellen wir regelmäßig frische Blumen auf, Ben traktiert dann mit seiner kleinen Harke die heruntergefallenen Blätter, neben dem Grabstein ist noch Platz für ein Kreuz. »Da«, sagt Harry. Dort soll Lotta liegen, wenn es zum Schlimmsten kommt.

Ich versuche mich zu wappnen gegen den Tod meines Babys – mit einem Plan: Welche Musik würden wir spielen, welche Trauergäste einladen? Welches Schmusetier kommt mit ins Grab? Ich schäme mich dafür und ertappe mich doch in den nächsten Wochen immer wieder bei denselben Gedanken. Ich halte mich an das Konkrete, um nicht an das große Ganze denken zu müssen. Soll Ben dabei sein?

Zwei Wochen bleibe ich zu Hause, zwei Wochen, in denen das Gegenständliche regiert. Wickeln, trösten, Möhren schälen. Waschen, singen, Laufrad schieben. Bens Blick bannt das Unglück. Solange er mich ansieht, ist nichts passiert. Von außen betrachtet hat sich nichts geändert. Ich gehe noch öfter zum Arzt als vorher, doch sonst? Ich kaufe Babykleidung für Lotta. »Herzlichen Glückwunsch!«, sagt die Verkäuferin und deutet auf den Babybauch. »Nicht!«, sagt ihre Kollegin hinter dem Tresen. »Erst wenn das Baby da ist. Sonst bringt es Unglück.« Ich betrachte den Bauch, den ich unter einem langen Pullover versteckt habe. Mein Trauerkloß.

»Reiß dich zusammen«, sagt Harry leise, als Ben einmal kritisch meine roten Augen mustert. Vorspielen kann ich ihm nichts. »Mama ist traurig, weil das Baby krank ist«, sage ich. Er schiebt meinen Pulli hoch, pustet und fragt: »Wieder heile?«

»Kann ich irgendetwas tun?« habe ich Feldkamp gefragt. »Nehmen Sie keine Drogen«, hat er gesagt und gelacht. Mehr Fisch oder kein Koffein werden Lotta nicht retten können. Ich bin machtlos. »Mach dir schöne Gedanken«, sagt unsere Hebamme. Wenn die Mutter weint, so heißt es, kann man auf dem Ultraschallbild erkennen, dass auch dem Ungeborenen Tränen die Wangen runterlaufen. Hey, Alien, schicke ich Lotta in den Bauch, nun heul doch nicht.

Harry und ich planen unser gutes Ende. Er beantragt drei Monate Elternzeit, gleich nach Lottas Geburt. »Ich mache Ben«, sagt er. »Du Lotta.«

»Und wenn wir Weihnachten noch im Krankenhaus sind ...?«

»Dann stellen wir eben da eine Tanne auf.«

Die Angst kommt, wenn Ben ins Bett geht. Abends wird es sehr still bei uns. Harry sitzt am Esstisch und recherchiert im Internet. Ab und zu liest er etwas vor. Es sind immer Erfolgsgeschichten. Er will mich schonen, denke ich. Ich sitze auf dem Sofa, in die graue Wolldecke gewickelt, ein Kissen auf dem Bauch. Ich wünsche mir, die Vorhänge wären schon da. Ich stehe auf und lösche das Licht. Harry sitzt am Tisch, in einer Insel aus Licht. Er schaut zu mir, auf dem dunklen Sofa. Ich bin dankbar, dass er nichts sagt. Dass er das Licht nicht wieder anmacht. Ich sitze im Dunklen und versuche, nicht an den schwarzen Fleck in Lottas Kopf zu denken. Wird Lotta überleben? Wenn ja, wie? Gibt es ein Leben, das schlimmer ist als der Tod? Die Fragen sind so groß, dass ich sie nicht über die Lippen kriege. Sie bleiben als dumpfes Gefühl im Magen hängen.

Draußen geht Frau Girschke vorbei. Sie sieht Harry im Licht sitzen und hebt die Hand. Er beugt sich über den Computer und bemerkt sie nicht. Ich sitze im Dunklen und schaue zu ihr hinaus. Was werde ich das nächste Mal sagen, wenn Frau Girschke fragt: »Mit dem Baby alles gut?«

4

»Was hat deins?«

Vom Warten

»Ihre Suite«, sagt die Schwester und deutet auf die Tür von Zimmer 7. Ein Bett, ein Flachbildschirm, Blick auf Betonbalkone und Baumwipfel. Die Station 24, »Geburten«. Noch fünfeinhalb Wochen bis zum errechneten Termin. Brassel, Feldkamp und Pagels waren sich einig: »Es ist Zeit.« Sie wollen Lotta genauer überwachen. Ich habe Ben zum Abschied auf den Kopf geküsst und gesagt: »Du kommst Mama besuchen, ja?« Er hat genickt und mir ein Bild geschenkt. Gelber Wachsstift mit Rot. Ich frage die Schwester nach Tesafilm und hänge es über mein neues Bett.

Meine Nachbarinnen sind die harten Fälle. Wir belegen einen kleinen Flur um die Ecke. Herzfehler, Kiefer-Gaumen-Spalte, Drillinge. Kinder, die »Fragezeichen« sind, wie die Ärzte das nennen. »Willkommen«, sagt Nina, rote Haare, schwarzes T-Shirt mit dem Schriftzug »Leon on tour«. »Was hat deins?« Ihres hat das Down-Syndrom. Im Frühstücksraum sitzen wir immer zusammen. Wir sind fünf Frauen, die einzigen Schwangeren hier ohne Wehen. Die anderen kommen erst, wenn sie ihre Kinder kriegen, danach schleichen sie über den Flur, das kleine Bett auf Rollen vor sich herschiebend. Im Frühstücksraum versucht eine ihr Neugeborenes zu beruhigen, es schreit. »Das ist schon mal ein Vorteil von einem Kind auf der Intensivstation«, sagt Nina. »Wir werden in Ruhe essen.« Wer darüber lachen kann, gehört zu uns.

Zu uns kommen keine Verwandten mit strahlendem Lächeln, wir sehen nur besorgte Gesichter. Die anderen mögen in freudiger Erwartung sein, wir wissen nicht, was auf uns zukommt. Bis es so weit ist, halten wir uns an Regeln, unausgesprochen und daher umso strenger. Kein Jammern, kein Verstecken, morgens duschen, anziehen, Make-up. Hier könnte ich nicht den ganzen Tag auf den Fernseher starren. Wir besuchen uns gegenseitig in unseren Zimmern, Nina wohnt in der 9. Gemeinsam schminken, wie früher samstags vor der Party, nur dass jetzt der dicke Bauch an den Rand des Waschbeckens stößt. Nina nimmt knallblauen Kajal, um ihre Augen zu umranden, ihren türkisfarbenen Pulli zieht sie so, dass die linke Schulter frei liegt. Ihre Sommersprossen sind selbst jetzt im Winter noch zahlreich.

»Meinst du, Leon kriegt auch rote Haare?«, fragt sie.

»Bestimmt.«

Wenn die Männer kommen, werden sie hergezeigt. Als Ben zu Besuch ist, wird er mit großem Hallo begrüßt und mit Gummibärchen gefüttert.

»Er kann jetzt Laufrad fahren!« Harry zeigt mir ein kurzes Video auf dem Handy, Ben mit riesigem Helm saust um die Ecke, strahlend, im Hintergrund jubelt Harry. Es ist das erste Mal, dass ich ein erstes Mal nicht miterlebt habe. »Freust du dich gar nicht?«, fragt Harry.

»Gestern Abend kam eine Neue, die hat die ganze Nacht geheult«, sagt Nina. »Ich konnte kein Auge zumachen.«

Wir gehen uns vorstellen. Nina bietet Chips an. Die Neue schüttelt den Kopf und wendet den Blick zur Wand.

»Nicht weinen«, sagt Nina. »Warum bist du denn hier?«

»Ich verliere vielleicht mein Kind.«

Eine Minute Schweigen. »Na ja«, sagt Nina. »Das kennen wir hier alle. Essen musst du trotzdem.«

Während wir im Frühstücksraum sitzen, kommen uns die Schwestern holen. Nacheinander, jede muss mal nach unten. Zum Wehenschreiber, zum EKG, zum Vorbereitungsgespräch.

»Ich musste mir Fotos anschauen«, sagt eine, die ein Kind mit Kiefer-Gaumen-Spalte erwartet. »Damit ich nach der Geburt nicht geschockt bin.«

»Mir haben sie die Nummer einer Selbsthilfegruppe gegeben«, sagt eine andere.

»Und – rufst du an?«

»Wieso? Wir haben hier unsere eigene, oder?«

Die Sonne scheint. Ich rüttele an dem Griff der Balkontür. »Warum ist hier immer abgeschlossen?«

»Damit wir uns nicht runterstürzen«, sagt Nina. »Komm, wir gehen auf den Hof.«

Der Hof lässt mich ans Gefängnis denken. Freigang. Immer im Kreis um das Spielschiff herum, wie die Kolonnen der Lebenslänglichen. Auch sonst gibt es viele Parallelen. Wir sitzen in unseren Zimmern und sehen die Zeit vergehen. Warten. Wir schauen den Vögeln hinterher, die am Himmel fliegen. Wir reden nicht über den Grund, warum wir hier sind. Andere bestimmen den Rhythmus, in dem wir leben. Visite, Putzkolonne, Ultraschall.

Wer Besuch bekommt, lässt sich etwas mitbringen. Bei Blumen denken wir alle an Beerdigungen, beliebter sind andere Dinge: Zeitschriften, denn der Kiosk beschränkt sich auf das *Goldene Blatt* und Rätselhefte, Aufladegeräte fürs Handy, Schokolade. Harry hat sich in das Herz aller geschlichen – mit Tupperdosen voller Nudeln Bolognese, frisch und heiß vom Italiener.

»Ein Traummann«, hat Nina gesagt.

»Ich weiß«, habe ich geantwortet. »Und er sieht auch so aus.«

Sie hat die Augen verdreht. »Na ja. Du weißt, was man über die Liebe sagt, oder?«

Harry: über 1,80, aber der Gang eines Jungen. Ein Dickschädel, die wenigen dunklen Haare millimeterkurz. Langsam werden sie grau. Im Sommer trägt er Baseball Cap, im Winter Mütze. Immer ein Grinsen, ein Scherz und ein Kompliment für die Damenwelt. Als ich mich in Harry verliebte, sagt seine Kollegin: Brich ihm nicht das Herz, sonst …

Ich habe ihn stattdessen in den Wahnsinn getrieben, indem ich die Spülmaschine immer falsch einräume, und ihn geheiratet.

Nina und ich stehen unten auf dem Hof, in unsere Wintermäntel gehüllt. Vorn schließen sie nicht mehr, mein Bauch hängt raus, ich drapiere einen Schal über Lotta. Neben uns zwei frischgebackene Mütter mit Kinderwagen, daneben eine Schwangere. Alle drei rauchen. Wir schauen rüber. Nina zischt: »Und solche kriegen gesunde Kinder.«

Die Frauen schauen sich um, zugekniffene Augen auf beiden Seiten. »Hast du ein Problem?«, fragt eine.

Ich ziehe Nina am Ärmel. »Komm.«

Wir gehen.

Es ist leicht, sich unseren Zorn zuzuziehen. Ein Kind ohne Mütze, eine laufende kleine Nase und kein Taschentuch, eine Mutter, die telefoniert statt zuzusehen, wie ihre Tochter spielt. Pass auf, sieh hin, dein Kind ist gesund, verdammt, genieß es. Wir verhängen sofort die Höchststrafe: Die verdient kein gesundes Kind. Als wäre Gesundheit etwas, das man sich verdienen muss, als wäre Krankheit eine Strafe für schlechtes Betragen.

Melanie kommt vorbei. Als sie dreimal auf den Anrufbeantworter gesprochen hatte, habe ich sie zurückgerufen und ihr einen Vortrag gehalten, der dem Brassels in nichts nachstand. Vena Galeni Malformation, venöses Blut, Autoregulation. Ich errichte eine Mauer aus Latein und verstecke dahinter die wirklich schlimmen Wörter. Tod. Behinderung. Angst. Wer genügend Fachvokabular beherrscht, muss sie nie hervorholen. »Aber wir sind bei den richtigen Ärzten«, ende ich. »Das wird schon.«

»Oh Gott«, kommt es vom anderen Ende der Leitung und dann ist es lange still.

Schon bevor ich wieder ins Krankenhaus musste, hat sie angekündigt: »Ich komme dich besuchen.«

»Musst du nicht.«

»Auf jeden Fall.«

Nun steht sie in der Zimmertür mit einem Strauß weißer Rosen. Ihr Bauch ist größer geworden, seit wir uns das letzte Mal gesehen haben. Er steckt unter einem kamelfarbenen Kaschmir-Poncho, ihre Fellschuhe haben denselben Beigeton. Weiße Röhrenjeans im achten Monat. Perlenohrringe. Melanie vom anderen Stern. Sie umarmt mich.

»Wo ist Luca?«

»Den habe ich bei meiner Mutter gelassen. Ist doch hier kein Ort für so einen Kleinen.«

Pause. Ich sage: »Ben kann jetzt Laufrad fahren.«

»Ich weiß, ich habe ihn gesehen. Schnell ist der.«

Wir schweigen. »Kaffee?« Ich melde mich im Schwesternzimmer ab.

Am Automaten in der Cafeteria empfehle ich ihr die »Wiener Melange«. »Besser als der Latte macchiato.«

»Gibt es die denn auch ohne Koffein?«

»Nein«, gebe ich zu. Es ist lange her, dass ich alles richtig gemacht habe.

Sie zögert.

»Die haben auch Roibusch-Tee.«

»Scheiß drauf«, sagt sie und drückt auf die Taste, die braune Suppe in ihren Pappbecher laufen lässt. »Aber sag's nicht meinem Mann.«

Wir setzen uns in eine Ecke und stoßen an, als wäre es Wodka.

Nach einem langen medizinischen Fachgespräch – Doppler-Ultraschall, Herztöne, Fließgeschwindigkeit des Blutes – kehrt Schweigen ein. Bis sie sagt: »Ich habe das nie gesagt, aber ich wollte auch immer ein Mädchen.«

»Hauptsache, gesund.«

»Entschuldigung.«

Ich schüttele den Kopf, mir rutscht raus: »Manchmal denke ich, was ist denn nun, wenn sie ... wenn sie es nicht schafft. Oder nicht ganz.«

»Das darfst du nicht denken. Wenn man nicht dran denkt, passiert auch nichts.« Sie legt ihre Hand auf meine.

Nina kommt vorbei, sieht Melanie mit mir sitzen und grinst. »Uh lala, Mademoiselle«, wird sie später sagen. »Wer war das denn?«

Zum Abschied fragt Melanie: »Soll ich für dich anrufen? Du hast doch jetzt andere Sorgen.«

» ... ?«

»Bei dem Kurs.«

»Ja«, sage ich. »Meld uns an!«

Am Ende unseres Tunnels werden wir neben Melanie und Noah sitzen und schwitzen. Der Babymassagekurs ist das Bild, auf das ich zusteuere. Wir schaffen das.

Drei Wochen werden es noch bis zur Geburt. Nina und ich verbringen eine chaotische Nacht mit dem »Transporter«, an deren Ende die Worte »falscher Alarm« stehen. Wir erfinden Codenamen für die Schwestern und Ärzte, um ungestört über sie reden zu können, wir schwärmen für den Geburtshelfer, wir schwören den Treueschwur aller Mütter: »Unsere zwei heiraten später mal.« Wir kosten die Vorteile aus: Betten, deren Kopfteil sich per Knopfdruck hochfahren lässt, sodass wir trotz unserer Bäuche schnell in die Senkrechte kommen. Nachtschwestern, die sich immer über Besuch im Schwesternzimmer freuen, wenn eine von uns mal wieder nicht schlafen kann.

»Du darfst nur nicht öffentlich weinen«, sagt Nina. »Wenn dich einer sieht, hetzen sie dir den Seelsorger auf den Hals.«

»Ist der so schlimm?«

Ist sie nicht. Es ist eine sie, die irgendwann auf meiner Bettkante sitzt. Weicher Händedruck, gerunzelte Stirn, Sympathie im Blick. Nett, natürlich, sehr nett. »Das ist für Sie auch nicht einfach, mit einem Kind zu Hause, oder?«

Nein, ist es nicht.

»Wie alt ist er denn?«

»Zwei.« Und ich vermisse ihn sehr. Ich habe Angst. Ich will nach Hause. Ich will mein Baby nehmen und mich irgendwo verstecken, wo uns keiner findet. »Ach, das geht schon. Der darf bei Papa viel mehr als bei mir.«

Sie lacht.

Ich bin stark, sehen Sie? Nun gehen Sie schon. Gehen Sie weg!

Hauen Sie ab. Erinnern Sie mich nicht an die Dinge, die ich vergessen möchte.

Wenn Harry »Gute Nacht« sagt am Telefon, antworte ich jedes Mal: »Leg noch nicht auf.«

Jeden zweiten Tag halten die drei Ärzte Feldkamp, Brassel und Pagels Konferenz neben meiner Liege, während einer mit dem Ultraschallkopf über meinen Bauch fährt. »Ich hatte schon kleinere auf dem Tisch«, sagt Brassel. »Meinetwegen könnt ihr sie holen. Je früher ich da rankann, desto besser.«

»Nein«, sagt Feldkamp. »Gebt ihr noch Zeit.«

»Wie fühlen Sie sich?«, wendet sich Pagels an mich und drückt meine Schulter.

Sie diskutieren über Lotta, wie ich früher mit Kollegen in der Redaktionskonferenz über Themen diskutiert habe. Wir sind nicht länger Handelnde. Wir entscheiden nicht. Über uns wird entschieden. Unser Schicksal liegt in den Händen von anderen Menschen.

Wie ist es dahingekommen? Es ging so schnell, dass ich gar nicht gemerkt habe, wie wir es abgegeben haben. Hätte das nicht der Endpunkt einer langen Debatte sein sollen, in der wir Für und Wider abwägen? Ein bewusstes, langsames Abgeben: Hier habt ihr unser Glück, unser Leben, unsere Tochter, seid vorsichtig damit? Jetzt ist es zu spät.

Brassel und Feldkamp wägen das Risiko einer Frühgeburt gegen das Risiko ab, Lottas Herz noch weiter unbehandelt zu lassen und ihre Fehlbildung unberührt. Ab und zu stelle ich eine Frage. Lasst sie mir noch etwas, denke ich. Lasst mir mein Baby. Sie ist doch noch klein. Manchmal sitzt Harry hinten auf seinem Stuhl in der Ecke, manchmal bleibt der Stuhl leer.

Nach drei Wochen sind die Ärzte sich einig. Lotta wird geboren.

5

»Herzlichen Glückwunsch«

Lotta ist da

Ich liege in meinem Bett und bin zum ersten Mal seit langer Zeit allein. Ich bin leer. Keine Tritte mehr, kein Drehen, nur Schmerzen. Harry ist gelaufen, um die Schwester zu fragen, ob ich jetzt schon die nächste Tablette haben kann. »Geh zu Schwester Martina«, habe ich ihn gebeten. »Und knips deinen Charme an.«

Lotta ist weg. Kleine, runde Lotta. Das Gesicht ein Mond, die Finger ganz dick. Stolz war ich darauf, bis Feldkamp sagte: »Aufgeschwemmt.« Bei der Taufe gestern Abend auf der Intensivstation hat sie zum ersten Mal die Augen geöffnet, groß und dunkel. Die Monitore piepsten und warfen grünes Licht, die Seelsorgerin sprach einen Segen und im Schein der Taufkerze konnte ich Lotta zum ersten Mal richtig anschauen. Eine Schwester wird später sagen: »Ich habe die Kerze gesehen und gedacht, jetzt stirbt schon wieder eins.«

»Nein«, werde ich antworten. »Mein Kind stirbt nicht.« Lange Wimpern. Perfekte, kleine Fingernägel. Babygeruch, als ich sie in den Nacken küsse. Unsterblich.

An der Hüfte setzt Brassel an. Zwei Stiche in der Leistengegend. Per Hand lenkt er Katheter, so unvorstellbar klein, dass sie in Lottas winzige Adern passen, von der Hüfte bis ins Gehirn. Dort setzt er mit Hilfe der Katheter so genannte Coils, Platinspiralen, die sich an die Wand der erweiterten Hirnadern setzen und dort vernarben. Nach und nach will er mit den Coils jeden kleinen Zufluss verstopfen. »Als würde man das Nildelta trockenlegen«, hat Brassel erklärt. »Oder ein Loch in einem Gartenschlauch flicken.« Weniger Blut kann die Abkürzung am Hirn vorbei nehmen, mehr Blut kommt an Stellen an, die vorher unterversorgt waren. Brassel will so das Herz entlasten. Wenn dem Gehirn weniger Blut verloren geht, fordert es auch weniger an und das Herz kann einen Gang zurückschalten. »Embolisation«, lernen wir, heißt die OP. Embo sagen Schwestern und Ärzte und bald auch wir. Zehn Stunden liegt Lotta in Vollnarkose. Jeder Schritt wird durch Röntgenaufnahmen überwacht.

Nina schaut zur Tür rein, in der Hand ein Paket in rosa Geschenkpapier. »Danke«, sage ich und packe aus. Ein Pony aus Plüsch. Nina geht bald wieder.

Harry kommt mit der Tablette. »Wenn Brassel nun zittert ...«

Ich schüttele den Kopf. »Nicht.«

Noch vor 24 Stunden bewegte sich Lotta in mir, nun liegt sie zwei Stockwerke tiefer auf einem OP-Tisch, nackt unter einem grünen Tuch. Es müsste mich zerreißen. Doch es ist, als hätten die Ärzte mir mit Lotta auch die Gefühle aus dem Leib geschnitten. Ich bin leer. Und ich möchte es bleiben. Die Angst ahne ich nur. Besser nichts fühlen als das, was da lauert, hinter einer Wolke aus Schmerzmitteln und Betäubung. »Heute Abend wissen wir, woran wir sind«, sage ich zu Harry. »So oder so.«

Wir fahren die A 3 runter. Harry am Steuer. Das Radio spielt ganz leise:

»*I got sunshine on a cloudy day*
When it's cold outside, I got the month of May
I guess, you'll say what can make me feel this way – my girl ...«

Harry schaut zu mir, ich drehe mich nach hinten zur Rückbank. Lotta liegt in ihrem Autositz. Sie seufzt im Schlaf. Ihre Hände sind zu kleinen Fäusten geballt, sie hat sie unter ihr Kinn gezo-

49

gen. Harry bewegt die Lippen zum Text und flüstert »*talking about my girl*«.

Zu Hause angekommen stellen wir sie samt Autositz ins Wohnzimmer, Ben schleicht um sie herum. Reckt den Kopf, um sie genau zu betrachten, ohne zu nah ranzumüssen.

»Willst du sie mal streicheln?«

Stumm schüttelt er den Kopf. Als Lotta aufwacht und einen maunzenden Schrei ausstößt, macht er erschrocken einen Satz nach hinten. Er sitzt auf dem Boden und schaut zu, wie ich sie auf dem Sofa stille. Als sie wieder an meiner Schulter eingeschlafen ist, pirscht er sich ran und betrachtet sie mit schief gelegtem Kopf. Mit ausgestrecktem Zeigefinger fährt er ihre Wange entlang, lässt seine flache Hand auf ihrem Kopf liegen. Sie schmatzt mit den Lippen. Er lächelt. »Die sieht glücklich aus, oder, Mama?«

»Ja«, sage ich. Wir sind gerettet.

Nur zehn Tage mussten wir nach der OP im Krankenhaus bleiben, dann durften wir gehen. Vor Lottas Geburt mag ich Zweifel gehabt haben, wie diese Geschichte enden wird. Nun ist alles klar. Mit jedem Atemzug von Lotta weicht meine Betäubung ein Stück weiter. In mir hebt ein Chor zu singen an: Lotta, Lotta, Lotta. Ihre Füße, ihre Hände, ihr Bauchnabel. Ich küsse die grünblauen Flecken, die die Nadeln hinterlassen haben. »Wie stark du bist.« Sie öffnet ihre Augen. »Wie schön.« Sie hebt ihre Hand. »So lebendig bist du.« Jeder Schluckauf von ihr rückt die Welt ein Stück gerader. Happy End. Ich weine ständig.

Harry und ich haben eine neue Lieblingserzählung, deren Faden wir immer weiter spinnen: Lotta, die Kämpferin. Nicht mal drei Kilo schwer, aber stark wie ein Löwe. Lotta, das Baby, das lebt. Wir beten sie an. Wir lachen darüber, wie sehr wir ihr verfallen.

Den drei aus Duisburg schreiben wir Dankeskarten, die an Heiligsprechung grenzen. Lottas Laufstall stellen wir einen Monat später so, dass sie fast unter dem Tannenbaum liegt. Ich kleide sie ganz in Weiß. Sie ist nun nicht mehr aufgeschwemmt, sondern winzig und zart. Durchscheinende Haut, riesige dunkle Augen. Wir haben uns dieses Jahr nur was Kleines geschenkt, sagen wir.

Das Christkind bringt Lotta einen riesigen Löwen aus Plüsch und einen weißen Hochstuhl aus Holz, den gleichen, den schon Ben hat. Wir stellen ihn erst mal in den Keller. »Im Sommer«, sage ich Ben. »Dann kann sie sitzen.«

Ben schenkt ihr ein Bild zu Weihnachten, wir legen ihm Lotta in den Arm, »Halt schön fest!«, und machen Fotos. Großvaters Bildersammlung von den Enkeln breitet sich auf die zweite Wand in seinem Wohnzimmer aus. »Ich wusste, dass alles gut ausgeht«, sagt er. »Lotta, das hast du toll gemacht!«

Melanie kommt mit Luca und bringt eine Stoffpuppe vorbei. Sie ist immer noch schwanger.

Nina schickt eine Geburtsanzeige mit einem Foto von Leon. Rote Haare, Schlitzaugen. Down. »Die Arme«, denke ich.

Lotta muss wohl noch mal operiert werden. Brassel konnte das Loch in Lottas Kopf zwar verkleinern, doch noch immer fließt Blut am Gehirn vorbei. Zu viel Blut, zu viele Zuflüsse. Aber das wird gut gehen. Was einmal gut geht, geht immer gut. Lotta, die Kämpferin. Ihr Herz kommt schnell ohne Medikamente aus. Wenn man nicht dran denkt, passiert auch nichts. Gerettet. Happy End.

Auf dem Weihnachtsmarkt will Ben eine Schneekugel. Darin eingeschlossen bunte Häuser, Kinder beim Schlittschuhfahren, das Lächeln rot ins Gesicht gemalt. »Bullerbü«, sage ich zu Ben. Fest umklammert er die Kugel, ich lege meine Hände um seine. »Schön festhalten«, sage ich. »Wenn sie runterfällt, geht sie kaputt.«

»Wird sie sich denn normal entwickeln?«, fragt Frau Girschke, als wir sie das nächste Mal treffen. Eben noch hat sie sich die Augen gewischt. »Du armes Baby, was hast du schon alles hinter dir!« Nun schaut sie kritisch in den Kinderwagen.

Ich schiebe, Ben steht auf einem Rollbrett, das am Wagen hängt, den Kopf zwischen meinen Armen. Harry hat den Arm um meine Schultern gelegt. Wie miteinander verwachsen stehen wir da. In der Wintersonne werfen wir vier einen einzigen großen Schatten auf den Asphalt. Neben uns auf dem Platz steht ein Weihnachtsbaum, sechs Meter hoch. Harry und Ben waren beim Aufstellen dabei, als ich im Krankenhaus war. Die Nachbarn haben ihn mit Lichterketten und roten Schleifen geschmückt, es gab Glühwein für die Großen, warmen Kakao für die Kleinen, Weihnachtslieder. Das Winter-Platzfest – eine Tradition in der Nachbarschaft. Wir leben in einem Astrid-Lindgren-Buch.

Harry hat Frau Girschke dabei den Vortrag gehalten. Wir beherrschen mittlerweile mehrere Varianten, lang, kurz, mit viel Fachvokabular, mit wenig, für Mediziner oder für Einsteiger. Wo ist denn Ihre Frau, mit dem Baby alles gut? Vena Galeni, Autoregulation, Embolisation. Oh Gott, das arme Baby.

Frau Girschke hakt nach. »Wird sie mal auf eine normale Schule gehen können?«

Ich schaue Harry an. »Na ja«, sagt er. »Wir müssen ...«

»Die Ärzte sagen, sie hat alles, was sie braucht, um sich normal zu entwickeln«, unterbreche ich ihn.

Sie lächelt. »Na dann. Herzlichen Glückwunsch noch mal!«

Hätte sie auch gratuliert, wenn ich etwas anderes gesagt hätte? Wenn ich gesagt hätte, wir wissen es nicht? Doch ich weiß es ja. »Sie hat alles, was sie braucht«, hat uns Feldkamp gesagt. Den Rest seines Satzes lasse ich weg: »Doch wir müssen abwarten.« Wir sind gerettet. Bei uns ist alles gut. Die Bedenken von Feldkamp – sie haben sich schon einmal als unbegründet herausgestellt. Lottas Herz hat nicht versagt. Lotta lebt. Und das Wunder wird weitergehen. Abitur, mindestens. Wir haben in den Abgrund geschaut und sind darübergesprungen. Wir können das noch mal machen, kein Problem, immer wieder, wir wissen jetzt, dass unsere Kraft reicht. Wir sind unverwundbar.

Nina ruft an. »Stell dir vor, heute hat einer ›Herzliches Beileid‹ gesagt.«

»Was? Wer sagt denn so was?«

»Ein Penner in der Straßenbahn. Trotzdem, andere denken das nur, das sieht man.«

»Quatsch.«

»Doch. Der hat gefragt, ob ich es zu spät gemerkt habe. Hatte richtig Mitleid. ›O je‹, hat er gesagt: ›Haben Sie das zu spät gemerkt?‹«

»Vergiss den einfach.«

»Ich verstehe das nicht. Leon ist so ein Süßer, den muss man doch toll finden. Herzliches Beileid – unglaublich. Es ist doch keiner gestorben, es wurde einer geboren.«

»Ach, komm. Da musst du drüberstehen. Spinner gibt es immer. Du bist doch sonst nicht so empfindlich.«

»Und du bist doch sonst nicht so arrogant.«

Wir schweigen. Sie hat recht. Ich habe keine Ahnung, was Nina durchmacht. Im Geheimen bin ich fast ein bisschen froh darüber.

Uns betrifft das alles nicht. Ich habe genau hingeschaut: Lotta kann alle vier Gliedmaße bewegen, sie erschrickt, wenn die Tür zuknallt, also hört sie gut. Sie schmatzt und gähnt wie Ben, als er klein war. Sie kann keine Schäden davongetragen haben. Lotta wird einer von den Fällen werden, mit denen Brassel angeben kann. Sie hat gute Chancen, hören wir von vielen Seiten. Nur Feldkamp will sich nicht festlegen. »Vergiss Feldkamp«, habe ich zu Harry gesagt. »Das wird schon.« Wir sind gerettet.

»Tut mir leid«, sage ich zu Nina. »Das muss schlimm für dich gewesen sein.«

»Hey«, sagt sie warnend. »Mitleid ist Mist.«

Nicht viel später werde ich an Nina zurückdenken und ihr recht geben. Mitleid macht klein. Erhebt den einen und lässt ihn auf den anderen herabschauen. Mitleid ist nicht Mitgefühl. Mitleid ist die nette Variante der Schadenfreude. Es ist eine Versicherung an einen selbst: Mich betrifft das nicht. Durch mein Mitleid mit Nina vergewissere ich mich des Unterschieds zwischen uns. Ich stehe hier oben, dein Unglück kann mich nicht treffen. Kann es das wirklich nicht?

Lotta reißt die Augen auf, als könnte sie nicht fassen, in welcher Welt sie gelandet ist. Hellwach. »So neugierig«, sage ich. Ich trage sie durchs Haus, Ben im Schlepptau, der jeden Raum erklärt.

Das Kinderzimmer: »Mein Bagger, meine Autos, mein Teddy.«
Die Küche: »Magst du Pizza, Lotta?« Die weiß lackierte, steile
Holztreppe, die vom Erdgeschoss bis ins Dach führt und bei je-
dem Schritt knarrt: »Da musst du langsam gehen.«

Die Treppe macht mir Sorgen, oben habe ich Kindersicherungen angebracht, Stoffbahnen, wie eine Schranke über den Trep-
penabsatz gespannt. Lange habe ich mit Ben geübt, wie er runter-
gehen soll, wie auf einer Leiter, mit dem Bauch zu den Stufen.
Irgendwann wird trotzdem einer fallen, fürchte ich, wenn nicht
er, dann Lotta. Aus dem Fenster zeigen wir ihr den alten Apfel-
baum im Garten, das Spielhaus und den Sandkasten.

Wir backen Plätzchen. Ich halte Ben zwei Schürzen hin, er darf
sich eine aussuchen. Rot-weiß kariert, mit einer Tasche vorne für
die Plätzchenformen. Ben nimmt die mit dem aufgestickten Ele-
fanten. Die andere mit dem Schaukelpferd reserviere ich für Lotta. »Nächstes Weihnachten kann sie schon mitmachen«, sage ich
zu Ben. Wir stellen ihren Laufstall so, dass sie zusehen kann, wie
Ben Streusel auf den Plätzchen und auf dem Parkett unterm Tisch
verteilt. »Willst du probieren, Lotta?«

Über der weißen Wickelkommode tanzen Fische durch die
Luft, buntes Seidenpapier gespannt über dünne Bambusstäbe. Als
Ben kleiner war, musste ich das Mobile immer wieder anstupsen,
jedes Mal hat er gejuchzt vor Freude und mit Beinen und Armen
gerudert, als wollte er abheben und mit den Fischen um die Wet-
te fliegen. »Lotta schau mal!«, ruft Ben und zupft an meiner
Jeans, bis ich die Fische mit einem Pusten zum Fliegen bringe.
Lottas Blick gleitet von der Wickelkommode, zur Lampe, über
mich, zur Zimmerdecke. »Sie ist noch zu klein«, sage ich zu Ben.
»Sie lernt noch, genauer zu gucken.«

In den nächsten Wochen wird er oft seinen Hocker aus dem
Badezimmer ziehen, auf den er immer steigt, um an das Wasch-
becken zu kommen, diesmal um beim Wickeln dabei zu sein.
»Pusten, pusten!« Die Fische tanzen, Lotta schaut an ihnen vorbei.

Alles scheint gleichermaßen interessant, nichts hält länger ihren Blick. Oft hängt er an der Zimmerdecke. Ernst, forschend, die

Augen weit aufgerissen. Vielleicht kann sie die Großmutter sehen, sage ich abends zu Harry. Vielleicht hängt sie als Schutzengel oben an der Wohnzimmerdecke. »Da sieht man mal, wie unterschiedlich Kinder sind«, erzählen wir dem Großvater.

»Du bist eben schlau«, lobt er Lotta. »Nicht wahr, das Mobile ist dir zu langweilig. Du suchst dir interessanteres Spielzeug.« Er wolle ihr selbst etwas kaufen, sagt er. »Ich finde schon das Richtige für mein schlaues Mädchen.«

Ich halte Lottas Kopf in meiner linken Hand, sie liegt auf der Wickelkommode. Die rechte Hand lege ich ihr auf den Brustkorb und beuge mich über sie. Das ist die leichteste Art, die Aufmerksamkeit eines Babys zu bekommen, den Griff habe ich mir nach Bens Geburt bei unserer Kinderärztin abgeschaut. »Hallo, Lotta«, locke ich. Die Zimmerdecke, mein linkes Ohr, ein Streifen über mein Gesicht, wieder die Decke. Wann hat Ben gelernt, mir in die Augen zu sehen? Im Regal steht ein Buch, das genau aufschlüsselt, wann ein Baby welchen Entwicklungsschritt macht. Ich schaue nicht nach. »Du hast noch Zeit«, sage ich Lotta. Ihr kleiner Kopf liegt ganz leicht in meiner Hand, mit der anderen spüre ich ihren Herzschlag. Ihre Augen wandern durch den Raum. »Lass dir ruhig Zeit«, sage ich, mehr zu mir selbst als zu ihr.

»Black Box«, hat Feldkamp gesagt. »Das Gehirn ist eine Black Box.« Er spricht von Systemtheorie: Man kann nur Input und Output messen, was drinnen geschieht, bleibt verborgen. »Das Gehirn kann viel kompensieren, doch was kommt, weiß keiner.«

Zu dieser Zeit wünsche ich mir nichts mehr als das. Ich will in die Zukunft sehen. Nur ganz kurz. Wenn ich damals drei Jahre hätte überspringen können, für einen einzigen Blick auf Lotta auf meinem Arm – hätte ich mich erschreckt? Hätte ich nur gesehen, was schrecklich ist?

6

Von elektiven Eingriffen und dem Leben
auf der Intensivstation

»*Ich wohne in den Wolken,*
ich bin ein Tropfenkind.
Wenn's regnet, fall ich runter
und tanze mit dem Wind ...«

Ich weiß jetzt, welche Musik wir spielen würden. Lottas Kopf
ruht in meinen Händen, wir zwei im warmen Badewasser, in Gedanken stehe ich wieder am Grab meiner Schwiegermutter. Ich
singe und lasse im Takt Badewasser auf Lottas Kopf tropfen. Ich
sollte mich verabschieden.

Hirnblutung, Herzprobleme, Komplikationen. Die Gefahren
sind unwahrscheinlich, doch zahlreich. Gehen wir das Risiko
einer weiteren OP ein? Gehen wir das Risiko ein, nicht zu operieren? In beiden Fällen droht der Tod, schlimmstenfalls. Wir könnten einfach operieren, sobald es ihr schlechter geht. Doch wenn
wir warten, riskieren wir Hirnpotenzial. Falls die Embolisationen
erfolgreich sind, könnten sie Lottas Hirnentwicklung unterstützen: Mehr Blut an den richtigen Stellen gleich bessere Entwick-
lungsmöglichkeiten – diese Gleichung erscheint uns logisch. Versprechen können uns Brassel und Feldkamp nichts. »Wir hoffen«,
sagen sie. »Wir nehmen an.«

Harry und ich müssen diese Entscheidung für Lotta fällen. Wir
können sie nicht fragen und auch die Ärzte können sie uns nicht

abnehmen. Wie trifft man diese Entscheidung – für jemand anderen? Harry geht bei Herzklopfen und Schlaflosigkeit zum Kardiologen, ich habe bei Krankheiten das Motto meiner Oma übernommen: Ist von allein gekommen, wird von allein wieder gehen. Jetzt müssen wir uns einigen. Welcher Typ wäre Lotta? Am Anfang stehen wir mit dem Rücken zur Wand, Lottas Herz macht es dringend nötig zu operieren. Doch je öfter wir nach Duisburg fahren, je mehr Blutzuflüsse verstopft sind, desto schwieriger wird es, die Risiken gegeneinander abzuwägen. Was können wir gewinnen? Was können wir verlieren? Alles – in beiden Fällen. Es ist ein »elektiver Eingriff«, eine Wahl.

Wie sollen wir wählen? Über die Anschaffung unseres Sofas haben wir wochenlang diskutiert, haben Pro- und Kontra-Listen erstellt und die Umrisse auf dem Wohnzimmerboden mit Zeitungspapier ausgelegt. Es waren lange Verhandlungen. Was, wenn wir auch über die OPs so diskutieren? Kann uns diese Frage auseinanderreißen? Sieben Mal stehen wir in knapp drei Jahren vor dieser Entscheidung. Wir haben Glück. Wir sind sofort einer Meinung.

Die kaputte Rolltreppe, die leuchtenden Tiere, das Spielschiff – wir begrüßen sie freudig wie alte Bekannte. Sie sind gute Zeichen.

»Weißt du noch?«, sagt Harry, als wir über den Hof gehen.

»Und jetzt schau dir unser Mädchen an!«, antworte ich. »Was wird Feldkamp staunen.«

Wir sind zurück am Ort unserer schlimmsten Ängste und tragen Lotta in ihrem kleinen Autositz vor uns her wie den Beweis unseres Triumphs. Wir besuchen die Geburtenstation, den Kreißsaal, die Kinderintensivstation. Schaut her, ihr Leute. Dieser wache Blick. Diese kleinen Fingernägel. Diese perfekten Ohrmuscheln. Ist sie nicht schön? Ist sie nicht ein Kämpfer? Ein Wunder? All ihr, die geunkt und gewarnt habt. Die ihr gesprochen habt von Herzen, die versagen, von Löchern im Kopf. Schaut her. Die Welt ist gut, denn Lotta trinkt so viel, die Welt ist schön, denn Lotta ist es auch.

»Ist die groß geworden!«, sagen die Schwestern.

»Ja, nicht wahr?«, sage ich. »Und schon 12 Wochen alt.«

Die Neurologin bei der Voruntersuchung für die zweite OP ist jung und lächelt. Harry breitet die Babydecke auf der Untersuchungsliege aus, ich ziehe Lotta ihren schönsten Strampler aus. Sie beginnt gellend zu schreien. Die Neurologin schaut, tastet und nimmt Lotta hoch. »Was die alles schon weggesteckt hat ...«, sagt Harry. »Würde man nicht denken, oder?«

»Unsere Kämpferin.« Ich streichele Lottas nackten Rücken. »Schhh, ist doch gut, Lotta.«

Die Neurologin lächelt nicht mehr. »Der Muskeltonus ist erhöht.«

»Tonus?«, fragt Harry.

»Sie macht sich zu steif«, sagt die Ärztin.

»Weil sie schreit«, sage ich. »Nur, weil sie schreit.«

»Sie ist sonst viel entspannter«, sagt Harry. »Wenn sie nicht schreit.«

Als wir den Raum verlassen, schimpft er: »Inkompetent.« Zu jung, zu unsicher, was erlaubt die sich? Als wir Feldkamp treffen, beschweren wir uns.

»Aber ...«, wird Melanie später fragen. »Was macht ihr während der OPs?« Zehn Stunden, zwölf Stunden, einmal sogar 14 Stunden müssen wir warten, bis wir wissen, ob Lotta weiterlebt. »Wie haltet ihr das aus?«

»Wir kaufen ihr ein Kleid«, antworte ich. Wir singen laut im Wald und es hilft. Das orange-weiß karierte, das blaue Cord-Kleid, das pinkfarbene für den Sommer. Die Embo-Kleider nennen wir sie. Lotta hat in jeder Saison ein neues, nebeneinander lasse ich sie in ihrem weißen Kleiderschrank hängen wie Medaillen für einen Sieg.

Ich erzähle Melanie nicht, wie ich beim ersten Mal vor der OP-Schleuse sitzen bleiben wollte. Wie Harry mich wegzog. Du musst dich ablenken. Du musst was essen. Komm, wir fahren in die Stadt und kaufen ihr ein Kleid. Wie ich denke: Du hast es gut – du hast einen, für den du stark sein kannst. Mich.

Vom ersten Mal an schaffen wir Traditionen. Immer dasselbe Parkhaus, immer ein Kaffee in demselben Café, immer ein Stück Kuchen dazu. Einmal hat das Café geschlossen. »Das gefällt mir nicht«, sagt Harry. Lange stehen wir vor der geschlossenen Tür, bevor wir weitergehen. Ich kaufe mir neue Schuhe. Später werde ich merken, sie sind zu eng.

Wir versuchen die Bilder im Kopf zu übertünchen. Wie ich Lotta am Abend vorher die Fingernägel feile, jedes Mal, als ob sie mit gepflegten Nägeln besser gerüstet wäre für das, was kommt. Wie fragend sie schaut, wenn die Schwester statt Frühstück Beruhigungsmittel bringt. Wie ich sie auf dem OP-Tisch liegen lasse, mit der Maske auf dem Gesicht, eingeschlafen, narkotisiert. Wie die Ärzte sagen: Jetzt können Sie gehen. Trinken Sie einen Kaffee, Frau Roth, gehen Sie frühstücken. Wie eine Schwester meinen Oberarm berührt, mich sanft zur Tür schiebt und die Schleuse hinter mir schließt. Wie ich sage: Passen Sie gut auf Lotta auf. Bitte.

»Das wird ihr gut stehen«, sagt Harry und hält ein Jeanskleid hoch. Wir sind unverwundbar. Bestimmt.

Wir sind zu früh in der Klinik. »Haben Sie etwas gehört?«, fragen wir die Schwestern. Kopfschütteln. Wir sitzen auf unbequemen Stühlen und betrachten die Wände der Intensivstation. Daran Kinderfotos und Heldengeschichten. »Unsere Karina war einmal ... Doch heute ...« Liebeserklärungen an die Schwestern, Danksagungen an die Ärzte. Das Bild eines Clowns, tanzend. Daneben auf einer Tafel angeschrieben: »Jeden zweiten Freitag, 13 Uhr: Wiederbelebungskurs (nur bei mindestens zwei angemeldeten Elternpaaren).«

»Professor Brassel hat angerufen«, ruft die Schwester herüber. »Alles gut, aber Sie sollen mal vor den OP kommen.«

Wir rennen die Treppe runter, durch den Flur, so schnell, dass uns die Leute hinterherschauen, vor die Schleusentür, da kommt er heraus. Grün von Kopf bis Fuß, Plastiküberzüge über den Schuhen. »Ich wollte nur sagen, es dauert noch«, sagt er. »Bis jetzt läuft es gut. Sie müssen doch vergehen vor Sorge, nicht?«

Ich halte mich an der Wand fest, ich habe Seitenstechen.

Harry sagt: »Danke, ja. Bis jetzt läuft es gut?«

»Sehr gut«, sagt Brassel und wippt in seinen Plastiküberzügen. »Aber das ist kniffelig, ich sage es Ihnen. Wie ein Fuchsbau: Man sieht erst, wo es noch weitergeht, wenn man eine Ader zu Ende gegangen ist. So ein verzweigtes System habe ich noch nie gesehen. Faszinierend.« Er kommt in Fahrt. Ich linse durch einen Spalt der Schleusentür. Dort drin liegt jetzt Lotta. »Jetzt machen wir erst mal Pause, wir haben uns gerade Pizza bestellt.«

»Was erwartest du denn?«, fragt Harry, als wir wieder auf den unbequemen Stühlen der Intensivstation sitzen. »Ist gut, dass er Pause macht. Er ist doch auch nur ein Mensch.«

»Eben.«

Hinter der OP-Schleuse beginnt für mich ein Ort zwischen Himmel und Erde. Er sollte für Götter reserviert sein. Oder zumindest unerreichbar für den Pizzalieferservice.

Als die Duisburger Klinik gebaut wurde, sollten die Kinder noch ohne ihre Eltern gesund werden. Ein langer Balkon zieht sich außen an jedem Stockwerk herum, für die Besucher, die an den Zimmern vorbeigehen konnten wie an Guckkästen. In manchen Zimmern kann man noch die Vorrichtungen für die Gegensprechanlage sehen, über die sich Eltern und Kinder unterhalten konnten.

Heute werden in manchen Krankenhäusern Broschüren mit dem Titel »Schneller gesund dank Mama« verteilt, in denen man ermuntert wird beim Kind zu bleiben oder zumindest seine Stimme auf CD aufzunehmen, eine Gute-Nacht-Geschichte, damit die Schwestern sie abends abspielen können. Trotzdem sind auf Kinderintensivstationen Eltern auch heute noch oft im Weg. In einigen Kliniken werde ich mich weigern müssen zu gehen, wenn die offiziellen Besuchszeiten um sind, und wie viele andere die Nacht im Liegestuhl verbringen. In Duisburg schlafe ich auf einem Klappbett neben Lottas Monitoren, es gibt eine einzige Toilette für alle Eltern und eine Dusche, die eigentlich nur für die Schwestern bestimmt ist. Wer mag, kann die Brause benutzen, mit der sonst die Bettgestelle vor dem Desinfizieren mit heißem Wasser gereinigt werden.

Ich stelle meine Tasche unter das Spülbecken, die Schwester schiebt einen Ständer für Infusionsbeutel herein, ein Beatmungsgerät. »Sie kommt gleich«, sagt sie. Harry springt von seinem Stuhl auf. Lottas Bett sehen wir schon von Weitem, an dem weißen Gitter baumelt ein rosa Filzstern, auf den ihr Name gestickt ist. Eine Spieluhr. In den nächsten Tagen ziehe ich ständig an der weißen Kordel und lasse das Geklimper über das Gepiepse und Gebrumme der Maschinen erklingen.

Lotta nach den OPs: klein, nackt, einen Tubus zur Beatmung im Mund, daran eine Maschine, die ihr schnaufend die Atemzüge vorgibt. Zugänge im Hals und in der Hand, Blasenkatheter, die Augen geschwollen wie ein Welpe. Die Hüfte im Druckverband. Lebend. Sie sah niemals schöner aus.

Meine Packliste für das Krankenhaus: Kekse und Salzstangen, denn häufig stehe ich zu spät vor den geschlossenen Türen der Cafeteria, T-Shirts, die Intensivstation ist warm wie ein Kinderzimmer im Winter, ein iPod, um das Piepsen und Summen zu übertönen und die Schreie der Kinder, die abends nach ihren Müttern rufen. Es gibt einige, die ohne Eltern hier liegen. Wo zu Hause noch vier andere Geschwister warten oder ein Job, bei dem man um acht Uhr morgens hinter der Kasse stehen muss. Auch ich kann nur hier sein, weil wir es uns leisten können. Weil Harry freibekommt und unsere Kinderfrau Jodi Überstunden macht. Wir haben Glück. Es gibt auch Kinder, bei denen die Schwestern flüsternd spekulieren, wie sie sich solche Verletzungen zugezogen haben. An den Betten ohne Eltern wechseln sie sich ab und lesen vor. »Schau mal, die Leah kriegt Besuch«, flüstert die eine der anderen zu. Sie schauen einer Frau hinterher, die einen Teddy den Gang runterträgt. »Wie schön!«

»Und die sind freiwillig hier«, sage ich zu Harry. »Ich könnte das nicht. Immer diese Schreie.« Schwester Heidrun, Schwester Dagmar, Schwester Claudia – und wie sie alle heißen. Harry und ich verehren sie.

»Wie können die so gut gelaunt sein in all dem Elend?«, frage ich ihn. »Und das bei diesen langen Schichten.«

»Na, Engel sind das nicht!«

Es liegt nahe, die Ärzte zu Göttern zu erklären und die Schwestern zu Engeln, es wäre so viel leichter, wenn sie übermenschliche Kräfte hätten. Es wäre so viel leichter, daran zu glauben, dass sie alles Elend heilen können und alle Kinder am Ende vorne zur Tür raushüpfen. »Muss das sein«, fährt mich eine Schwester an, als ich zum dritten Mal melde, dass der Sauerstoffsensor Alarm meldet. »Und deswegen klingeln Sie?«

Der rote Knopf, der eine Schwester herbeiruft – ich lerne, ihn selten zu benutzen. Lieber gehe ich selbst den Gang runter und sehe nach, ob ich jemand finde, der gerade keine Leben rettet.

»Kranke Kinder sind die Pest«, stöhnt ein Pfleger in einer anderen Klinik.

Ein anderer sagt: »Wir wollen helfen, doch wir sind immer die, die stören und Pflaster abreißen.«

»Na, liegt hier das Kind Roth?« Nina steht in der Tür und grinst mich an.

Wir umarmen uns. »Kennst du diesen Spruch auch schon?«

Leon wurde in einer anderen Klinik am Herzen operiert, es ist alles gut gegangen. Stolz zeige ich Lotta vor, die Kabel sind schon weniger geworden.

»Mit der Zimtschnecke alles klar?«, fragt Schwester Claudia vom Eingang. Ich nicke.

»Das ist eine von den guten, oder?«, fragt Nina, als sie weitergegangen ist.

Ich schwärme: Von Dr. Feldkamp und Professor Brassel, die sich Zeit für unsere Fragen nehmen, von Dr. Brevis und seiner Gelassenheit, von Dr. Rech, der beruhigend vor sich hin summt, während er mein Baby untersucht.

»Sind ja nicht alle so«, sagt Nina.

Die schlimmsten Fehler aller Ärzte und Schwestern – wir haben sie schnell zusammen:

Ich: »›Wie geht es ihm denn‹ fragen – wenn das Kind ein Mädchen ist.«

Nina: »Die Vene nicht beim ersten Versuch treffen.«

»Falsch! Die Vene beim fünften Versuch nicht treffen.«

»Mit besorgtem Gesicht hereinkommen und sich in der Tür geirrt haben.«

»Das Kind nicht begrüßen, sondern nur untersuchen wie ein Stück Fleisch.«

»Latein! Und in der Akte unleserlich schreiben – bei der Dosierung der Medikamente.«

»Haben die Leon eine falsche Dosierung gegeben?«

»Sie haben es versucht.«

»Den Eltern eine schlechte Prognose mitteilen und dabei: a) die Tür auflassen, b) andere Patienten mithören lassen, c) mitten im Gespräch ans klingelnde Telefon gehen.«

»Pflaster auf Haare kleben.«

»Von den eigenen Kindern schwärmen. Ich weiß schon, wie schön ein gesundes Kind ist …«

Nina unterbricht mich: » … und wir wollen es jetzt gerade trotzdem nicht hören.«

Wir lachen.

»Mensch, ist die hübsch!«, sagt Nina und betrachtet Lotta in ihrem Bettchen. Sie hat die Augen geöffnet, unter ihrem Arm habe ich ein Kuscheltier geklemmt. Der Pfleger Matthias aus Köln hatte recht. Ich sehe die Kabel schon jetzt nicht mehr. Die Frühchen in ihren Glaskästen – jetzt finde ich sie rührend.

Ninas Besuch ist eine wohltuende Ausnahme. Die Solidarität zwischen den Bewohnern der Geburtenstation – auf der Kinderintensiv fehlt die Zeit dafür. Jede Mutter sitzt alleine in ihrem Zimmer, mit dem Rücken zur Tür, mit den Augen auf der zuckenden Kurve des Monitors. Wir sehen uns, denn unsere Zimmer haben keine durchgehenden Wände, sondern große Glasfenster. Wir nicken uns zu, wir lächeln, wenn wir uns nachts auf dem Flur begegnen. Doch wir haben keine Zeit, lang zu reden, uns gegenseitig zu trösten. Wir müssen jemand anderen trösten, wir müssen singen, den Monitor im Auge behalten, nach Schmerzmitteln verlangen, den Kopf halten, wenn sich das Kind wieder übergibt, und wenn das Kind endlich schläft, ebenfalls ruhen. Wir leben isoliert in einer Welt ohne Handyempfang, einer Welt, in der es niemals ganz dunkel wird, niemals still, in der immer Geräte piepen und Alarme bimmeln. Eine Welt, die sich nach den »Pflegerunden« der Schwestern richtet. Alle vier Stunden, wenn die Kinder noch Babys sind: wickeln, füttern, Fieber messen.

Wir werden angelernt. So wickelt man ein Kind mit Blasenkatheter. Hier streicheln, um die Atmung anzuregen, wenn der Sauerstoffgehalt im Blut knapp wird. Bald kann ich einen Fehlalarm von einem echten unterscheiden, kann einen Sauerstoffsensor selber wechseln. Was ich verstehe, verliert seinen Schrecken. Die Schwestern schicken mich raus, sie wollen den Hüftverband entfernen und den Blasenkatheter ziehen. Ich stehe vor der Tür zur Toilette, höre Lotta weinen und kehre wieder um. Ich härte mich ab. Ich will bei ihr bleiben.

Bens erste Nasentropfen waren eine fünfminütige Tortur für uns beide. Bei Lotta lerne ich, nicht zurückzuzucken, wenn die Schwester mit der Nadel am Kopf Blut abnimmt. Sie festzuhalten, wenn sie sich windet und den Kopf nach hinten drückt. Zu sagen: »Ist gleich vorbei, Spatz!« Eines Tages kommt Harry ins Krankenhaus und findet an meiner Stelle eine Fremde in blauer Schwesternkleidung vor. All meine Sachen waren voll gespuckt. »Schwester Sandra«, sagt Harry und grinst.

Abends beim Blick in den Spiegel auf der Gästetoilette finde ich das nicht mehr schmeichelhaft. Bin das noch ich? Nicht nur die Schwesternkleidung passt mir nicht, auch die Rolle ist mir zu groß. Ab morgen werde ich Harrys Angebot annehmen, werde ihn allein bei Lotta lassen und in Ruhe einen Kaffee trinken gehen. Ab morgen werde ich nicht mehr assistieren. Ich will Lotta nicht mehr festhalten. Schwestern hat meine Tochter mehr als genug – Mutter hat sie nur eine.

Harry bringt Ben mit ins Krankenhaus. Übergabe an der Schleusentür zur Intensiv. Harry läuft weiter zu Lottas Zimmer, ich strecke die Arme aus und drücke Ben so lange, bis er sagt: »Loslassen.«

Ich habe frei. Wir spielen Normalität. Ben und seine Mama beim Pommes-Essen in der Cafeteria, Ben und seine Mama auf dem Spielschiff im Hof, Ben und seine Mama stecken Geld in den Automaten in der Wartehalle und schauen der elektrischen Eisenbahn zu. Wir können uns nicht aufteilen: hier die kranke Hälfte der Familie, dort die gesunde. Wir müssen auch mal tauschen. Ich würde sonst nicht durchhalten.

Als wir entlassen werden, blinzeln Lotta und ich in die Sonne. Die Heimfahrt auf der A 3, die erste Nacht zu Hause, Lotta neben mir im Beistellbett, die erste Dusche im eigenen Bad. Alltäglichkeiten, die eine Siegesfeier wert sind. Nachts alle drei atmen zu hören, nur ich liege wach und schwebe heimlich unter der Zimmerdecke. Am nächsten Morgen beim Spaziergang federnder Gang hinter dem Kinderwagen, Grinsen. Was für ein Tag, was für eine Freude, hier zu sein, auf diesem Bürgersteig auf dem Weg zum Spielplatz. Ich wirbele Ben hoch in die Luft, dass er kreischt vor Freude. »Herrje«, sagt Melanie, als wir sie treffen. »Hast du gute Laune. Man könnte glauben, du kämst aus dem Urlaub.«
Wir sind gerettet. Wir sind unverwundbar. So müssen sich Seiltänzer fühlen, wenn sie sicher auf der anderen Seite angekommen sind. Runter und hoch, runter und hoch.
Jede Embo könnte die letzte sein, nach jeder hören wir, sie war es nicht. Immer bleiben Zuflüsse übrig, sie sind zu zahlreich, um sie alle auf einmal zu verschließen. »Am liebsten würde ich Ihre Tochter so lange auf dem Tisch behalten, bis alles verschlossen ist«, sagt Brassel. »Aber das geht leider nicht.« Es würde zu lange dauern, man müsste zu viel Kontrastmittel für die Röntgenbilder spritzen, und die Belastung für Lottas Körper wäre zu stark. Wenn der übliche Weg verstopft ist, weicht das Blut auf andere Adern aus. Zu viele verstopfte Wege, zu viel ausweichendes Blut – und andere Adern könnten unter dem plötzlichen Ansturm platzen. Langsam. Vorsichtig. Zufluss für Zufluss.
Runter und hoch. Runter und hoch. Sieben Mal in zweieinhalb Jahren. Wir tanzen zu viert auf einem sehr dünnen Seil.

7

»Ihr Kind ist eine Wundertüte«

Ein Verdacht, ein Geheimnis
und viele neue Wörter

Dreißig Grad Lufttemperatur. Zehn Babys zwischen zwei und fünf Monaten. Zehn Frauen auf Yogamatten, schweißgebadet. Babymassagekurs.

In der Klinik haben Nina und ich sie eingeteilt, in Unten-rum- und Oben-raus-Mütter. Die einen schieben sich ihr Kind unter das T-Shirt, die anderen ziehen ihren Ausschnitt runter und lassen demonstrativ alle Welt teilhaben. Schaut mal, ich stille. Schmeckt's, Schatz?

Nina und ich waren nach der Geburt weder noch. Wir waren Sonden-Mütter. Abpumpen und mit der Spritze durch einen Schlauch in der Nase ab in den Magen. Die Klebebänder, um die Sonden zu befestigen, haben die Schwestern in Herzform ausgeschnitten. »Sieht nicht so grausam aus«, hat Schwester Stefanie gesagt. »Ist doch süß, oder?« Ich höre immer noch das quietschende Sauggeräusch der elektrischen Milchpumpe.

Ich schaue mich um. »Die habe ich aus London mitgebracht«, sagt eine Mutter zur anderen, beide betrachten eine Wickeltasche. »Selbst bestickt«, sagt eine andere und hält ein winziges T-Shirt mit dem glitzernden Namenszug »Jolanda« hoch. Die Mutter neben ihr fragt besorgt: »Ab wann darf man Joghurt geben?«

Ich werde die Sonden für mich behalten. Untenrum, obenraus, Ende. Etwas Drittes gibt es nicht. Kurz stelle ich mir Nina vor, ein quietschblauer Spritzer in einer kamelfarbenen Front.

Ich ziehe Lotta den Body aus und sie beginnt zu schreien. Melanie hat Noah schon vor sich auf dem Handtuch liegen. Wie schnell der strampelt. Ich schaue mich um. Die strampeln alle sehr schnell. Ein Baby liegt auf dem Bauch, stemmt die Unterarme in den Boden, hebt den Kopf und strahlt mich an. Angeber, denke ich.

Lotta schreit. Ich nehme sie hoch und wiege sie in meinen Armen. Sie macht sich steif, drückt den Kopf gegen meinen Arm, bäumt sich auf. Ich stehe auf, marschiere auf und ab. Die Leiterin des Kurses stellt sich vor, sie nickt mir zu – ich höre sie nicht. Ich laufe mit Lotta. Melanie zuckt mit den Schultern und schickt mir ein Lächeln.

An den Wänden hängen Spiegel vom Boden bis zur Decke. Nach unserem Kurs findet »Tänzerische Früherziehung« statt. In einer Stunde werden sich kleine Mädchen in rosa Tutus in den Raum drängeln. Als Melanie und ich noch mit Ben und Luca hier waren, haben wir immer über die Pampers-Popos unter den Spitzenröckchen gelächelt. »Aber schön wäre das schon, oder?«, hat Melanie damals gesagt. Und gerade auf dem Weg hierhin: »Bald hast du eine kleine Ballerina.«

Lotta brüllt jetzt. Im Spiegel sehe ich ihr rotes Gesicht über meiner Schulter. Mir kleben die Haare an der Stirn, ich bin ebenfalls rot im Gesicht. Kurze blonde Haare, noch der Rest vom Babybauch auf den Rippen, versteckt unter einer weißen Bluse, die ich heute Morgen lange gesucht habe. Jetzt ist sie verschwitzt. Mein Spiegelbild gefällt mir nicht. Hinter mir sehe ich Melanie herüberblicken, ich versuche Lottas Aufmerksamkeit auf den Spiegel zu lenken. Das war bei Ben der Notausgang. Die Rettung bei jeder Art von Wut- und Schreianfall. »Schhhhh!«, sage ich. »Schau mal, Lotta!« Ich klopfe an den Spiegel. Sie ignoriert mich und brüllt, brüllt, brüllt. Die anderen machen jetzt die ersten Streicheleinheiten. Erst die Arme, dann die Beine, jeder Zeh einzeln. Ich setze mich dazu und fange an. Ablenken, denke ich. Erst die Arme, dann die Beine ... Kreischen zwei Tonlagen höher. Ich stehe wieder auf, wiege, schuckele, schhhhhhhh! Auf und ab, auf und ab.

Schließlich kommt die Gruppenleiterin zu mir und sagt: »Wollen Sie mal kurz rausgehen? Vielleicht mag sie das lieber. Und wir könnten mal in Ruhe ein Lied singen.«

Ich ziehe Lotta an, packe meine Sachen und gehe. Ich kündige unser Happy End.

»Wie war's denn?«, fragt Harry abends, wir zwei auf dem Sofa. Ich erzähle vom Schreien und Brüllen, von der Leiterin. In meinem Kopf strampeln immer noch die anderen Babys, rasend schnell, wie aufgezogen. Ich erwähne sie nicht.

An der Wand unserer Kinderärztin hängt ein schwarz-weißes Plakat: »Lagereaktionen nach Vojta«. Darauf Fotos von nackten Babys. An den Händen aus der Rückenlage hochgezogen, an den Fußgelenken gehalten kopfüber hängend, am rechten Hand- und Fußgelenk gehalten, der Rest baumelnd in der Luft. Unterteilt in Entwicklungsperioden: 1., 2., 3. und 4. Trimenon. Bei jeder hält sich das Baby etwas anders in der ungewohnten Position. Die Fotos markieren Meilensteine in der motorischen Entwicklung, Fixpunkte, die altersgerecht erreicht werden sollten und eingetragen in ein A5-großes, gelbes Heft. Die Vorsorgeuntersuchungen – »Die U's«.

»Weißt du noch?«, frage ich Harry beim Frühstück. »Bei Ben warst du bei jeder U dabei. Und jetzt ...«

»Lotta hat so viele Arzttermine, da müsste ich kündigen, wenn ich überall dabei sein wollte.«

Ich schaue ihn an. »Das sollte kein Vorwurf sein. Das schaffe ich schon alleine.«

Bei Ben habe ich mich erschreckt, als die Kinderärztin ihn plötzlich nackt kopfüber baumeln ließ. Bei Lotta bin ich vorbereitet. »Da habe ich schon Schlimmeres gesehen«, sage ich. »Machen Sie nur.«

Unsere Kinderärztin packt Lottas Fußgelenke und zieht sie daran hoch in die Luft. Sie schweigt.

Die Stille ist es, die die Ärzte verrät. Solange sie reden, ist alles gut. Einige wenige sagen schon während der Untersuchung: »Das sieht gut aus.« Die meisten warten mit der Diagnose bis danach.

Doch solange sie über ihren Urlaub reden, über das Wetter oder die Gesundheitsreform – so lange sind wir in Sicherheit. Ich übe mich in Small Talk. Sobald wir ein Arztzimmer betreten, beginne ich zu quatschen. Fahren Sie bald in Urlaub? Wohin? Ist das Wetter heute nicht viel zu kalt für Mai, Juni, Juli, August? Sobald die Ärzte verstummen, werde ich unruhig. Sobald sie verstummen, haben sie etwas zu sagen, das ich nicht hören will.

Harry am Telefon, er fragt: »Ist es dringend?« Er ist im Büro.

»Die U«, sage ich.

Verdacht auf cerebrale Bewegungsstörung. Cerebral – vom Gehirn her rührend. Bewegungsstörung – körperliche Behinderung. Verdacht – was heißt Verdacht?

Es könnte auch eine Entwicklungsverzögerung sein, sagt die Kinderärztin. Dann dauert es einfach nur länger. Mit zwei Jahren krabbeln statt mit sechs Monaten, mit vier Jahren sprechen statt mit zwei.

»Aber sie würde sich normal entwickeln?«

»Das könnte sein, ja, nur langsamer.«

»Warum schaut sie mich nicht an? Warum lächelt sie nie?«

»Da machen Sie sich keine Sorgen. Haben Sie Geduld.«

Eine Odyssee beginnt.

Der Neurologe wurde uns empfohlen. Eine Koryphäe, haben alle gesagt. Eine Kapazität. An der Uniklinik einer großen Stadt klemmen wir uns in einen Aufzug, in den wir mit Kinderwagen nicht gepasst hätten. Die Schwester will vorab Lottas Kopf vermessen, sie dreht ihn immer wieder weg, die Schwester lächelt. »Die kann sich aber schon gut wehren.«

Harry lächelt zurück. »Na, siehst du«, sagt er zu mir.

Der Neurologe untersucht Lotta ohne ein Wort und setzt sich dann hinter seinen Schreibtisch. Wir nehmen davor Platz.

»Wenn Sie Glück haben, ist es halbseitig«, sagt er.

»Halbseitig?«

Er steht hinter seinem Schreibtisch auf und humpelt auf uns zu, Parodie eines Behinderten. Das rechte Knie nach innen gedreht, den Fuß hinterher schleifend, den rechten Arm wie einen Flügel abgeknickt, unter die abgesenkte Schulter gezogen, die Handfläche nach außen gedreht. Den Mund schief. »So.«

So sieht Glück aus? Harry und ich sitzen stumm in unseren Stühlen. Lotta gähnt in meinem Arm.

»Der Muskeltonus ist erhöht«, sagt er. Eine Folge der pränatalen Hirnschädigung. Dass wir unseren Rücken steif machen und die Arme baumeln lassen, ist eine Leistung unseres Gehirns. Wir müssen unsere Muskeln steuern, sie anspannen oder entspannen können, um greifen, krabbeln, laufen zu lernen. Lottas Hirn sendet die falschen Signale an ihre Muskeln. Sie spannt zu stark an. Was genau das für ihre Entwicklung heißt, kann keiner sagen. Wie es heißt, schon: spastische Cerebralparese.

Cerebral – vom Gehirn herrührend.

Parese – Lähmung.

Die Cerebralparese ist die häufigste Art der körperlichen Behinderung bei Kindern. Sie betrifft etwa zwei von tausend lebend geborenen Babys. Die Schädigung von Lottas Gehirn ist leicht zu erklären, bei den meisten Kindern muss man länger nach den Ursachen suchen. Sauerstoffmangel während der Geburt, Alkohol während der Schwangerschaft, eine frühe Herpesinfektion – es gibt viele mögliche Ursachen und viele mögliche Ausprägungsformen, etwa zu geringe oder zu starke Muskelspannung. Lotta habe zu starke, sagt der Neurologe: Spastik. Die Frage ist nur, in welchem Grad.

»Oder es wird beidseitig. Dann macht sie nichts mehr.«

»Nichts?«

»Na ja, nichts, was Sie und ich wichtig finden.«

Zu Hause stehe ich im Flur vor der Holztreppe und schaue hinauf. Sie kommt mir steiler vor als noch heute Morgen. Kann ich die Kindersicherungen schon bald für immer abschrauben? Werde ich nie rufen »Lotta, langsam auf der Treppe«? Werde ich sie immer hinauftragen müssen, auch wenn sie schon zehn oder zwölf ist? Der Gedanke erscheint mir zu absurd, um ihn zu glauben. Ich schaue auf Lotta in meinen Armen, sie schmatzt, sie gähnt, sie ist perfekt. Ich sehe immer noch den Neurologen, der auf uns zu humpelt. Ich kann mein inneres Bild von ihm nicht über mein Bild von Lotta legen. Ich versuche mir vorzustellen, wie sie aussähe, als Erwachsene, die humpelt, die Arme verzogen, den Mund schief. Ich schaffe es nicht. »Sie ist doch so hübsch«, sage ich zu Harry. Als wäre Schönheit ein Schutz. Als könnte einem nichts passieren, wenn man nur rosige Wangen hat.

Wir wollen eine zweite Meinung. Beim nächsten Neurologen fragen wir: »Wird sie mal im Rollstuhl sitzen?«

»Nein, sicher nicht. Dann wäre sie heute schon wesentlich schlimmer dran. Mit ein bisschen Glück hat die gar nichts.«

Harry schaut mich an und hebt die Augenbrauen.

Eine dritte Meinung: »Oder es wird nur ein steifes Bein. Es gibt auch Behinderte, bei denen nur der Neurologe merkt, dass sie behindert sind.«

»Weiß denn niemand irgendetwas?«, frage ich Harry.

»Such dir einen aus.«

Wird der Verdacht auf eine Behinderung irgendwann zur Gewissheit werden? Und falls ja: Wie stark behindert wird sie sein? Dürfen wir glauben, dass Lotta mit ein bisschen Glück gar nichts hat, oder müssen wir uns auf das Schlimmste einstellen?

Such dir einen aus: Welchem Arzt wollen wir glauben? Ist es eine Frage der Kompetenz – weiß ein Arzt besser Bescheid als ein anderer? Eine Frage der inneren Einstellung – glaubt einer vielleicht noch an die Rettung selbst des aussichtlosesten Falls? Eine Frage der juristischen Absicherung, wie Harry meint: »Wenn es besser kommt, freuen wir uns. Und wenn es schlimm kommt, können wir ihn nicht verklagen«?

Wir wissen nichts. Wir sind allein.

»Vorhersagen sind nicht möglich«, sagt der Kinderarzt Feldkamp, als ich ihn anrufe. Zu den Diagnosen der anderen sagt er nur: »Ich weigere mich, solche Kinder zu früh abzuschreiben.«

Ich wollte etwas anderes hören. Ich wollte hören, das wird schon, Frau Roth. Er sagt nicht, was er sagen soll. Er kann uns nicht helfen.

»Ihr Kind ist eine Wundertüte«, sagt mir ein Arzt.

Wundertüte, das klingt nach Brausepulver und Knallerbsen. Kinderglück. Ich lächele, Lotta in meinen Armen. »Klingt doch schön.«

»Na ja«, sagt er und zögert. »Wann haben Sie das letzte Mal eine Wundertüte ausgepackt? Da ist immer auch Kram drin, den Sie nie haben wollten.«

Wird Lotta laufen können? Reden? Lächeln?

»Man weiß nie, was drin ist«, sagt der Arzt.

Beim Abendbrot. Ich schmiere Ben ein Brot und erzähle Harry von dem Gespräch. Ben unterbricht uns: »Wie die Spinne.«

»Spinne?«, fragt Harry.

»Die fand Mama eklig. Die wollte sie wegschmeißen.« Ben steht auf und läuft zu seiner Spielzeugkiste.

Harry: »Wie kommt er jetzt darauf?«

»Oles Geburtstagsparty. Die Tüte mit den Gastgeschenken.«

Ben kommt mit ausgestreckter Hand zurück. Die Spinne: aus Gummi, gelb, groß wie eine Kinderhand und nach Chemie stinkend.

»Die ist ja wirklich eklig«, sagt Harry.

»Nein«, sagt Ben und drückt sie an sich. »Ich find die toll.«

Neue MRT-Bilder von Lottas Gehirn. »Dort sieht man, wie ihr Hirn gelitten hat«, erklärt der Neurologe und deutet auf einen dunklen Bereich. »Da ist nichts.« Wo schon während der Schwangerschaft nicht genügend sauerstoffreiches Blut hinkam, hat sich das Gehirn nach der Geburt nicht entwickelt. Vor allem die rechte Seite hat deutlich gelitten. Deshalb ist Lottas linkes Bein steifer als das rechte. Viel mehr kann er nicht sagen.

Wie wenig man über das Gehirn weiß. Wir können Fotos vom Mars machen, aber wir können nicht beurteilen, welche Folgen eine Schädigung unseres Kopfes hat. Was wird Lotta aus dem machen, was sie an Hirnmasse hat? Was kann das Gehirn kompensieren? Was nicht? Manchmal übernehmen gesunde Hirnbereiche die Funktionen derer, die pränatal geschädigt wurden. Das Gehirn ist kein starres System, das macht es so schwer zu greifen.

Es erschafft neue Verknüpfungen, es passt sich an, es ist ein Mysterium. Was geschieht, wenn man wie Brassel immer wieder in dieses System eingreift? Wenn Bereiche, die vorher unterversorgt waren, plötzlich mit sauerstoffreichem Blut überschwemmt werden? Unser Kopf scheint schwerer zu erforschen zu sein als der Weltraum. Lotta ist auf einer Rakete unterwegs ins All, und wir wissen nicht, ob ihre Mission erfolgreich sein wird.

»Sagen Sie bloß den Nachbarn nichts«, sagt eine Ärztin. »So ein Stigma wird ein Kind nie wieder los.«

»Spasti, Spasti!« höre ich die Nachbarsjungen aus meiner Kindheit schreien, hinter einem Jungen her, der nicht behindert war, nur etwas langsam. Der Einzige in unserer Straße, der nur mit seiner Mutter zusammenlebte und am liebsten im Wald Vögel beobachtete. »Spasti!«

Wir kleben ihr kein Etikett auf, sagen wir uns. Es ist ja nur ein »Verdacht«. Vielleicht ist es ja nur eine »Entwicklungsverzögerung«. Vielleicht wird es ja nur ein steifes Bein. Vielleicht sieht es ja keiner. Vielleicht wird noch alles gut.

Wir sitzen in der Eisdiele. Ben mit dem Rücken zum Fernseher in der Ecke. Er verrenkt sich den Hals, um trotzdem die stummen Musikvideos sehen zu können. Lotta auf meinem Schoß. »Oh, die ist aber süß«, hören wir von der älteren Dame neben uns. »Die ist gerade erst geboren, oder?«

»Unsere Kleine«, sage ich. Eine Antwort, die keine ist. Lotta kann den Kopf nicht halten, sie ballt ihre Hände zu Fäusten. Sie hält ihren Körper, als wäre sie erst wenige Wochen auf dieser Welt. Sie ist fünf Monate alt.

Ich verkleide sie als Winzling. Ben habe ich schon mit vier Monaten die ersten Jeans angezogen, Lotta lasse ich im Strampler. Unter dem Kinderwagenverdeck sehen alle Babys gleich aus. Ich fürchte die Frage: »Wie alt ist sie denn?« Ich gehe nicht mehr auf den Spielplatz. Ich habe zu viel zu tun für Verabredungen. »Ein andermal, ja?« Wenn auf der Straße jemand fragt: »Zieht sie sich schon hoch?«, sage ich: »Jeder hat sein eigenes Tempo«, und wechsele das Thema.

Ich marschiere durch den Stadtwald, fast täglich. Ben rast vorneweg auf seinem Laufrad, ich hinterher mit dem Kinderwagen. Einmal kommt uns eine Gruppe entgegen, wir weichen an den Wegesrand aus. Etwa zwanzig Mütter mit Kinderwagen oder Baby im Tragetuch. Sie marschieren in Zweier- und Dreierreihen und tragen Turnschuhe. Jede hält eine Hantel in einer Hand, pink und klein. Die Mütter schwingen sie hoch und runter, hoch und runter. Stechschritt. »Und jetzt die andere Seite«, ruft die Frau, die vorneweg marschiert. Die Mütter nehmen die Gewichte in die andere Hand. Sie quatschen und strahlen. Sie schwingen ihre Arme hoch und runter, im Takt ihrer Schritte. Sie scheinen ihre Welt so fest im Griff zu haben wie ihre Hanteln. Sie ziehen an mir vorüber, als gehörten sie zu einer anderen Spezies.

Dem Großvater erklären wir bei Kaffee und Kuchen das Wort Entwicklungsverzögerung: »Sie wird wohl erst mit drei Jahren laufen lernen statt mit einem.« Vielleicht erlebt er das gar nicht mehr, hat Harry vorher gesagt. Lass uns sein Herz schonen.

»Du machst das schon«, sagt Großvater zu Lotta. »Du wirst uns noch alle überraschen.« Und zu uns: »Ihr werdet schon sehen.«

Das wird schon. Das kann doch nicht sein. Nun wartet doch erst mal ab. Wem wir zögernd davon erzählen, dass Lotta wohl sehr viel länger für alles brauchen wird, der beruhigt uns. Als ich Melanie sage, dass Lotta wahrscheinlich »entwicklungsverzögert« ist, antwortet sie: »Laufen lernen sie alle«.

»Nicht …«, sage ich nach einer langen Pause. »Nicht alle.«

»Ach, Quatsch.« Sie lacht. »Wie bist du denn drauf?«

Warum fragt keiner nach? Sind wir so überzeugend bei unserem Versteckspiel? Wollen die anderen nicht mehr hören? Spüren sie den Schrecken, der sich hinter meinen Andeutungen verbirgt? Es ist, als hielte ich einen großen schwarzen Hund an der Leine, der zerrt und bellt, und wir alle tun, als könnten wir ihn nicht sehen.

Die Worte »Verdacht auf cerebrale Bewegungsstörung« bleiben ein Geheimnis. Wenn Lotta ihre Beine kerzengerade durchdrückt statt zu strampeln, wenn sie ihre Fäuste nicht öffnet, sondern so stark zusammenpresst, dass ihre Fingernägel kleine rote Halbmonde in die Handinnenflächen bohren – dann schaut Harry mich an und wir haben beide den gleichen Gedanken, den wir nicht aussprechen. Wir verstummen. Unser Geheimnis ist keines, das Gemeinschaft stiftet oder uns zusammenschweißt. Es drängt sich zwischen uns und steht dort wie ein unsichtbarer Dritter.

Wir klammern uns an die Hoffnung und sammeln Videobeweise. Lotta, wie sie im Laufstall liegt und strampelt. Ihre Beine in Großaufnahme. Linker Fuß hoch, runter, rechter Fuß hoch, runter. Wie sie den Kopf dreht, zur einen Seite, zur anderen. Wir spielen die Videos den Neurologen vor. »Macht sie das nicht toll? Spricht das nicht für eine reine Entwicklungsverzögerung?« Wir suchen nach den Vorzeichen, die für eine schöne Zukunft sprechen.

Im Internet gebe ich in die Suchmaske »Cerebrale Bewegungsstörung« ein. Ich suche nach Büchern, ich will keine Internetquellen. Wenn sich schon die Ärzte widersprechen, was soll mir da das Internet helfen? Bei einem Buch bleibe ich hängen. In der Inhaltsangabe steht etwas von »praktischer Hilfe«, »Spielen« und »Fördern«. Ich bestelle das Buch.

Als ich es aus dem Briefkasten nehme, in braune Pappe verpackt, kommt Frau Girschke vorbei. »Hallo!«, grüßt sie rüber. Ich winke, rufe »Die Kleine weint« und eile hinein. In der Küche lege ich das braune Päckchen unter den Stapel der Zeitung von heute.

Erst abends packe ich aus. Harry schaut die Nachrichten, die Kinder schlafen. Das Buch ist grün. Schon auf dem Titel springt mir ein Bild entgegen, ein Kind, den Kopf zur Seite verdreht, die Arme seltsam steif in der Luft. Es liegt auf einer Art großer Wiege. Ich blättere das Buch durch. Kinder in Schwarz-Weiß, so schwer behindert, dass ich nicht wage hinzuschauen. Einige lächeln, aber für mich sind sie noch schrecklicher als der humpelnde Neurologe.

»Was hast du denn da?«, fragt Harry vom Sofa.

»Nichts.« Ich klappe das Buch zu.

Später gehe ich doch hin und halte ihm es stumm entgegen. Er blättert durch und schaut mich schweigend an. Ist das unsere Zukunft?

»Kurz nach der Geburt«, werde ich Feldkamp später vorwerfen, »hat niemand von Behinderung gesprochen. Es hat uns niemand gewarnt.«

»Sie wollten es nicht hören«, wird er sagen. »Sie haben so lange gefragt, bis ein Arzt gesagt hat, was Sie hören wollten.«

Zwei Jahre – das ist eine erste Schallgrenze. In diesem Alter können die meisten Kinder laufen und reden. In diesem Alter ist die Reifung der grundlegenden Hirnstrukturen abgeschlossen. In diesem Alter werden wir mehr darüber wissen, ob Lotta nur ein steifes Bein davontragen wird. Noch fast eineinhalb Jahre warten. So lange hoffen. So lange nicht wissen, was kommt.

Das Buch verstecke ich ganz hinten im Bücherregal. Ich will nicht, dass Ben es findet und Fragen stellt. Ich verstecke es so gründlich, dass ich es nie mehr wiederfinden werde. Das Wort »Behinderung« nehmen wir lange nicht in den Mund. »Das B-Wort«, sagt Harry. Als brächte es Unglück, es auszusprechen. Als würde es wahr, sobald es den Mund verlässt.

8

»Warum wir?«

Ein Wort verfolgt uns

Wir fliehen. Holland, Zeeland. Meine Mutter hat hier ein Ferienhaus, pinke Hortensien und blühender Lavendel im Garten, unsere alten Gummistiefel im Schuppen neben den Fahrrädern. Es ist Mai 2010 und so heiß wie im Sommer. Nachts können wir durch die geöffneten Fenster das Meer rauschen hören. Ben kriegt Sommersprossen. Er ist jetzt drei. *»Wie schön, dass du geboren bist, wir hätten dich sonst sehr vermisst …«*, singt er für Lotta.

Sie lächelt nicht. Sie schaut ihn nicht an. Wir versuchen, keine Videos mehr von ihrem Strampeln zu machen. Sie sieht immer noch hübsch aus, jünger als sie ist. »Wie eine Puppe«, sagt Ben. »Meine Puppe.« Lotta ist knapp ein halbes Jahr alt und hat den Spitznamen, den ich nie wollte. Es ist nicht Elmar geworden. »Püppschen«, sagt Ben, in rheinischem Singsang.

»Püppschen«, sagt Harry und bald auch ich.

Wir legen Lotta auf eine Decke im Garten und trinken selbst gemachten Eistee. Wir lassen Ben nackt herumrennen und gewöhnen ihm die Windeln ab. Wir gehen mit dem Kinderwagen oben am Deich entlang, zwischen blühenden Hagebuttenhecken, hören nur das Dünengras im Wind und die Wellen unten am Strand. Wenn Lotta schreit, und das tut sie oft, binde ich mir das Tragetuch um und gehe mit ihr in der Brandung spazieren. An einem heißen Tag tauchen wir Lottas nackte Füße ins Meer, sie lässt einen Schrei los, der noch die Möwen übertönt. Reflexartig zieht sie ihre Füße abwechselnd an sich, raus aus dem kalten Wasser. »Sie kann laufen!«, schreit Ben. »Guck mal, Papa, Lotta kann laufen!«

Als er später in ein Handtuch gemummelt im Sand sitzt und den Wellen zuschaut, setze ich mich neben ihn. »Weißt du, nicht alle Kinder lernen laufen.«

Ben legt den Kopf schief. »Du flunkerst.«

Ich schüttele den Kopf.

Er lacht. »Dann muss die immer einer tragen.«

»Nein, die kriegen einen Rollstuhl, einen Stuhl mit Rollen drunter, und werden geschoben.«

»Oh Mann.« Er schüttelt das Handtuch ab. »Darf ich auch einen?«

Im Ferienhaus packt er mein Portemonnaie aus, mustert meinen Führerschein und findet ein Foto aus meiner Kindheit. Ich und mein Bruder, blonde Haare, blaue Augen, auf einer Bank in der Sonne. Beide mit schokoverschmierten Mündern, lachend, ich halte einen Löffel, um ihn mit Pudding zu füttern. Er ist ungefähr zwei Jahre alt, ich vier. Wir tragen die gleichen blau-weiß geringelten T-Shirts. Meine Mutter hat mir ähnliche für Lotta und Ben geschenkt.

»Wer ist das?«

»Ich, als ich klein war. Und mein Bruder.«

»Wie ich und Lotta.« Er wendet sich zu ihr: »Wenn du groß bist, machen wir das auch, Lotta!« Er strahlt sie an.

Ich wollte immer zwei Kinder. Ich wollte, dass Ben jemanden hat, mit dem er nachts heimlich wach bleiben, die Blumen im Garten abschneiden und sich gegen uns Eltern verschwören kann. Und jetzt? Was wird Lotta für eine Schwester werden? Wird er sich später mit ihr streiten können? Wird er immer auf sie Rücksicht nehmen müssen?

Das B-Wort sprechen wir immer noch nicht aus.

»Schau mal«, sagt Harry eines Tages am Strand. »Wir werden verfolgt.«

Ein Paar schiebt einen Rollstuhl über den schmalen Bohlenweg, der an den Dünen entlangführt. Immer wieder rutscht ein Reifen von den Bohlen runter in den Sand, dann ziehen beide gemeinsam an den Griffen. Darauf festgeschnallt ein etwa zehnjähriger Junge. Die Hände rudern in der Luft, der Kopf ist nach oben zur Sonne verdreht, Sabber in Strömen. Wir starren hin. »Schau dir die Eltern an«, sagt Harry. »So selbstbewusst.«

Bis er das sagte, waren sie für mich unsichtbar. Verschwunden hinter dem Rollstuhl, verschluckt von ihrem Kind. Eine Frau Mitte 40, Sonnenbrille im langen blonden Haar, pinkes Top, Minirock. Er hat seine Cargohose hochgekrempelt, braun gebrannt. Beide scheinen unsere Blicke gar nicht zu bemerken. Beide konzentrieren sich darauf, den Rollstuhl auf dem Weg zu halten und den Sandlöchern auszuweichen.

Sie lassen sich nicht weit von uns nieder. Breiten eine Decke aus, packen Sonnencreme und Bücher aus, den Jungen im Rollstuhl parken sie daneben. Er fuchtelt mit den Armen und brüllt etwas Unverständliches Richtung Meer. Ben sieht rüber, fuchtelt auch mit den Armen und brüllt ebenfalls los. »Der ist ja lustig«, sagt er.

Ist er das? War das ein Begeisterungsschrei? Findet er es schön hier? Was hat er vom Strand, wenn er nicht wie Ben im Sand sitzen und eine Sandburg bauen kann? Wie wenig ich über solche Kinder weiß. Mag er keine Möwen, so wie Ben? Will er abends nie ins Bett? Kann er lächeln?

»Wie halten die Eltern das aus?«, fragt Harry abends auf der Terrasse. Die Kinder sind längst eingeschlafen. Ich habe ein Windlicht angezündet, Harry hat neue Ameisenfallen aufgestellt und den Rest Eistee eingeschenkt. »Könntest du dich neben so einem Kind einfach in die Sonne legen?«

Ich schüttele den Kopf. »Müssen wir jetzt darüber reden?«

»Irgendwann müssen wir, oder?«

Ich gehe zurück in die Küche und schneide den Käse, den wir heute Morgen auf dem Markt gekauft haben, in kleine Würfel.

Als ich damit zurückkomme, fragt er: »Warum wir?«

»Eine Laune der Natur«, zitiere ich Feldkamp.

»Das ist die Quittung. Wir haben zu viel gewollt, zu schnell.«

»Aber schau dir unsere Nachbarn an. Sechs gesunde Kinder.« Wir schweigen über so viel Glück. »Weißt du, manchmal habe ich das Gefühl, ich bin schuld«, sage ich. »Ich habe nicht richtig auf sie aufgepasst.«

»Quatsch. Lotta ist nicht vom Klettergerüst gefallen, sie hat eine angeborene Fehlbildung, für die keiner etwas kann. Das ist nicht erblich, das hat nichts mit deiner Ernährung zu tun, das ...«

»Ich weiß.«

Die Frage nach dem »Warum« ist die schwerste. Wir lassen sie nur kurz anklingen, wir weichen ihr aus. Die Ärzte haben uns gesagt, dass Lottas Malformation ein Zufall ist, doch was ist schwerer auszuhalten als der Zufall? Schuld erscheint fast leichter. Ich habe die Folsäuretabletten vergessen, wir waren zu gierig nach noch mehr Glück, wir sind zu nah an der Sonne geflogen und unsere Flügel sind geschmolzen. Wenn wir Schuld hätten, hätten wir es in der Hand, dass so etwas nicht noch mal passiert. Wenn nicht, gibt es kein Halten mehr, keine Sicherheit, dass es nicht noch schlimmer kommt.

Nina hat dafür ihre eigene Lösung. »Besondere Kinder kommen nur zu besonderen Leuten«, hat sie kurz nach seiner Geburt über Leon gesagt. »Er hat uns ausgesucht. Er wusste, dass er es bei uns gut haben würde.«

Es ist eine Erklärung, die ich noch oft hören werde, von vielen Eltern behinderter Kinder. Ein krankes oder behindertes Kind nicht als Strafe für Hybris oder als Folge mangelnder Vorsorge – ein solches Kind als Auszeichnung für mentale Stärke. »Dann wäre ich lieber schwach«, sage ich zu Harry. »Und Lotta hätte nichts.«

Die Frage nach dem »Warum« – alle wollen sie für uns beantworten. Wir werden ein Buch geschenkt bekommen, über ein ungeborenes Kind, das im Regenbogenland wohnt und sich seine Eltern aussucht, um ihnen zu zeigen, dass ihre Sorgen gar nicht so wichtig sind. Eine Nachbarin meines Schwiegervaters wird mir eine Geschichte kopieren und in den Briefkasten stecken: Ein Engel schimpft mit Gott, warum er gerade dieser Frau ein behindertes Kind schenke: »Sie glaubt doch noch nicht mal an dich.« »Ja«, antwortet Gott. »Aber wenn das Kind lernt, ›Mama‹ zu sagen, wird sie wissen, dass es mich gibt.«

Ein behindertes Kind als Gottesbeweis. Selbst die abstruseste Theorie scheint leichter zu verkraften zu sein als der Zufall. Werden Harry und ich lernen, ihn auszuhalten?

»Was ist mit Ben?«, frage ich Harry. »Ich bin viel zu oft im Krankenhaus.«

»Ach, wir haben schon unseren Spaß ohne dich. Nur wir Männer.«

»Jeden Morgen Kinderfernsehen und Schokolade im Bett!«

»Diese kleine Petze.« Wir lachen, Harry schenkt mir Eistee nach. »Aber wir müssen aufpassen, dass Ben nicht hinten runterfällt«, sagt er. »Er sollte nicht immer Rücksicht nehmen müssen.«

Wir machen uns einen Plan: Jodi wird einmal die Woche Lotta nehmen, ein Nachmittag lang Mama-Sohn-Zeit für Ben und mich. Nur wir zwei und das Klettergerüst.

Was wäre, wenn wir Jodi nicht hätten? Wenn ich niemandem Lotta anvertrauen könnte oder wollte? »Und wir sollten wieder mal essen gehen«, sage ich. »Wir müssen auch auf uns achtgeben.«

»70 Prozent der Ehen mit … so einem Kind scheitern.« Ich setze mein Glas ab. »Hab ich gehört«, setzt er nach.

»Na, toll. Dann haben wir ja eine Entschuldigung.« Wir schweigen. »Aber immerhin schaffen es 30 Prozent«, sage ich. »Und wie viel Ehen werden sowieso schon geschieden? Jede dritte? Jede zweite? Und die haben kein … Die haben kein Kind, das so ist.«

»Man kann auch an zu viel Glück scheitern.«

Unser Plan zur Rettung unserer Ehe, bevor sie überhaupt bedroht ist: ausgehen, reden, Zeit verbringen. Wird das reichen?

»Ich sage nur 1:25 000«, sagt Harry. »Was sind schon Wahrscheinlichkeiten?«

Stimmt es, was Harry gehört hat? Später werde ich das recherchieren und erfahren, dass die Scheidungsrate wahrscheinlich wirklich höher liegt als bei Paaren ohne behinderte Kinder. Verlässliche Zahlen allerdings gibt es nicht.

Das Wort Behinderung meiden wir wie eine schmerzende Stelle. Wir tasten mit der Zunge im Mund drum herum: Da tut es noch nicht weh, hier nur ein bisschen, dort geht es gerade noch. Wenn wir zu nah rankommen, zucken wir zusammen und verfallen in Schweigen. Nur um kurze Zeit später wieder anzufangen.

»Wer, wenn nicht wir?«, sagt Harry. »Wir haben so viel: Ben, das Haus, uns. Ich habe einen festen Job. Unsere Familie steht hinter uns. Wir können immer hierhin.« Er zeigt Richtung Meer. »Wenn wir das nicht schaffen, wer dann?«

Am Himmel stehen mehr Sterne, als man in der Stadt jemals zu sehen bekommt. Als wir mit Ben gestern eine kurze Nachtwanderung gemacht haben, mit der Taschenlampe durch den Garten, hat er nur nach oben geschaut, Kopf im Nacken. Ein Anblick so schön, dass es ganz leicht war, an das gute Ende dieser Geschichte zu glauben. »Aber was, wenn es so wird wie bei dem Jungen am Strand?«

Es wird so kalt, dass wir uns Wolldecken holen. Die Kerze ist runtergebrannt. Wir sitzen im Dunkeln und starren nach oben. »Wenn sie was hat, dann bitte körperlich«, sagt Harry leise. »Lass sie geistig da sein.«

An diesem Abend beginnen wir mit dem Schicksal zu verhandeln. Lass uns das Reden, das Verstehen, den Rollstuhl könnten wir akzeptieren, aber lass uns ein Lächeln. Wir erstellen eine Hierarchie dessen, was wir uns für unsere Tochter wünschen. Wir versuchen, unsere Ansprüche nach unten zu schrauben. Die Verhandlungen werden sich über die nächsten Jahre ziehen.

9

»Kann ich irgendwie helfen?«

Vom Schreien, Zweifeln und einer,
die nicht Nina Ruge ist

Ich sitze im Wartezimmer, den ganzen Flur entlang reihen sich die Patienten. Es ist zu warm, Lotta jammert. Die Arzthelferin kommt, sagt: »Oh, so klein. Wie ich das hasse!« und zerrt Lottas Augenlider auseinander, um ihr aus einer Ampulle Flüssigkeit in die Augen zu tropfen. Lotta schreit auf, ich nehme sie auf die Schulter und gehe auf und ab. Eine ältere Dame verfolgt uns mit den Augen. Ich blicke zu Boden, und dennoch: »Was hat sie denn?«

»Augenuntersuchung.«

»Ist das denn normal? Untersucht man jetzt schon so Kleine?«

»Nein. Nur bei Verdacht.«

Ich wechsele die Richtung. Die Dame kommt hinterher. »Was für ein Verdacht?«

»Dass was nicht stimmt.«

»Was denn?«

Ich schaue mich um und entdecke das Schild für den Wickelraum.

Drinnen lasse ich mir kaltes Wasser über die Handgelenke laufen. Lotta liegt auf der Wickelablage und starrt mit riesigen Pupillen an die Wand. Ich öffne die Tür einen Spalt und sehe Harry hereinkommen. Ich winke ihn zu mir.

Warum sieht Lotta mir nicht in die Augen? Warum schaut sie an jeder Rassel vorbei? »Da stimmt etwas nicht«, habe ich gesagt.

Immer wieder. Unsere Hebamme hat vermutet: »Lotta ist über-
dreht. Die muss mal runterkommen.« Sie hat ein Beruhigungs-
programm verordnet, unsere Kinderärztin ein homöopathisches
Mittel. Lotta hat ihre Augen weiter wandern lassen und nichts
länger als ein paar Sekunden betrachtet. Als Lotta vier Monate alt
war, haben wir sie zum Augenarzt gebracht. Der sagte: »Entwicklungsverzögerung.« Letzte Woche hat er gesagt: »Jetzt wird es
aber langsam Zeit, dass sie das lernt.« Wir haben ihm die MRT-
Unterlagen aus Duisburg zuschicken lassen. Danach hat er uns
angerufen und zu einem neuen Termin einbestellt.

Er schweigt zu lange. Eben noch hat er Lotta mit einer Taschenlampe in die Augen geleuchtet, vor den Augen ein Brillengestell,
in das er unterschiedliche Linsen geschnallt hat. Er hat Kuckuck
gerufen, um Lottas Aufmerksamkeit zu bekommen, gekräht wie
ein Hahn und mit der freien Hand mit einer schwarz-weißen
Clownsfigur gewinkt.

Jetzt starrt er auf die MRT-Bilder auf seinem Bildschirm. »Hier
wäre eigentlich die Sehrinde«, sagt er schließlich und deutet auf
den Computer.

»Wäre?«, fragt Harry.

Unterversorgt. Zu wenig Blut, zu wenig Sauerstoff. Ein Teil der
Sehrinde hat sich nicht ausgebildet. »Blind«, sagt der Augenarzt.
»Vielleicht nur auf einem Auge.«

»Vielleicht? Können Sie das nicht definitiv sagen?«

Wir werden noch andere Ärzte konsultieren, Spezialisten, wir
werden weite Strecken fahren. Wir werden hören »schwer sehbehindert«, »auf einem Auge«, »auf beiden Augen«. Wir werden
wieder hören: »Sie müssen abwarten.« Wir werden wieder hören: »Das Gehirn kann einiges kompensieren.« Wir können wieder nicht fassen, wie weit die Einschätzungen von Medizinern
auseinanderliegen können. Dass man keine Prognosen äußern
kann, kann ich nachvollziehen. Doch ob Lotta nun auf einem
oder auf beiden Augen schwer sehbehindert oder gar blind ist?
Sollte es dazu nicht nur eine Meinung geben? Eine, die sich auf
Tatsachen stützt statt auf Annahmen?

Harry wird einen Artikel in einem Fachjournal finden, über ein

Mädchen, bei dem nur durch Zufall herauskam, dass ein Teil ihrer Sehrinde fehlt. Das Gehirn hat einen anderen Weg gefunden, schon pränatal. Sie kann nicht räumlich sehen, aber sie kann lesen. Wie hat Feldkamp gesagt: »MRT-Bilder heißen nicht viel.« »Besser kann es noch werden«, hören wir von allen Augenärzten. »So gut wird es nie.«

An dem Tag, an dem ich zum ersten Mal das Wort »blind« höre, schließe ich abends die Schlafzimmertür, um Ben nicht zu wecken. Am Morgen möchte ich liegen bleiben, doch Ben zieht mir die Decke weg und schreit: »Spielplatz!« Ich bleibe sehr lange unter der Dusche und schminke mich sorgfältiger als sonst. Ich puste das Mobile über dem Wickeltisch nicht an und vermeide es, in Lottas aufgerissene Augen zu sehen. Auf dem Weg zum Spielplatz trage ich eine Sonnenbrille, obwohl es ein verhangener Tag ist.

Als wir durch meine Lieblingsstraße gehen, winkt mir eine Frau aus einem Vorgarten entgegen. Ich muss kurz nachdenken. Clara. Die neue Nachbarin. Es scheint ein ganzes Leben her zu sein, dass wir Nummern getauscht haben. »Kaffee?«, fragt sie.

Mir fällt keine Ausrede ein. Ben schließt direkt Freundschaft mit Claras Sohn Fritz, zwei Jahre. Seine große Schwester Greta, vier, ist schon im Kindergarten. Die beiden Jungs buddeln im wieder gefüllten Sandkasten so tief, dass sie auf die Folie stoßen. Lotta nehme ich auf den Schoß, wir lassen uns auf der Treppe zur Haustür nieder. Clara bringt Milchkaffee in zwei unterschiedlichen Tassen. »Schicke Brille!«, sagt sie. »Heute inkognito?« Ich nehme sie ab. Sie schweigt und sagt dann: »Kann ich irgendwie helfen?«

Warum Clara? Warum vertraue ich jemanden, von dem ich noch nicht einmal den Nachnamen weiß, an, was ich seit Monaten vor allen anderen verberge? Warum spreche ich aus, was sogar vor Harry manchmal zu schmerzhaft ist, um es in Worte zu fassen? Da sind sie, die schlimmen Wörter, hervorgekrochen hinter ihrer Mauer. Behindert. Blind. Angst.

»Vielleicht wegen meines Namens«, sagt Clara.

»Wieso?«

»Hast du nie ›Heidi‹ gesehen? Ihre Freundin Clara im Roll-stuhl. Die wollte ich sein, früher. Bin immer auf meinem Schreib-tischstuhl hin und her gerollt und habe behindert gespielt. Meine Eltern haben sich große Sorgen gemacht.«

Ich kann nicht anders als lachen. Ich habe schon vielen Men-schen vor Clara die Worte Vena Galeni Malformation erklärt, ich werde noch vielen anderen nach ihr die Worte cerebrale Bewe-gungsstörung erläutern, doch niemand reagiert so tröstlich wie Clara.

Es ist egal, ob man von einer Gefäßfehlbildung oder einer Be-hinderung erzählt, die Reaktionen sind ähnlich. Harry und ich stecken sie in Schubladen: die Mitleider, die Wegdrücker und Nina Ruge.

Frau Girschke war direkt ein Mitleider. »Oh, nein«, sagte sie, als Harry ihr vor Lottas Geburt erzählte, dass wir im Krankenhaus liegen. »Das arme Baby!« Mitleider legen einem die eine Hand auf die Schulter oder den Arm, die andere verweilt vor dem auf-gerissenen Mund. Manche umarmen einen. Mitleider haben Trä-nen in den Augen. »Ich musste sie trösten«, hat Harry erzählt. »Ich sie, statt umgekehrt.« Mitleider kommen immer wieder, als wollten sie weiterleiden. Jedes Mal, wenn man sie trifft, dasselbe Thema. Harry hat eine einfache Abwehrmethode entwickelt. Er ist schneller. »Hallo, Frau Girschke, Sie Arme, Sie sehen aber heute gar nicht gut aus. Ist alles in Ordnung bei Ihnen?« Hand auf die Schulter. »Und Ihr Mann – wie man hört, geht es dem ja gar nicht gut?« Umarmen.

»Waren das Tränen in deinen Augen?«, frage ich Harry, als wir weitergehen und die verwirrte Frau Girschke stehen lassen. Er grinst.

Das Gegenteil sind die Wegdrücker. Sie sind so überwältigt von der schlechten Nachricht, dass sie auf der Tagesordnung direkt einen Punkt weitergehen. »Schrecklich. Und hast du von Stefan gehört? Herzinfarkt.«

Ja, schrecklich, Stefan.

»Und die Weilers sind in Mexiko überfallen worden.«

In Mexiko. Nicht dein Ernst.

»Hilflosigkeit«, sage ich zu Harry. »Überfordert.«

»Trotzdem«, sagt er.

Melanie gehört nach dem ersten Schock zur Fraktion Nina Ruge. Alles wird gut. Wenn man nicht dran denkt, passiert auch nichts. Das wird schon. Nun mach dir keinen Kopf. Wie bist du denn drauf? Man könnte von Krebs im Endstadium reden, diese Menschen würden davon erzählen, welch heilsame Wirkung Brokkoli haben soll. »Das Wichtigste ist, dass du die Hoffnung nicht aufgibst.«

Clara passt in keine Schublade. Sie macht das, was Harry und mir am liebsten ist: Sie spult kein Programm ab. Sie weint nicht. Sie fragt nach und hört zu.

Was war ich selbst? Bevor ich selbst betroffen war, damals, als mir andere erzählten vom Brustkrebs der Mutter oder der Risiko-schwangerschaft der Schwester? Ich hoffe, eine Clara, doch ich fürchte, eine Melanie. Ich wusste nicht, dass Optimismus so ver-letzend sein kann. Dass manche Probleme nicht danach verlan-gen, dass jemand direkt eine Lösung präsentiert, sondern nur danach, dass jemand zuhört.

Clara sieht nicht aus wie die Clara aus Heidi. Dunkle, gewellte Haare bis zum Kinn, ein paar Falten um die Augen und eine tie-fe zwischen den Brauen, eine Nase, die nach oben zeigt, grüne Augen. Eine Figur, der man ansieht, dass sie jede Woche Squash spielt, mit ihren Kollegen. »Ich bin Richterin«, sagt sie. »Wenn Ben will, darf er mich mal im Gericht besuchen, wenn ich wieder arbeite.« Vierzig Jahre alt, zwei Kinder, ein Haus noch immer voller Umzugskisten.

»Das klingt jetzt hart«, sagt sie später. »Aber du musst es an-nehmen. Das ist wie eine Welle. Wenn du dagegen ankämpfst, schmeißt sie dich um. Du musst drunter durchtauchen.«

»Du sagst das so einfach, aber dir geht es gut.«

»Ich bin geschieden.«

Eigentlich war sie mir sehr sympathisch. »Das willst du doch nicht vergleichen, oder?«

»Nein, natürlich nicht. Entschuldige. Das kam falsch raus. Aber ...«, sie zögert, »ich weiß, wie es ist, wenn ein Traum zerplatzt. Wenn etwas, das man für selbstverständlich hält, plötzlich nicht mehr gilt.«

Fritz stürmt die Treppe hoch, Ben hinterher. »Mama, die haben Handschellen!«

Annehmen, wie soll das gehen?

Ich bin Lottas Arme. Ihre Beine. Ihre Augen. Was bin ich sonst noch? Ich bin Wir. Wir ziehen Ben die Hose hoch. Wir föhnen mir die Haare. Lotta lebt auf meinem Arm. Wenn ich sie auf die Decke lege, beginnt sie schnell und gellend zu schreien. Laut, schrill, immer schneller, je länger die Atempause, desto spitzer der Schrei danach. Wann hat es angefangen? Ich weiß es nicht mehr. Mit drei Monaten, mit vier?

Lotta stellt Rekorde auf, eine Stunde im Kinderwagen, drei Stunden im Auto auf dem Weg nach Holland. Brüllen. Kreischen. Jaulen. In höchster Not, doch scheinbar ohne Grund. Hunger, Müdigkeit, Koliken – Fehlanzeige. Der ganze Körper angespannt, die Beine angezogen, die Arme an den Körper geklappt, der Unterkiefer zitternd. Ein Körper, der im Takt der Schreie bebt. Schreien bis zur Erschöpfung. Stundenlang. Nachts stopfe ich mir ein Kissen in den Rücken, lege Lotta auf meinen Bauch und versuche für sie da zu sein. Lotta schreit, schreit, schreit, bis wir beide vor Erschöpfung einschlafen, im Sitzen, angelehnt an das Kissen. Wochen. Monate. Jahre? Die Tage verschwimmen, während ich sie halte. Ich bin immer müde jetzt.

Manchmal tippt mir Harry auf die Schulter. Ich setze mich draußen auf die Stufen, den Kopf in den Händen und höre ihn ansummen gegen das Kreischen. Tonleitern. Tiefes Brummen gegen spitze Schreie. Mmmh, mmmhhh, mmmhhh. »Danke«, sage ich, als er herauskommt und sagt, dass sie jetzt schläft. Danke, dass du da bist. Danke, dass du nicht abends länger im Büro bleibst. Ich könnte es verstehen.

»Das kann doch nicht so weitergehen«, sagt Harry. »Lange kann ich das nicht mehr.«

»Wieso du? Wieso kannst du nicht mehr? Weißt du, was ich …?«

»Willst du jetzt streiten?«

Wir sitzen nebeneinander auf den Stufen und starren ins Leere. Wir berühren uns nicht.

Meine Mutter sitzt im Wohnzimmer und puzzelt mit Ben, während ich im abgedunkelten Schlafzimmer Lotta trage. Auf und ab, auf und ab. Schreien, wieder, gegen das Geklimper der Spieluhr. *Guten Abend, gute Nacht.* Was soll das für ein Leben sein? Behindert. Blind. *Mit Rosen bedacht.* Jahre warten, bevor man weiß, was wird. *Mit Näglein besteckt, schlüpf unter die Deck.* Ich gehe ins Badezimmer, Lotta schreit über meine Schulter. Annehmen. Mit der freien Hand greife ich mir ein schmutziges Handtuch und schleudere es so heftig in den Wäschekorb, dass der umkippt. *Morgen früh, so Gott will, wirst du wieder geweckt.* Was haben wir getan? War es richtig, an die Hoffnung zu glauben, an die Ärzte? Habe ich bloß nicht abgetrieben, weil ich keine Kraft dazu hatte? Habe ich denn genug Kraft, um das hier auszuhalten? Was soll das für ein Leben werden? Für Lotta, für uns. Ist nun alles vorbei, was wir hatten? *Guten Abend, gute Nacht. Mit Rosen bedacht.*

Ich starre den Wäschekorb an. Er liegt auf der Seite. Schmutzige Socken, Unterwäsche, Lottas schönstes T-Shirt liegen durcheinander auf dem Boden. Lotta schreit an meiner Schulter. Ich atme durch, eins, zwei, drei, und lege meine freie Hand auf ihren bebenden Rücken. Ich singe: »*Mit Näglein besteckt, schlüpf unter die Deck.*« Ich gehe zurück ins Schlafzimmer. Lottas Schreie werden leiser, die Pause dazwischen länger, ihr Körper entspannt sich. Sie kuschelt sich an meinen Hals, ihr Mund atmet feuchte Luft dagegen. Ich streichele ihren Kopf. Ihre wenigen Haare sind verschwitzt. »Ist ja gut.«

Zweifel gedeihen am besten bei Müdigkeit und Erschöpfung, bei schmerzenden Armen vom Tragen, bei Hunger und Stress. Annehmen – das geht leichter, wenn es leise ist. Ich kaufe alle Schnuller-Modelle, die auf dem Markt zu finden sind. Kirschkernform, Silikon, Naturkautschuk, stillfreundlich, pink, blau, im Dunkeln leuchtend. Wir trainieren. Ich hänge an Lottas Lippen. Als sie sich um einen Schnuller schließen und Lotta zu saugen beginnt, lasse ich einen Schrei los, dass sie ihn erschrocken wieder fallen lässt.

Lotta kann schnullern. Wir können es schaffen.

»Schreikind«, sagt Feldkamp aus Duisburg.

»Regulationsstörung«, sagt unsere Kinderärztin. Lotta habe Schwierigkeiten, die vielen Reize zu verarbeiten.

»Vielleicht braucht sie einfach deine Nähe«, sagt unsere Hebamme.

Ich nehme Lotta auch zu Hause ins Tragetuch. Ben ist ein kleiner Mond, der mich umkreist, als wäre ich sein Planet, Lotta ist ein Meteorit, der auf mir eingeschlagen ist und einen großen Krater bildet, unter meinem Tragetuch.

Wenn Ben zuschaut, wie ich Lotta trage, versuche ich geduldig auszusehen. Ich summe, sie schreit, er hält sich die Ohren zu. Ich lächele ihn an. »Du hast auch manchmal geweint, als du klein warst.«

Als Lotta leiser wird an meiner Schulter, fragt Ben: »Findest du das schön, wenn Babys weinen?«

»Nein. Ich finde das ...«

»Doof«, stößt er hervor und schaut ertappt.

Ich grinse, erleichtert lächelt er zurück. »Ja, richtig doof!«

Das wird unser Codewort. »Das darf man auch mal sagen, oder, Mama?«

»Ja. Wenn es so ist – dann muss man sogar.« Wenn ich jetzt die schreiende Lotta trage, stöhne ich: »Hör auf, Lotta, das nervt.«

Ben grinst. Wir sind Komplizen.

Wenn Lotta doch mal ruhig auf der Decke liegt, renne ich befreit durchs Haus, nicht wissend, was ich zuerst erledigen soll. Ich bringe den Müll raus. Draußen vor der Garageneinfahrt treffe ich eine Nachbarin. »Du siehst so anders aus. Hast du die Haare ...?« Sie rätselt. »Nein, du hast kein Kind auf dem Arm.« Wir lachen. »Aber im Ernst«, sagt sie. »Wir hören sie ja. Wenn du nicht mehr kannst, dann bring sie rüber. Ich kann das ab, für eine halbe Stunde.«

Ich habe Hilfe. Ich habe Harry, ich habe meine Mutter, Jodi, Freunde, Nachbarn. Und doch bilden Lotta und ich eine Symbiose. Wenn Lotta nicht an mir hängt, fühle ich mich nackt wie jemand, der die Armbanduhr, die er seit dreißig Jahren am rechten Handgelenk trägt, heute nicht anhat.

»Meinst du nicht, die haben bei der Geburt etwas vergessen?«, sagt Harry.

»Was?«

»Die Nabelschnur zu durchtrennen.«

»Scheint so.« Ohren oder Arme – eins von beidem tut immer weh, entweder vom Schreien oder vom Tragen. Ich kann wählen. Meistens wähle ich die Arme und schone meine Ohren.

»Passen Sie auf«, sagt Feldkamp. »Wir erleben das oft hier, bei Kindern, die lange zwischen Leben und Tod schweben. Auch die muss man loslassen können.« Halte ich Lotta so fest, weil ich fürchte, dass sie mir der Tod in einem unbeobachteten Moment entreißt? Versuche ich sie zu beschützen vor dem, was vielleicht kommt? Als würden die alten Regeln noch gelten, als könnte ihr auf meinem Arm nichts passieren.

Jeden Abend um 17 Uhr, wenn Ben sein Hörspiel hört, haben Lotta und ich eine Verabredung mit der Badewanne. »Routine«, hat Feldkamp gesagt. Im warmen Wasser lasse ich ihren Körper hin und her schwenken, halte ihren Kopf und schaue in ihre Augen, die nach oben starren. Das Wort »blind« verdränge ich so gut es geht. Daneben lasse ich ein Quietscheentchen schwimmen, Lotta ignoriert es. »*Alle meine Entchen*«, singe ich. »*Schwimmen auf dem See, schwimmen auf dem See ...*« Plötzlich zieht Lotta ihre Mundwinkel nach oben. Das erste bewusste Lächeln. »Oh Lotta, du kannst ja lächeln.« Sie lächelt, ich weine. An diesem Abend bleiben wir so lange in der Badewanne, bis wir ganz schrumpelig sind.

Bei Ben mussten wir sechs Wochen auf diesen Moment warten, bei Lotta über sechs Monate. Sechs Monate, in denen ich mich

am Ende gefragt habe, ob cerebrale Bewegungsstörung auch bedeuten kann, niemals zu lächeln. Zwei hochgezogene Mundwinkel ändern alles. Zum ersten Mal kommt etwas zurück von
Lotta. Sie zum Lächeln zu bringen, wird unser aller Lieblings-
beschäftigung. Wir können etwas für sie tun. Wir können dafür
sorgen, dass sie mehr ist als nur blind und behindert: glücklich.
»Wie schön, dass du geboren bist ...«, singt Ben und wir Eltern singen mit. Wir hätten dich sonst sehr vermisst.

Mit Clara, Greta und Fritz Pizza-Essen beim Familien-Italiener.
Die Kinder toben herum, Lotta auf meinen Knien.
  Ben ruft: »Lotta, lach mal! Lotta, schau mal hier!«
  »Nein, hier gucken!«, schreit Fritz.
  »Huhu, Lotta, lach mal für mich«, ruft Greta.
  Jeder darf mal streicheln, jeder darf mal küssen. Lotta strahlt.
  »Aber der Fritz darf Lotta nicht heiraten«, sagt Ben abends
beim Einschlafen. »Nur ich.«

Ben und Lotta liegen auf der Krabbeldecke. Ich schwinge unsere
graue Wolldecke in die Luft und lasse sie auf sie herunterschwe-
ben. *»Meine Kinder haben sich versteckt, wo sind sie – sie sind weg«*,
singe ich. Die Decke beult sich, wo Ben sich zu Lotta dreht. Es
kichert unter dem Grau. »Kuckuck!«, rufe ich und ziehe die Decke mit einem Ruck wieder hoch in die Luft. Ihre Haare fliegen
vom Luftzug mit nach oben. Ben lacht laut auf, Lotta lächelt
stumm und selig. Die Decke sinkt wieder herunter und verdeckt
sie. Wir spielen *»Meine Kinder haben sich versteckt«*. Stundenlang.
  Lotta kann lächeln. Lotta kann schnullern. Alles ist möglich.

10

»Laufen oder lachen?«

Über Förderspielzeug, Dinkelkekse und die Frage:
Bin ich unfair?

Ich habe einen neuen Job: Lotta. Ich arbeite gegen die Uhr. Wir haben noch etwa anderthalb Jahre – dann sollte sie mehr können als lächeln und schnullern. Dann sollte der »Verdacht auf cerebrale Bewegungsstörung« entkräftet sein. Ob Lotta das schaffen wird, das hängt auch davon ab, wie sehr wir sie fördern. Wie sehr ich sie fördere, denn ich bin es, die zu Hause bleibt, während Harry nach drei Monaten wieder ins Büro geht.

Wir diskutieren diese Wahl nur kurz. Ich bin freie Journalistin, er ist fest angestellt, ich bin elf Jahre jünger, ich verdiene sehr viel weniger, unsere Arbeitsteilung liegt auf der Hand. Wir haben es gut. Wir können es uns leisten, dass ich mit Lotta bei Physiotherapeuten, Kardiologen, Neurologen, Augenärzten, Orthopäden und Logopäden sitze, während Ben mit Jodi auf den Spielplatz geht. Meinen beruflichen Wiedereinstieg verschiebe ich, auf unbestimmte Zeit. Lotta geht vor.

»Du bist fein raus«, sagt Clara. »Du musst dir nicht den Kopf zerbrechen, ob du nach einem Jahr wieder arbeiten sollst oder nicht. Du bist raus aus der Debatte. Du hast keine Wahl.«

Sie ist noch immer die Einzige, der ich alles erzählt habe. Einer Kollegin sage ich am Telefon, dass Lotta »entwicklungsverzögert« ist und oft ins Krankenhaus muss. »Das war es dann wohl, oder?«, sagt sie. »Deinen alten Job kannst du vergessen.«

Kann ich? Muss ich? Habe ich eine Wahl? Noch glaube ich

nicht, dass meine Entscheidung von Dauer sein wird. Ich werde Lotta auf die richtige Bahn bringen und dann wird alles wie früher. Ich will arbeiten. Ich will, dass Lotta einmal laufen kann. Ich will viel, das ist mir bewusst. Ist es zuviel?

Physiotherapie, zweimal die Woche. Hausbesuch. Eine Frau um die 50, brauner Bubikopf, Lederleggings. Sie wurde uns vom Neurologen empfohlen und arbeitet sonst im Krankenhaus. Ich biete Kaffee an, danach stellen wir uns vor die Wickelkommode und verrenken Lotta. Krankengymnastik nach Václav Vojta. Lotta muss auf dem Bauch liegen, die Physiotherapeutin zieht ihr linkes Bein nach unten und ihren rechten Arm nach oben. Sie drückt mit ihrem Zeigefinger an einen bestimmten Punkt auf der Ferse und oben auf dem Ellenbogen, so fest, dass ihre Finger in dem weichen Babyfleisch versinken. Lotta brüllt, darüber tanzen die Fische des Mobiles durch die Luft. »Und halten, und halten, und halten«, sagt sie. Lotta schreit, schreit, schreit. Ich stehe daneben und sage: »Ist gleich vorbei, Schatz!«

Durch Druck auf bestimmte Körperpunkte und Zug an anderen soll die sogenannte »Reflexlokomotion« ausgelöst werden, Bewegungsmuster, die ohne willentliches Zutun ablaufen. So soll Entwicklung angestoßen werden. Vojta ist die Variante für die harten Fälle. Viele Eltern wären später ganz begeistert von dem Effekt, sagt die Therapeutin.

Wir haben insgesamt vier Positionen, die wir halten müssen. »Dreimal am Tag«, sagt sie. »Zehn Minuten oder mehr.« Sie zeigt mir, wo ich drücken soll.

»So lange?«

»Da muss sie durch. Daran gewöhnt sie sich.«

Nach einem halben Jahr schreit Lotta immer noch. Ich muss sie nur auf die Wickelkommode legen, schon verzieht sie ihr Gesicht. »Sie hat Angst«, sage ich zu Harry.

»Aber wenn es hilft?«

Tut es das? Sehe ich Fortschritte? Ich bin mir nicht sicher. Hält sie ihren Kopf sicherer?

»Die Sitzungen mit der Physiotherapeutin dienen der Anlei-

94

tung der Mutter«, so steht es in einer unserer Broschüren. Vom Vater ist dort nicht mal pro forma die Rede. Physio ist meine Aufgabe. Aber tue ich das Richtige? Werde ich irgendwann von dem Effekt schwärmen, den diese Therapie auf sie hatte? Wird das, was ich so ungern mache, Lotta helfen, laufen zu lernen?

Ihre Augen sind meine nächste Baustelle. Auch sehen kann man fördern. Organisch sollte Lotta sehen können, ihre Augen sind völlig in Ordnung. Sie empfängt die Signale. Sie kann nur nichts mit ihnen anfangen. Bei der Sehfrühförderung werden nicht so sehr die Augen trainiert, sondern das Gehirn. Die Kölner Blindenschule hat eine Abteilung dafür, in NRW hat man einen Rechtsanspruch auf Förderstunden.

Zu uns kommt Martina Schmidt. Raue Stimme, herzliches Lachen. Auf dem Fahrrad schleppt sie Taschen voller glitzerndem Spielzeug an. Gemeinsam sitzen wir im abgedunkelten Schlafzimmer und leuchten mit der Taschenlampe darauf. Blind sein heißt nicht, dass man im Dunkeln lebt. Zumindest bei den meisten nicht. Oft ist ein Sehrest vorhanden, den man trainieren kann. Lotta braucht starke Reize. Schwarz-weißes, Glitzerndes, alles, was auch bei starkem Nebel noch leuchten würde. Prinzessin Lillifee ist unsichtbar.

Ich laufe durch die Kinderläden und sehe nur, was schwarzweiß ist. Ein Pandabär, ein Dalmatiner, ein Zebra. Ein Pinguin, ein Panther, eine Kuh. Ich dekoriere Lottas Laufstall um. Das rosa Plüschpferd von Nina fliegt raus. Lotta liegt nun vor einer schwarz-weißen Front. »Und wie reagiert Lotta auf diese reizintensive Umgebung?«, fragt Frau Schmidt.

Ich verstehe und räume die Kuscheltiere öfter mal weg. Sie die ganze Zeit vor den Augen zu haben, muss für Lotta so anstrengend sein wie laute Musik, die den ganzen Tag läuft.

Frau Schmidt nimmt den Pandabär. Lottas Augen wandern darüber. Sie gleiten nach oben und kommen wieder zurück. »Ja, schau mal!«, sagt Frau Schmidt. »Hier ist der Bär.« Erstes Ziel ist es, »visuelle Aufmerksamkeit« zu schaffen. Lotta soll lernen, ihre

Augen länger still zu halten. Fixieren heißt die nächste Stufe. »Toll macht sie das, oder?«, frage ich Frau Schmidt.

»Sie machen das toll«, sagt sie.

Manche Therapeuten kümmern sich am Anfang fast ebenso viel um mich wie um Lotta. Bin ich jetzt auch ein »Fall«? Stimmt es, was mir eine Ärztin sagt? »Frühförderung bringt nichts, das Gehirn holt sich von allein, was es braucht. Die Frühförderleute sollen den Eltern nur beibringen, ihre behinderten Kinder nicht zu hassen und in den Hundezwinger zu sperren.«

»Sie haben eine gute Prognose«, sagt eine zu mir.

»Lotta?«, frage ich hoffnungsvoll.

»Nein, Sie als Mutter. Als Familie.«

Wir haben eine Prognose. Wir sind ein Fall. Vor unserer Tür halten jetzt bunt beklebte Autos mit Aufschriften wie »Anderen zu helfen ist unser Antrieb«.

Als Studentin in den USA habe ich bei einer gemeinnützigen Organisation Nachhilfe gegeben. Jamar, schwarz, zwei Köpfe größer, auf Bewährung. Drogen. Ich habe mit ihm lesen geübt, er wollte seinen Highschool-Abschluss machen. Bin ich jetzt Jamar? Bin ich jetzt die, der man hilft, wenn man ein gutes Herz hat oder eine soziale Ader? Oder es gerne glauben möchte? Werden Studenten irgendwann unsere Familie im Lebenslauf angeben, unter der Überschrift »Soziales Engagement«?

Ich melde uns bei einer Beratungsstunde an, bei einer Organisation für Menschen mit Behinderung. »Ich rufe wegen meiner Tochter Lotta an.« Das Büro ist in Kalk. »Wie komme ich denn zu Ihnen?«, frage ich am Telefon. »Ich war noch nie in Kalk.«

»Kommen Sie mit der Bahn?«

»Mit dem Auto.«

»Wir könnten Sie an der Haltestelle abholen.«

»Ich komme mit dem Auto.«

Ich möchte nur die Adresse. Die Dame am anderen Ende besteht darauf, mir eine Wegbeschreibung zu schicken – per Post.

Als ich ihren Brief öffne, finde ich einen kopierten Stadtplan, darauf eingezeichnet der Weg. In Neonleuchtstift. Das Ziel eingekringelt. Mit zwei Pfeilen. »Für wie blöd halten die mich eigentlich?«, frage ich Harry.

»Sippenhaft«, sagt er.

Niedrigschwellige Ansprache heißt das, werde ich später lernen. Niemanden ausgrenzen durch zu hohe Erwartungen, weder Behinderte noch sogenannte bildungsferne Schichten. Prima wahrscheinlich, wenn man zu dieser Zielgruppe gehört – kränkend, wenn man es nicht tut. Als mich Frau Schmidt von der Sehfrühförderung zum ersten Mal fragt: »Soll ich Sie zum Augenarzt begleiten?«, frage ich: »Wieso?« Ich kann allein zum Arzt, ich kann ein Navi bedienen, da, wo ihr mich abholen wollt, habe ich noch nie gestanden. Danke, nein, meine Würde möchte ich gern behalten.

Bin ich überempfindlich? Gehören wir jetzt zu den Menschen, die man beim Erstkontakt automatisch niedrigschwellig anspricht, die Termine beim Sozialarbeiter kriegen, die nicht allein zum Arzt gehen? Und wenn schon. Hängt unsere Würde wirklich davon ab, wie andere uns ansprechen? Oder davon, wie wir antworten?

Beim Augenarzt: Lotta quengelt, ich gehe mit ihr im Raum auf und ab. Frau Schmidt schildert dem Arzt Lottas Fortschritte. »Danke«, sage ich, als wir gehen. »Vielen Dank für Ihre Hilfe.«

Vielleicht geht es hier nicht um Würde. Sondern um meinen Stolz. Vielleicht geht es darum anzunehmen, dass sich mit Lottas Diagnose nicht nur ihr Leben geändert hat, sondern auch meins.

Die Wahrheit dosieren wir in kleine Häppchen. Auch vor uns selbst. Was ich vor anderen ausspreche, ist das, was ich mir eingestehe. »Entwicklungsverzögerung« wird unser Lieblingswort. Die Nachbarn kennen es, die Kollegen. Melanie habe ich nicht noch einmal darauf angesprochen, ich fürchte, sie wird es wieder nicht glauben. Auch die meisten anderen gehören zur Fraktion »Alles wird gut«: »Ach, das wird schon. Ihr habt doch schon ganz anderes geschafft.« Der große schwarze Hund, der zerrt und bellt – wir alle möchten, dass er nur ein Dackel ist.

Doch es wird schwerer, diese Illusion aufrechtzuerhalten. Wenn wir in der Eisdiele sitzen, sagen alte Damen nicht mehr: »Wie süß!«. Sie blicken herüber und rätseln. Lotta hat jetzt Zähne und ist offensichtlich viel zu groß, um ihren Kopf so instabil zu halten. Sie ist elf Monate alt. Es ist, als hielte ich ein Suchbild im Arm. »Hier haben wir einen Fehler versteckt. Finden Sie ihn?« Eines Tages fasst sich eine grau gelockte Oma ein Herz. »Junge Frau«, sagt sie. »Ich will mich ja nicht einmischen, aber mit Ihrer Kleinen stimmt etwas nicht. Da sollten Sie mal zum Arzt gehen.«

Den großen schwarzen Hund – ich lasse ihn auf meine Mutter los. Meine Mutter, vor der ich als Kind aufgeschlagene Knie heruntergespielt habe. Hat gar nicht wehgetan.

»Oh, Schatz!«, sagt sie und zieht mich an sich. Tränen in den Augen. Ich drücke ihr die quengelnde Lotta in den Arm und verlasse den Raum. Von draußen höre ich sie singen: »Heile, heile Gänschen, ist ja wieder gut ...«

Ich bin genau wie die Ärzte. Ich bin schlimmer. Ich lasse die Diagnose auf Menschen los, die mir lieb sind. Es gibt keine gute Art zu sagen: »Es ist nicht nur eine Entwicklungsverzögerung. Deine Enkeltochter ist blind und wahrscheinlich schwer behindert.«

Nichts wird wieder gut. Nichts ist heile. Wie ist das, niemals das Lachen des großen Bruders zu sehen, oder Prinzessin Lillifee?

Der Großvater schaltet das Licht an. »Schau mal, da lacht sie!«

»Ja, das nimmt sie wahr. Das findet sie lustig, weil Ben daraus ein Spiel gemacht hat.«

Er schaltet wieder aus. »Da lächelt sie wieder. Das machst du toll, mein Schatz!«

Schaltet wieder an. »Schau, mein Liebchen, Licht!«

Er schaltet wieder aus. »Was für schöne Grübchen du hast.«

An, aus, an, aus, an, aus. Großvater und Enkeltochter lächeln.

»Ich kann das gar nicht glauben«, wird er später sagen. »Sie schaut doch so neugierig. Sind die Ärzte wirklich sicher?«

»Sehen üben« wird Bens Lieblingsspiel. Er macht das Licht aus und fordert: »Taschenlampe!« Mit drei Jahren ist blind ein Wort wie blond oder braun, groß oder klein. »Das ist praktisch«, hat er gesagt. »Da braucht sie kein Tuch vor den Augen beim Blinde-Kuh-Spielen.«

Er geht nun in den Kindergarten. Als wir beim Abholen um einen Kinderwagen stehen und den neugeborenen Bruder seines Freundes bewundern, fragt er in die Runde der Erwachsenen: »Ist der blind?«

Draußen vor der Tür. »Ist blind ein schlimmes Wort? So wie doof?«

Schuld an allem hat die Ader im Kopf, habe ich ihm erklärt. Wegen der Ader muss Lotta immer mal wieder ins Krankenhaus. »Die Ader kleiner machen«, hat er schon mit zwei Jahren der Bäckersfrau erklärt, die fragte, wo denn seine kleine Schwester sei. Wegen der Ader kann der Kopf den Beinen nicht sagen, wie krabbeln geht, und den Augen nicht, wie man sieht. Wegen der Ader dauert bei Lotta alles länger. Erst mit vier Jahren wird er mich fragen: »Als Baby – hatte ich da auch so eine Ader?« Mit fünf: »Wann ist Lotta denn nun nicht mehr blind? Wo sie doch so viel übt ...«

Physiotherapie, Sehfrühförderung, Logopädie. In manchen Wochen hat Lotta an jedem Vormittag einen Termin, während Ben im Kindergarten ist. Ich informiere mich über Reittherapie, Klangschalentherapie, Osteopathie, Delphintherapie. So viel zu tun, so wenig Zeit. »Das Kind braucht Input, Input, Input«, sagt Brassel.

Eine Kollegin erzählt am Telefon: »Weißt du, die Tochter einer Freundin einer Cousine, der haben die Ärzte auch keine Chance gegeben – und jetzt?« Sie spielt Fußball im Verein. Delphintherapie. »Die Eltern haben sich aber auch sehr dahintergeklemmt.«

Ist es nur eine Frage meines Einsatzes, was Lotta einmal können wird?

Ich blättere durch einen Katalog mit »Förderspielzeug für Kinder mit Beeinträchtigungen«. Feinmotorik fördern, Grobmotorik schulen, Hinhören üben. Es klingt vertraut. Im Schrank haben wir Brettspiele stehen, »mit Fex Effekt«. Zur Steigerung der exekutiven Funktionen. Emotionen, Impulse, Aufmerksamkeit steuern lernen. Kinderspiele, entwickelt mit der Hilfe von Neurologen. Für Ben.

Warum preisen Spielzeughersteller ihre Produkte wie Förderspielzeug für Behinderte an? Und warum kaufen wir sie? Habe ich mehr als nur ein Kind, das Sonderförderung braucht?

Es ist zu spät, um auszuweichen. Melanie sieht mich von Weitem kommen und winkt. Im Stadtwald, spazieren gehen. »Was für ein Zufall!« Küsschen rechts, Küsschen links. »Was haben wir uns lange nicht gesehen!«

»Weißt du, im Moment haben wir mit Lotta so viele Termine ...«

Melanie nickt.

Es ist eine Ausrede. Wir machen keine Kurse mehr mit Melanie, Luca und Noah. Ich schließe uns zu Hause ein, nur wir drei. Manchmal lasse ich sogar Jodi Ben vom Kindergarten abholen, nur weil ich die anderen Geschwisterkinder nicht sehen will. Ich Feigling.

Noah schläft in seinem Wagen, genau wie Lotta. Ob er schon krabbeln kann? Lucas erste Schritte habe ich nicht gesehen und war doch live dabei. »Luca läuft! Luca läuft! Luca läuft!« Per SMS. Vielleicht nimmt Melanie Lottas Entwicklungsverzögerung doch ernster, als ich dachte. Über Noahs Fortschritte habe ich noch keine SMS-Nachrichten erhalten. »Ehrlich gesagt ...«, schiebe ich hinterher. »Im Moment kann ich kleine Kinder nicht so gut vertragen.«

»Das kann ich so gut verstehen!« Sie legt den Arm um meine Schultern und drückt zu. »Ich weiß noch, wie schlimm das für dich war, als Ben so lange nicht krabbeln konnte. Das kennst du doch schon, wart mal ab!«

Ben klettert auf einen Baumstamm, der am Wegesrand liegt, und balanciert darüber, Luca hinterher. »Das muss Luca noch üben. Das könnte besser klappen«, sagt Melanie. »Wusstest du, dass dabei die gleichen Hirnareale aktiv sind wie beim Rechnen?«

Warum wissen Mütter heute so viel über Hirnforschung? Warum denken wir beim Balancieren nicht an Spaß oder wenigstens den Gleichgewichtssinn, sondern an Mathenoten?

Luca rutscht ab und fällt auf den matschigen Waldboden. »Was soll nur aus ihm werden?«, fragt Melanie und es klingt nur halb ironisch. Sie klopft auf den Baumstamm. »Komm, Schatz, versuch es gleich noch mal.«

Ich schaue ihm zu, wie er sich auf dem Baum abstützt und hochzieht, wie er die Knie durchstreckt, die Arme ausbreitet, die Finger ausstreckt. Was soll nur aus ihm werden? Er ist doch jetzt schon so viel. So viel, was Lotta vielleicht niemals sein wird.

Ich schaue Melanie zu, wie sie Luca zuschaut. Ich lasse Lottas Kinderwagen hin- und herrollen, sie seufzt im Schlaf. Melanie ruft: »Arme weiter auseinander, Luca!« Pass auf, sieh hin, dein Kind ist gesund, verdammt, genieß es. Warum suchen wir nach Defiziten, wo wir stolz sein könnten? Warum muss es immer höher, weiter, besser, mehr sein? Sind unsere Kinder niemals gut genug?

»Hast du den Artikel in der Babyzeitschrift gelesen, über Dyskalkulie?«, sagt Melanie. »Rechenschwäche. Man kann da früh gegen ...«

»Ich habe ganz vergessen, ich muss noch einkaufen. Komm, Ben!« Ben hüpft vom Baumstamm.

»Oh«, sagt Melanie. »Dann bis bald, ja? Wir telefonieren.«

Ben rennt vor, ich winke zurück und schlage einen schnellen Schritt an.

Warum machen wir uns solche Sorgen um Kinder, die doch keine Sorgenkinder sind? Wir wollen keine Chance verpassen, kein Potenzial ungenutzt lassen, wir beobachten sie ganz genau. Wir fördern unsere Kinder so konzentriert, als hätten sie ohne uns keine Chance. Sind sie etwa allesamt behindert?

Als ich damals las »Luca läuft!«, habe ich angefangen, mit Ben zu üben. Warum eigentlich? Ist das Leben ein Rennen, bei dem der gewinnt, der als Erster fertig ist? Kriegt der den besten Job, der als Erster läuft? Und selbst wenn – ist das wirklich alles, was zählt? Was wollen wir unseren Kindern beibringen: Renn schneller als die anderen?

Natürlich ist das ein Schichten-Phänomen. Wir sind die Akademiker-Mütter, von denen die Nachrichten berichten, dass sie ihre im Schnitt 1,34 Kinder zu spät kriegen oder gar nicht, die Mittelschicht, die angeblich so viel Angst vor dem Abstieg hat. Melanie und ich und all die anderen um uns herum – wir haben unsere Kinder sehr bewusst bekommen und bewusst geht es weiter. Melanie coacht Lucas und Noahs Entwicklung mit dem gleichen Eifer, mit dem sie in einem früheren Leben Unternehmen beraten hat. Ich suche mit derselben Ausdauer im Internet nach einer Matschhose ohne PVC, mit der ich sonst Artikel recherchiere.

Mit der Geburt unserer Kinder wurden wir Teil eines Diskurses, der in den Feuilletons verhandelt wird. Talkshows behandeln die Frage, wann wir wieder wie viel arbeiten sollten. Sind wir Lattemacchiato-Mütter, die im Café sitzen, oder Curling-Moms, die jedes Hindernis aus dem Weg wienern? Eine Tiger-Mutter wie Amy Chuan, die einen Bestseller darüber geschrieben hat, wie sie ihre Töchter zu Höchstleistungen anspornt, oder eine Helikopter-Mom, die um ihr Kind kreist? Wir werden katalogisiert wie Tiere, die vom Aussterben bedroht sind.

Wir beäugen uns gegenseitig, wir messen uns, wer macht es richtiger? Luca will jetzt schon lesen lernen! Was, du machst eine Fünffach-Impfung? Ach, du armes Kind, du singst so schön, wie schade, dass deine Mutter dich nicht zum Musikkurs fahren will. Deutschland sucht die Supermutter und wir suchen mit. Dinkelbrezel oder Gummibärchen, Pampers oder Ökostoff-Windeln, Waldkindergarten oder Englisch ab einem Jahr – mit jeder Entscheidung verorten wir uns in einer komplexen Matrix. Alles ist politisch. Alles könnte entscheidend sein für die Zukunft unserer Kinder. Wer in diesem Umfeld ein Punker sein will, feiert den zweiten Geburtstag seines Kindes bei McDonald's. Fuck you – Fanta für alle!

Bin ich raus aus der Debatte, wie Clara sagte? Die Zukunft meiner Tochter hängt nicht an meiner Entscheidung zwischen Kinderzimmer oder Karriere, sondern an den Ärzten. Mein Schreckgespenst heißt nicht mehr »Rabenmutter«, sondern Tod. Noch vor drei Jahren habe ich meiner Mutter die Butterkekse für Ben ausgeredet – »zu viel Fett« – und ihr Dinkelkekse aufgeschrieben, die es nur in der Innenstadt gibt. Luca musste erst drei werden, bevor er ohne Melanie aufs Klettergerüst durfte. Wie sehr wir übertreiben. Die Kinder, die alleine auf der Intensivstation in Duisburg liegen, sind ganz weit weg.

Ich kurve mit Lottas Wagen um ein Schlagloch. Bin ich unfair? Darf man sich nur Sorgen um Kinder machen, die um ihr Leben gekämpft haben? Bin ich wütend, weil meine Tochter in diesem Rennen keine Chance hat? Und doch kommt es mir undankbar vor, etwas verbessern zu wollen, das der Perfektion so nahe ist. Verrückt, sich um etwas zu sorgen, über das man sich freuen sollte.

Jetzt habe ich ein Kind, das eine Helikopter-Mom braucht und eine Curling-Mom, weil es permanente Unterstützung braucht. Eine Tiger-Mutter, die immer wieder motiviert und ansport, die alles rausholt, die das Potenzial ausschöpft. Jetzt könnte ein Kurs mehr oder weniger tatsächlich einen Unterschied machen. Jetzt geht es nicht um Geige nach der Suzuki-Methode, sondern darum, den Kopf gerade zu halten.

Und doch fällt es mir schwer, eine Balance zu finden, schwerer noch als damals bei Ben. Wo ist die Grenze zwischen Fördern und Überfordern? Wie viel Therapie ist zu viel für Lotta, wie viel zu wenig? Was ist noch Annehmen, was schon Aufgeben? Bei Ben waren das Schlimmste, was mir drohte, ein schlechtes Gewissen und ein Kind, das später Laufrad fährt als die anderen. Bei Lotta steht so viel mehr auf dem Spiel.

Und wenn keine Therapie die richtige ist? Wenn ich mich noch so sehr anstrengen kann und Lotta trotzdem nicht laufen lernt? »Es gibt keine Wundertherapie«, warnt mich Feldkamp. »Machen Sie das, was in Ihr Leben passt.« Passt Lotta in mein Leben? Habe ich noch ein Leben? Hat sie eins? Alle paar Monate liegt Lotta in Vollnarkose auf dem OP-Tisch und in der Zeit dazwischen sitzen wir in Therapie. Jeden Tag dreimal zehn Minuten Vojta und Schreien. »Ist gleich vorbei, Schatz.«

Was ist das – ein Leben? Findet es dann statt, wenn Lottas Kindheit vorbei ist? Wenn sie laufen kann? Wenn sie sehen kann? Wann hört das Fördern auf und fängt das Leben an?

Am nächsten Morgen sage ich den Schnuppertermin bei der Klangschalentherapie ab. Ich packe Lotta in den Kinderwagen und gehe auf den Spielplatz. Wir sind die Einzigen, es ist ein grauer Tag. Ich setze mich auf eine Schaukel und schwinge mit ihr auf dem Schoß hin und her, hin und her. Kann ich meinen alten Job vergessen? Werde ich nun immer bei Therapeuten und Ärzten sitzen? Wird Lotta jemals laufen? Ich stoße mich mit den Füßen ab, wir schwingen höher. Lotta lässt einen Freudenschrei los und macht sich steif vor Begeisterung. Sie streckt ihre Beine durch, ihre Zehen. Es ist eine Fehlstellung, nicht gut, ich sollte nicht weiterschaukeln. Was ist mir wichtiger – dieser Moment oder eine Zukunft, die vielleicht nie eintritt? Laufen oder lachen?

11

»Lotta braucht Alltag und nicht New York«

Von Müttern, Vätern, Arbeitsteilung –
und einer Reise über den Atlantik

Der schwarze Zollbeamte hinter der Scheibe mustert mich. JFK Airport. Ich habe Lotta auf dem Arm, sie quengelt. Ich schiebe unsere Pässe durch den Schlitz. Ben zerrt an meiner Hose. »Mama!«

»Madam, who are you travelling with?«

»Lufthansa.« Ich nehme Lotta auf den anderen Arm. Nun mach schon deinen Stempel.

»No, Madam, who are you travelling with?« Betont langsame Aussprache. »Where is your husband?«

Mein Mann? »I'm on my own.«

Er schaut mich an und ich lese den Gedanken in seinen Augen. Ich bin allein mit Ben und Lotta nach New York City geflogen. Ich stimme dem Zollbeamten zu. Ich muss verrückt geworden sein.

»New York!«, hat Harry durchs Telefon gerufen. »Stell dir vor.«

»Toll.« Und ich?

Vier Wochen soll Harry einen Kollegen im Studio vertreten. Es ist die Stadt, wo wir uns kennengelernt haben. Unsere Stadt. New York im November, vor genau sieben Jahren:

»Warst du schon mal in der Bronx?«

Ich schüttele den Kopf.

»Da solltest du als Frau aber nicht alleine hin.«

»Na, dann.« Ich lächele.

105

Ich bin für ein Praktikum in der Stadt, er arbeitet hier und sagt: »Komm, ich zeig dir die Stadt.« Ein Spaziergang über die Brooklyn Bridge mit Blick auf die Skyline, ein Gang durch Harlem, die West Side, China Town, die Lower East Side – wir erlaufen uns einen Stadtteil nach dem anderen. Es ist klirrend kalt, doch wir verhalten uns, als wäre Mai. Tag für Tag, nach der Arbeit, marschieren wir los. Wir laufen nebeneinander, doch mit jedem Schritt gehen wir weiter aufeinander zu. Um uns herum rempeln die Menschen, die Taxis hupen, wir laufen durch die Stadt wie die Schlafwandler. Harry verliert in diesen Wochen zwei Mützen und einen Handschuh, ich fange mir eine schwere Grippe ein. Jahre später noch reichen fünf Wörter für den alten Zauber: »Weißt du noch, New York?«

Jetzt steht die Stadt für alles, was ich nicht kann. Mein Leben, das ist: Krankenhaus, Embos, Physio, Logopädie, Sehfrühförderung. Wir haben mit Brei angefangen. Es ist nicht leicht, ein Kind zu füttern, das den Kopf nicht halten kann und den Löffel nicht kommen sieht. Lotta hat dazu noch Schwierigkeiten mit dem Schlucken. Oft spuckt sie am Ende alles wieder aus. Ich füttere jeden Tag zwei Stunden lang. »Und noch ein Löffel ...« Ich bin angekettet, Harry ist frei und kann wegfliegen.

Er sagt: »Komm doch mit!«

»Klar. Mit einem Kind, das schon zu Hause schreit vor Reizüberflutung, nach New York City fliegen ... Super Idee.«

»Bist du etwa sauer?«

Ja. Nein. Natürlich nicht.

»Willst du, dass ich absage?«

Ja. Nein. Natürlich nicht.

»Du musst fahren. Würde ich ja auch.«

»Komm doch mit.« Er klingt traurig.

»Du arbeitest doch die ganze Zeit. Da kann ich ja gleich alleine fahren.«

Zwischen uns liegt ein Atlantik voller Unterschiede. Ich lebe auf der Seite, wo man lernt, einen Sauerstoffsensor anzulegen. Wo man dreimal am Tag sagt: »Jetzt dehnen wir deinen Unterschenkel«. Wo die einzigen Männer Ärzte sind. »Neulich hatten wir auch einen Vater hier«, sagt die Sprechstundenhilfe. »Der war mit seinem Sohn beim EEG.«

Auf unserem Lieblingsspielplatz mögen manchmal mehr Männer als Frauen sitzen, vor allem am Samstag, doch die Welt der Frühförderzentren und Kinderkrankenhäuser – sie ist weiblich. Frauen, die füttern, Frauen, die Rollstühle schieben, Frauen, die im Wartezimmer sitzen. Neun von zehn aller pflegenden Angehörigen in Deutschland sind laut einer Allensbach-Studie weiblich: Mütter, Schwestern, Töchter, Schwiegertöchter. Nur 42 Prozent von ihnen arbeiten, die meisten Teilzeit. Laut Allensbach wird sich dieser Zustand mit der Überalterung der Gesellschaft massiv verschärfen: In zehn Jahren werden schätzungsweise 27 Millionen Menschen in Deutschland einen Pflegefall in der Familie haben. Der Großteil wird laut der Studie zu Hause gepflegt werden. Von Frauen.

»Komm mir jetzt nicht mit dem Klischee der aufopferungsvollen Frau«, sagt Clara, als ich mit ihr darüber spreche. »Nimm den Heiligenschein mal schön wieder ab. Das liegt uns nicht im Blut, das ist nicht naturgegeben. Und wenn die Rollenbilder in deiner Welt noch fester zementiert sind – es liegt an dir, etwas daran zu ändern.«

Das erste Jahr mit Lotta ist fast um und sie kann nicht sitzen, nicht alleine essen, nicht mal den Kopf stabil halten. Lotta kann lächeln, sie kann schnullern, sie lebt. »Und was, wenn ..?«, hat Harry eines Abends gefragt. »Wenn sie nie laufen lernt? Wenn sie immer Hilfe braucht? Wenn du jetzt immer füttern musst – zwei Stunden am Tag? Dein ganzes Leben lang?« Habe ich eine Entscheidung getroffen, die endgültig ist? Habe ich den »Point of no return« passiert, ohne es zu merken? Geht es ab hier nur noch geradeaus, hinter einem Gitterbett den langen Flur entlang, immer der Krankenschwester hinterher? Doch wenn ich zurückschaue, sehe ich keinen Punkt, wo ich hätte abbiegen wollen.

Harry ist einer dieser Väter, die in den ersten Wochen jede Stunde aus dem Büro anrufen. Wie viel hat er getrunken? Wie viel geschlafen? Und doch tat sich nach Bens Geburt ein Graben auf zwischen Harry und mir. Die meisten Eltern kennen ihn, er ist fast unvermeidbar, wenn einer ins Büro geht und der andere zu Hause beim Baby bleibt. Auf der einen Seite lange Konferenzen, auf der anderen der Babymassagekurs. Es war ein schmaler Graben, über den wir jeden Abend drüberspringen konnten. Meist fand ich ihn sogar schön, so hatten wir uns abends viel zu erzählen, jeder aus seiner Welt. An guten Tagen fand ich meine Seite die bessere Wahl. Was Harry alles verpasste. Das erste Mal auf der großen Rutsche. Den ersten Möhrenbrei. Den zweistündigen Mittagsschlaf. Sowieso: Das Ende war absehbar, wie meine Mutter sagte: »Sie werden so schnell groß.«

Wir haben immer aufgepasst, dass der Graben nicht zu groß wird. Als Ben fünf Monate alt war, engagierten wir Jodi für einen Abend die Woche. Freitagabend wurde unser Abend. Kino, Restaurant, Freunde treffen. Ein ›wir‹ sein, das aus zwei Menschen statt aus dreien besteht. Als Ben ein Jahr war, habe ich wieder ein paar Stunden die Woche gearbeitet. Alles schien möglich.

Mit Lottas Geburt wurde aus dem kleinen Graben der Atlantik. Auf meiner Seite kann das Stirnrunzeln eines Neurologen eine schlaflose Nacht bedeuten, auf seiner stürzt genau dann die Maschine des polnischen Präsidenten ab, wenn er schon zwei Wochenenden lang im Büro statt zu Hause war. Auf meiner dreht sich die Welt schneller: neue Therapien, neue Ärzte, neue Fragen und Probleme. Sehr viel Schreien. Im ersten Jahr verbringen Lotta und ich zusammengerechnet etwa einen Monat im Krankenhaus. Ich könnte jeden Abend ein Referat von mehreren Stunden halten. Ruhe ist besser. Schlaf. An manchen Abenden bringe ich die Kinder ins Bett und bleibe nur so viel länger wach, wie es dauert, sich die Zähne zu putzen. Ich bin so müde, dass ich nicht mehr ich selbst bin.

»Ich vermisse meine alte Frau«, sagt Harry eines Abends. »Kriege ich die irgendwann wieder?«

»Ich vermisse mein altes Leben«, antworte ich. »Kriege ich das irgendwann wieder?«

Vor einer der Embos: »Du musst auch mal im Krankenhaus bleiben. Jetzt, wo Lotta abgestillt ist.«

Er grinst. »Aber nur, wenn Schwester Steffi Nachtdienst hat.«

Er macht das. Er bleibt eine Nacht und weiß danach, wie man einen Sauerstoffsensor anlegt. Er hilft auch sonst. Er rührt Breie an, kauft ein, spült Fläschchen. Spätabends sitzt er über den Rechnungen vom Krankenhaus und den Schreiben von der Krankenkasse. Er macht sehr viel, mehr als andere. Und doch sind wir wie alle. Die Anleitung der Mutter bei der Therapie. Das Mutter-Kind-Zimmer im Krankenhaus. Er im Büro, ich bei den Kindern. Ende, aus.

Als Lotta sieben Monate alt wird, gehen wir wieder jeden Freitagabend weg. Doch es ist nicht so einfach, über den Atlantik zu springen. Man muss schon ein Flugticket buchen.

»Du machst Witze«, hat Melanie gesagt. »Das ist doch kein Ort für Kinder.«

»Mach das«, meint Clara. »Für dich.«

Nina fragt: »Nimmst du mich mit?«

Meine Mutter: »Willst du nicht lieber mit mir und den Kindern nach Holland?«

Der Großvater schweigt und erzählt dann von seinem Arzttermin. Er solle einen Rollator beantragen, habe der Arzt gesagt. »Aber da bleibe ich lieber zu Hause, statt mit so einem Ding auf die Straße zu gehen!«

Ich drücke seine Hand. »Denk doch noch mal drüber nach.«

Er schüttelt den Kopf.

Später rufe ich Dr. Feldkamp an und bitte ihn um seinen Segen. Er sagt: »Lotta braucht Alltag und nicht New York, um sich zu entwickeln.«

Ich sollte mich von meinen alten Träumen verabschieden. Ich sollte realistisch denken. Es geht eben doch nicht alles.

In der Boeing 747, weit oben in dunkler Nacht, kippt Ben Apfelsaft über meine Hose, während Lotta auf meinem Arm schreit. Später ziehe ich den Sitzgurt um Bens Hüften fest, stelle den Fernseher auf Micky Maus ein und wickele Lotta auf dem wackeligen Brett über der Flugzeugtoilette. Das deutsche Ehepaar hinter uns hat sich neue Plätze gesucht, sobald wir Reiseflughöhe erreicht hatten.

Ein Mann bleibt neben unserer Reihe stehen und strahlt mich an: »You are doing great!«. Bob aus Missouri, grauer Bürstenhaarschnitt, roter Pullunder. Seine Frau Nancy winkt aus der Reihe rechts hinter uns herüber. »Great Mom«, »great kids« und »you look amazing«. Auf 11 000 Metern Höhe polieren Bob und Nancy mein Selbstbewusstsein auf, bis ich auch nach der Landung weiter zwanzig Zentimeter über dem Boden schwebe. Bis die Kinder aufwachen. Es ist zwei Uhr nachts deutscher Zeit.

Mit einem lauten Plom macht der Zollbeamte seinen Stempel, ich lege meinen Zeigefinger auf den Scanner für den Fingerabdruck und versuche ein Lächeln in seine Webcam.

»Mama!«

»Was denn, Ben?«

»Wo ist Papa?«

»Nicht jetzt.«

»Mama!«

»Was denn?«

»Ich will auch mal gucken.«

Mit dem freien Arm wuchte ich Ben hoch, damit er über den Tresen sehen kann. Er grinst den Beamten an.

Ich hole zuerst unseren Kinderwagen an der Ausgabe für Sondergepäck, schnalle die schreiende Lotta fest und wuchte unseren Koffer vom Band. Als sich die Schiebetüren vor uns öffnen, schauen wir in eine Halle voller Menschen. Kinder mit Ballons »Welcome«, Fahrer mit Pappschildern »Mr. Chang«, »Mr. Wedemeier«.

»Ist Papa auch da?«, fragt Ben.

»Da!«

Harry. Endlich.

Es hat sich nichts geändert. Auf der Straße jaulen die Polizeisirenen, der Wind pfeift, die Massen schieben sich über den Bürgersteig und die Treppen hinunter in den U-Bahn-Schacht, wir hinterher, gemeinsam tragen wir Lottas Wagen hinab in den Untergrund.

Als wir in der U-Bahn stehen – Ben an Harrys Beine geklammert, ich halte mich mit einer Hand oben an der Schlaufe fest, mit der anderen halte ich Lottas Wagen und werde mit jeder Kurve an die zwei geschleudert –, grinsen wir. Gleichzeitig rufen wir über das Rattern hinweg: »Weißt du noch?« Es ist November 2010. Wir reisen in die Vergangenheit.

Unseren Lieblingsitaliener gibt es nicht mehr, doch in der Reinigung um die Ecke umarmt die alte Chinesin Harry. Früher hat sie nur »Good day to you« gesagt, es muss die Überraschung sein. Sie sieht danach fast peinlich berührt aus und kichert mit der Hand vor dem Mund. »Mr. 19 A!«, sagt sie. Bruce, der Doorman in Harrys altem Gebäude an der 86th, macht mit Ben High Five und bringt ihm die korrekte Aussprache von »Yo, man« bei.

Ein Urlaub wie ein großes »Weißt du noch?«. Ein eisiger Abendspaziergang auf der Brooklyn Bridge, mit Ben auf den Schultern und Blick auf die erleuchtete Skyline, ein Frühstück bei »Dean & DeLuca« auf der Upper East Side, wo immer noch die gleiche Klassik-CD läuft wie vor sieben Jahren, die Bar Ecke 6th Avenue, 58th Street, vor der wir damals so lange standen, bis ein Passant rief: »Go, get a room.« Heute können wir hier nicht mal einen Tee trinken, Zutritt nur für Erwachsene.

»Was ist denn hier?«, fragt Ben.

»Hier haben Mama und Papa geknutscht«, sagt Harry.

»Was ist knutschen?«

Harry legt eine Hand an meinen Hinterkopf und mit dem anderen Arm zieht er mich an sich. Ben zerrt an meinem Ärmel. »Weitergeben!« Er kriegt einen Kuss von mir, dreht sich um, klappt das Verdeck von Lottas Wagen herunter und stellt sich auf die

Zehenspitzen. »Weitergeben«, sagt er zu Lotta und küsst sie auf die rote Nase.

Wenn Harry arbeitet, gehe ich mit Ben und Lotta warm eingepackt in den Central Park. Wir stehen eine halbe Stunde an, um die weihnachtlich geschmückten Schaufenster von »Saks« auf der Fifth Avenue zu sehen, im Spielzeugparadies von »FAO Schwarz« verliere ich Ben aus den Augen, für quälende zwei Minuten habe ich ihn verloren, bis ich ihn bei den Feuerwehrautos wiederfinde, wir kaufen jeden Tag gebrannte Mandeln bei den vielen Verkaufswagen am Straßenrand und kriegen Bauchschmerzen.

»Mama, hör mal!«, sagt Ben. Ein Feuerwehrtruck rast vorbei. Der Laden vor uns hat Lautsprecher so montiert, dass sie den Bürgersteig beschallen. »*Jingle bells, jingle bells, jingle all the way ...*«

»Lotta«, sagt Ben. »Warum ist sie so leise?«

Sie liegt in ihrem Wagen und reißt die Augen auf. Stumm. »Vielleicht mag sie New York.«

Ben schüttelt den Kopf. »New York ist lauter. Lauter als Lotta.«

Lottas lange Wimpern sind schwarz geworden, sie umrahmen große, dunkle Augen. Ihr Gesicht ist immer noch klein und sehr weiß. Ihre Nase ist die gleiche wie Bens, gerade und lang. Meist ist ihre Nasenspitze rot wie die von Rudolph, the red-nosed reindeer. Von uns allen kann sie am kritischsten gucken. Stirnrunzeln, Mundwinkel nach unten. Wer sie ärgert, sieht ein perfektes U, das auf dem Kopf steht, so sehr verzieht sie ihren Mund. »Hüm, hüm, hüüüüüüüm!« ist das passende Geräusch dazu. »Unsere kleine, alte Dame« nennt Harry sie. Sie hat fast keine Haare. Wenn sie lächelt, graben sich zwei dicke Grübchen in ihre Wangen. Sie hat schon drei Embos hinter sich. Wenn ich meine Finger seitlich an ihren Hals lege, spüre ich die Halsschlagader unnatürlich stark, wie einen pulsierenden Wasserstrahl unter ihrer Haut. Fast höre ich das Blut nach oben rauschen.

Meist klappe ich das Verdeck nach unten und beruhige so mein

Gewissen. Blinkende Weihnachtsbäume, glitzernde Girlanden über den Straßen – Sehfrühförderung.

Wer als New Yorker etwas auf sich hält, der schaut selbst Bill Clinton auf der Straße kein zweites Mal an. Starren ist was für Touristen. Lotta kann ihren Kopf nicht halten, sie ist zu groß und hat zu viele Zähne für ein Baby, doch keiner scheint es zu bemerken. Wir sehen kein Rätseln, nur lächelnde Unverbindlichkeit. We are doing great. We look amazing. War Duisburg nur ein Traum?

Im »Bella Blu« auf der Upper West Side, Lexington Avenue. Hier haben wir uns vor sieben Jahren unsere erste Pizza geteilt. Eine rot gestrichene Decke und zu viele Tische zu eng beieinander. Den Kinderwagen müssen wir in den Keller schleppen. Wir bestellen Nudeln mit Parmesan für Ben, ich gebe dem Kellner einen Brei für Lotta, zum Aufwärmen. Er bringt uns einen Kinderhochstuhl, ich schicke ihn mit einem Kopfschütteln weg.

Er bringt ihn einen Tisch weiter. Olivia heißt die Kleine, die darauf Platz nimmt. »Olivia, would you like some bread?«, »Olivia, would you like Pasta?« Braune Locken, Spängchen in den Haaren, ein gelber Kaschmirpullover und ein Lächeln, das bis zu uns leuchtet. Der Kellner bringt die Karte, versteckt sich dahinter, schaut hervor, »Peekaboo!«, und Olivia lacht. Ihre Eltern haben sie in die Mitte genommen, sie regiert den Tisch, an dem sie sitzen. Sie zeigt auf ihren Vater, »Dedi!« im Kommandoton, streckt ihren gespitzten Mund vor und kriegt einen Kuss. Ich lache. Die Mutter sieht mich herüberschauen und lächelt. »How old is she?«, fragt sie. Sie deutet auf Lotta, die in meinen Armen liegt.

»Almost one year.« Nächste Woche wird Lotta ein Jahr alt.

»Oh«, sagt die Mutter. »They are the same age.« Sie lächelt.

Sie sind gleich alt. Ich sehe Olivia, wie sie lacht und fuchtelt, wie sie regiert und interagiert. Ich schaue nach unten, küsse Lotta auf den Kopf, der in meinem Arm ruht. Ich merke, dass ich weine. Es rinnt mir die Wangen runter, als hätte einer den Wasserhahn aufgedreht. Ich kann es nicht stoppen. Ich entschuldige mich und gehe auf die Toilette.

Ich bin selbst schuld. Ich hätte es mir denken können. Da sage ich Verabredungen ab, wenn ich weiß, dass es kleine Geschwister gibt, da senke ich den Blick, wenn mir Kinderwagen entgegenkommen, und renne jetzt ins offene Messer. Was konnte Ben schon alles, als er ein Jahr alt war. »Mama«, »Papa«, die ersten wackeligen Schritte. Sei dankbar für das, was du hast. Sie lebt. Sie lächelt. Du würdest sie nie hergeben. Dein Kind kann lächeln, verdammt, genieß es.

Solange wir die anderen nicht sehen, leben wir normal. So lange ist Lotta langsam, doch auf dem richtigen Weg. Erst wenn wir die anderen sehen, merken wir, wie schnell sich die Welt außerhalb unserer Seifenblase dreht. Erst dann merken wir, wie groß unser Rückstand ist. Wie schnell unsere Seifenblase platzt.

Kann man um ein Kind trauern, das es nie gab? Was wäre gewesen, wenn der Zufall ein anderes Baby ausgewählt hätte? Wie wäre Lotta gewesen? Ein Derwisch und ein Wirbelwind oder ein Mädchen, das sich hinter seinen Haaren versteckt? Das Mädchen, das Lotta hätte sein können, es tappst durch meinen Kopf. Auf dicken Beinen probt es seine ersten Schritte und plumpst auf seinen Pampers-Popo. Es lacht, streckt mir seine Arme entgegen und sagt »Mami«. Es muss verschwinden. Sonst kann ich nicht das Mädchen sehen, das Lotta geworden ist.

New York ist eine Übersprungshandlung. Wie zwei Hähne, die nicht wissen, ob sie den Kampf aufnehmen sollen oder weglaufen, picken wir am Boden. Wir sitzen auf einer Bank im Central Park, über dem Woolman-Rink, der berühmten Eislauffläche, dahinter leuchtet die Skyline. Lotta schläft im Kinderwagen, Ben steht am Geländer, er drückt sein Gesicht an die Gitterstäbe und schaut den Eisläufern zu. Die Musik dröhnt: »*I see trees of green, red roses too. I see them bloom for me and you ...*«

Hier saßen wir damals im Januar 2004 und haben uns gefragt, wie eine Fernbeziehung zwischen Hamburg und New York funktionieren soll. »Wenn wir das schaffen, schaffen wir alles«, hat Harry gesagt. Wie alle Verliebten haben wir uns eine Zukunft in bunten Farben gemalt. Zwei Kinder, klar. »Am liebsten zuerst ein Junge!«, habe ich gesagt, damals, hier. Unsere Atemluft weiß in der Luft.

»Und dann ein Mädchen!«, hat er ergänzt: »Und dann ...?«

Ich habe lachend den Kopf geschüttelt.

All unsere Träume haben sich erfüllt. *And I think to myself: What a wonderful world.* »Ich will auch Schlittschuh fahren«, ruft Ben. »Und Lotta soll mit!«

Was waren wir ahnungslos.

Abends, als die Kinder im Bett liegen, sagt Harry: »Sag mal, willst du nicht mal alleine raus?«

»Raus?«

Er deutet zum Fenster, dahinter Hochhäuser mit hell erleuchteten Fenstern. Der Adventskalender New York, hinter jedem Türchen Schokolade.

Ich laufe an dem Drugstore vorbei, an den Kassen lange Schlangen, Menschen, die Einkaufstüten schleppen, voller Weihnachtsgeschenke, Menschen, die Taxis herbeiwinken, die in Bars sitzen, die lachen, die reden, die leben. Ich bin einer von ihnen. Ich könnte jeder sein. Ich bin nicht die »Mama von der Lotta«, wie sie im Krankenhaus immer sagen. Ich bin niemand. Ich bin nichts. Ich laufe, laufe, laufe, bis ich in den Massen verschwinde.

Ich laufe jeden Abend weg, zwei Wochen lang. Ich laufe, bis ich zu müde werde, um weiterzugehen. Bis meine Augen wehtun von all den Lichtern. Wenn die Geschäfte schließen, gegen 22.30 Uhr, wenn sich die Menschenmenge um mich herum zurückzieht, kehre ich zurück in mein Leben und krieche unter die warme Decke zu meiner Familie.

Einmal bleibe ich vor einem hell erleuchteten Schaufenster stehen. Gelbe Kaschmirpullover für Mädchen. Ich gehe rein und nehme einen vom Stapel hinter dem Eingang. »Are you looking for a present?«, fragt mich eine Verkäuferin.

Nein, kein Geschenk, ich schüttele den Kopf. Ich schaue für meine eigenen Kinder.

»You've got kids?«

»Yes, a boy and a girl.«

»You must be so happy!«, quietscht sie.

»I am«, sage ich und es stimmt. Ich grinse. Ich habe zwei Kinder. Ich bin glücklich.

»Und wenn sie nie laufen lernt …«, sage ich zu Harry, der mich müde aus dem Bett anblinzelt, als ich hereinkomme.

»Pssst!« Harry legt den Finger vor meine Lippen.

Ich flüstere: »Und wenn sie immer Hilfe braucht. Und wenn schon! Lotta mag nicht sitzen können oder »Dedi« sagen, sie ist trotzdem das wundervollste Mädchen der Welt – unseres.«

»Und das, das am süßesten schnarchen kann«, flüstert Harry zurück und zeigt auf das Gitterbett. Ich trete heran, ein leises Schnorren dringt heraus. Lotta liegt auf der Seite, der Schnuller ist ihr aus dem Mund gefallen und bohrt sich in ihre Wange. Ihre Hände hat sie zu Fäusten geballt und unter das Kinn gezogen. Vorsichtig ziehe ich den Schnuller unter ihrem Gesicht hervor. Sie seufzt im Schlaf.

Bestimmt braucht Lotta kein New York, um sich zu entwickeln. Aber vielleicht brauche ich es, um weiterzumachen. Vielleicht brauchen Harry und ich es. Annehmen – das geht leichter, wenn man mehr als ein Leben hat. Wenn wir in andere Rollen schlüpfen können, und sei es nur für ein paar Stunden. Wenn wir nur ein Paar sind oder ein Niemand in der Menge. Wenn wir nur auf uns hören statt auf die Ärzte und Therapeuten, und sei es Dr. Feldkamp. Es muss nicht Manhattan sein. Rausgehen, sich bewegen, etwas anderes sehen, etwas anderes machen – das hilft mehr gegen meine Müdigkeit als jeder Schlaf.

Zu Lottas erstem Geburtstag wickele ich einen gelben Kaschmirpullover in silbernes Geschenkpapier, dazu alles, was es bei »FAO Schwarz« an schwarz-weißem Spielzeug zu kaufen gab. Auf einen

Schokoladenmuffin stecken wir eine Kerze und singen morgens
im Bett für Lotta:

»If you'll make it there,
you'll make it anywhere.
It's up to you.
New York, New York.«

12

»Sie kennen Ihr Kind am besten«

Vom Alleinsein und Selbstentscheiden

»Lass sie los!«, ruft Ben, als er uns sieht.

Physiotherapie auf der Wickelkommode. Ich drücke, Lotta schreit, Ben zerrt an meinen Beinen. »Das ist gemein!«, sagt er und tritt mich gegen das Schienbein.

»Auah!«

Als ich herunterschaue: »Du hast angefangen! Lotta will das nicht.«

Nein, sie will nicht und ich auch nicht.

Heute hat Lotta Temperatur, heute hat sie schlecht geschlafen, heute keine Physio. Ausreden. Bestimmt gibt es Kinder, die enorme Fortschritte machen, die sich an das Verrenken gewöhnen. Gehört Lotta nicht dazu oder bin ich zu ungeduldig? Ich recherchiere im Internet, ich lese Abhandlungen zu der Wirksamkeit von Physiotherapie. Empirisch überprüfen lässt sich deren Effekt nicht, wie sollte eine wissenschaftliche Studie auch aussehen? Es müsste eine Kontrollgruppe geben – von Kindern ganz ohne Therapie. Schon daran scheitert es. Keine spastische Cerebralparese ist exakt wie die zweite, sie lassen sich nur schwer vergleichen, jedenfalls nicht im wissenschaftlichen Sinne. Hirnschäden sind immer etwas Einzigartiges.

Ich lese: »Entscheidend ist die Compliance der Mutter.« Befolge ich die Regeln folgsam genug? Wohl nicht. Dafür habe ich zu viele Zweifel.

Ich informiere mich über Bobath-Therapie. Ziel ist es hier, den Kindern spielerisch neue Möglichkeiten zu erschließen. Die Variante für die leichten Fälle. Ich rufe alle Ärzte an, die ich kenne, und frage nach. »Eine gute Therapeutin macht sowieso nicht Vojta- oder Bobath-Therapie, sondern Lotta-Therapie«, sagt mir ein Neurologe. »Diese Grenzen gelten schon lange nicht mehr.« Soll ich wechseln?

»Sie kennen Ihr Kind am besten.«

Kardiologen, Augenärzte, Orthopäden, Neurologen – unterschiedliche Fachrichtungen, ein Satz: Sie kennen Ihr Kind am besten.

Der Kardiologe: »Was ist Ihr Eindruck von Lottas Herz?«

Der Augenarzt: »Frau Roth, finden Sie, dass Lotta besser sieht?«

Die Orthopädin: »Hat Lotta Schmerzen? Sie kennen Ihr Kind schließlich am besten.«

Wo lernen Ärzte diesen Satz? Lehren ihn die Dozenten an der Uni? Oder ist er ein Ratschlag von älteren Medizinern: »Junger Kollege, wenn Sie nicht mehr weiterwissen, fragen Sie die Mutter. Die kennt ihr Kind am besten.«

Wenn ich wüsste, wie es Lottas Herz geht, müsste ich nicht zum Kardiologen gehen. Wenn mir der Augenarzt nicht sagen kann, welche Fortschritte Lotta macht, wer dann? Soll ich allein entscheiden, welche Therapien die richtigen sind, was Fort- und was Rückschritte sind? Wir sind allein, immer noch.

»Die stehlen sich aus der Verantwortung«, erzähle ich Nina am Telefon. »Wie soll ich das beurteilen? Ich bin doch kein Arzt.«

»Ich habe Leons Kardiologen gesagt, mein Klempner sagt doch auch nicht: Sie kennen Ihre Spülmaschine am besten.« Sie lacht nur sehr kurz.

»Kann uns denn keiner helfen?«

»Was ist mit Liebling Feldkamp?«

»Der sagt: Nun trauen Sie sich schon, selbst zu entscheiden.«

Lotta entspricht nicht dem, was im Lehrbuch steht. Sie lässt sich nicht mit dem gleichen Maß wie andere Kinder messen, sie braucht ihr eigenes. Was bei anderen Kindern besorgniserregend wäre, ist bei ihr Teil des Lebens. Ihre Realität ist aber nur für uns Normalität. So ist Lotta – das können nur wir sagen.

Die Orthopädin sagt: »Das mit dem Jammern ist normal, oder?« »Nein«, widerspreche ich. »Dieses Jammern heißt Schmerzen.«

Zum Augenarzt: »Dieses Schielen sehe ich sonst nie. Da können wir abwarten, oder?«

Zum Kardiologen: »Lottas Herz geht es gut.«

Vielleicht werde ich irgendwann wieder als Journalistin arbeiten, jetzt bin ich Dolmetscherin. Für andere sind Lottas Fortschritte kaum zu erkennen, für uns sind sie riesig. Für andere sind ihre Laute unverständlich, ich lese in ihrem Gesicht alles, was ich wissen muss. Doch kann ich mich auf meine Muttergefühle verlassen? Was, wenn ich falschliege? Jetzt, wo meine Worte so viel Gewicht haben, zögere ich sie auszusprechen. Ich lerne: Was deutet auf eine Herzinsuffizienz hin? Was sind Anzeichen von erhöhtem Hirndruck? Wie viel Schielen ist tolerierbar? Wenn die Ärzte uns alleinelassen, werde ich eben mein eigener.

Lassen sie uns allein? Oder sind sie klug genug einzugestehen, wie wenig sie wissen? Lotta ist keine Spülmaschine, die sich auseinandernehmen und reparieren lässt. Vielleicht verlange ich eine Sicherheit, die es gar nicht geben kann? Für Problem A gibt es Lösung B, das funktioniert selbst bei Spülmaschinen oft nicht. Ist Medizin eine exakte Wissenschaft? Beruht sie nicht immer auf der Deutung von Zeichen, auf Interpretation von Phänomenen, auf Schilderungen von Patienten und Angehörigen? Ich werde die Ärzte schätzen lernen, die mir keine einfachen Lösungen präsentieren, sondern nachfragen. Die sagen: Sie kennen Ihr Kind am besten.

Neue Vorsätze: Fachausdrücke, kein Small Talk, Tränen nur vor der Tür. Augenhöhe. Meinem Bauchgefühl trauen und Ärzte als Menschen akzeptieren, die sich irren können. Sie meinen das nicht böse. Für sie ist es ein Job, für mich meine Tochter. Sie haben Hunderte Patienten, ich habe einen. Ich bin der Experte.

Irgendwann in einer weit entfernten Zukunft werde ich Sätze sagen wie: Nein, meine Tochter braucht kein Sedativum, die braucht Ruhe. Oder: Sie hat Schmerzen, ich will, dass sie sofort ein Schmerzmittel kriegt. Oder: Ich glaube nicht, dass der Hirndruck erhöht ist. Können wir nicht abwarten?

Zurzeit bin ich hilflos, irgendwann werde ich unbequem sein. Ich werde hören: »Auf Ihre Verantwortung ...« Ich werde erwidern: »Ich kenne mein Kind am besten.«

Die Entscheidung für einen neuen Therapeuten ist die erste, die ich aus dem Bauch heraus treffe. Noch bin ich unsicher, ob ich das darf. Bei unserer Physiotherapeutin verabschiede ich mich: »Es tut mir leid, ich kann nicht mehr.«

»Machen Sie eine Pause«, sagt sie. »Und dann rufen Sie mich wieder an.«

Mache ich das Richtige? Werde ich das irgendwann bereuen?

Anne Kniep, Anfang 50, blonde Locken, Turnschuhe, eine »Kapazität«. Ein Wort, das mich mittlerweile misstrauisch macht. Ich stehe mit der schreienden Lotta im Raum, sie schüttelt einen Sitzsack auf. Ich will Lotta hineinlegen. Sie schüttelt den Kopf. »Für Sie!«

Sie streckt die Arme nach Lotta aus, ich gebe sie ihr und setze mich in den Sitzsack. Ich beuge mich vor. »Sie sollte mehr auf dem Bauch liegen«, sage ich. »Aber sie schreit dann immer so.«

Frau Kniep schüttelt den Kopf. »Lotta sollte gar nichts. Jetzt schauen wir erst mal, dass Sie zwei sich beruhigen.«

Frau Kniep ist ein weiblicher Feldkamp. Keine Prognosen, nur lächelndes Schweigen und »Abwarten, Frau Roth«.

Ich lerne, Lottas Beine zu dehnen. Sie fester anzupacken, ihr Halt zu geben. Ich lerne, mich zu beruhigen. Dienstags und donnerstags. Wenn Harry abends fragt »Und?«, weiß ich nicht, was ich berichten soll. »Sie hat sich super dehnen lassen« – ist das ein Fortschritt?

Frau Kniep pustet auf Lottas verkrampfte Hände. Sie streichelt mit dem Zeigefinger über ihren Handrücken und das Wunder geschieht. Zuerst lösen sich die Fingernägel von der Handinnenfläche, ihre Finger heben sich, der Daumen streckt sich zögernd. Lotta öffnet ihre Hand. Sie reißt ihre Augen auf, als staune sie selbst darüber. Ich halte den Atem an und ziehe leise mein Handy aus der Tasche. »Darf ich ein Foto machen?«

Wir fallen aus der Zeit. Eine geöffnete Hand, ein Abstützen mit dem rechten Arm, ein Kopf, der nicht wackelt, sondern still und gerade hält – Meilensteine. »Das machst du toll«, lobe ich Lotta nach der Stunde und küsse sie auf die Stirn, über ihre staunenden Augen. »Du bist mein großes Mädchen.« Kuss auf die Hand, die sich geöffnet hat, auf den Hals, den sie gerade hält, Küsse auf ihren lächelnden Mund. »Mama ist so stolz auf dich.«

Clara zu Besuch. »Krieg ich Kaffee?«

Ich lege Lotta auf ihre Decke. Sie verzieht die Mundwinkel. »Hüm. Hüm, Hüüüümm!« Bis ich bei der Kaffeemaschine bin, ist Lotta bei lautem Brüllen angekommen. Clara kriegt Kaffee, dann nehme ich Lotta wieder hoch. Stille, sofort.

»Die tanzt euch doch auf der Nase rum«, meint Clara.

»Ja«, antworte ich und gebe Lotta einen Klaps auf den Windelpopo. »Das kann sie schon.«

Worauf man alles stolz sein kann.

Wir kämpfen gegen eine unsichtbare Kraft. In Holland, nicht weit von unserem Ferienhaus, steht ein Baum auf freiem Feld. Als kleines Pflänzchen hat er sich mit dem Wind gebeugt und bei Windstille wieder aufgerichtet. Rauf, runter, rauf, runter. Biegsam, leicht, ein Baum, wie er überall stehen könnte. Heute steht er gekrümmt, alle seine Äste zeigen weg von der Küste, knorrig, verdreht, erstarrt. Ein Denkmal für die Kraft des Windes. Lottas Arme, die jetzt noch locker nach unten hängen, ziehen sich im Lauf der nächsten Jahre immer öfter nach oben. Ihre Knie richten sich schnell nach innen, ihre Füße sind oft durchgestreckt, als wollte sie auf Zehenspitzen stehen. Ihre Muskeln spannen sich an, unter dem Druck eines inneren Windes, der immer dann weht, wenn sie sich anstrengt, wenn sie weint oder sich freut.

Eine spastische Cerebralparese kann ein laues Lüftchen sein, Lottas ist ein Sturm. Er wird Lottas linken Hüftknochen aus dem Gelenk springen lassen, weil sie ihre Hüfte zu sehr nach außen dreht. Er wird drohen, ihre Venen zu verkürzen, ihr Schmerzen zu bereiten. Auf beiden Seiten. Es ist nicht einseitig, wie der erste Neurologe noch humpelnd vorgemacht hatte. Dass es beidseitig ist, muss uns später keiner mehr sagen. Wir spüren den Wind, wir sehen ihn in ihrem Körper. Wir werden Botox spritzen lassen in die Muskeln, die sie zu stark anspannt, um sie zu lähmen. Eine Standardbehandlung bei Spastik. Wir werden Dehnübungen machen, ihre Füße in Schienen stecken, die verhindern, dass sie überstreckt. Wir werden versuchen, den Wind aufzuhalten.

Während ich bei Frau Kniep sitze und über eine geöffnete Hand staune, ahne ich nicht, wie stark der Sturm sein wird, gegen den ich mich mit Lotta stemmen werde. Noch weiß ich nicht, welchen Gegner ich haben werde, bei meinem Vorsatz, Lotta das Laufen beizubringen. Noch sieht keiner von außen, wie stark es in Lottas Innerem weht. Noch ist sie ein Pflänzchen, zart und biegsam.

»Spiel verstecken mit mir!«

Ben steht vor mir. »Ich koche, das siehst du doch.«

»Dann Lotta!«

Lotta liegt um die Ecke auf einer Decke und ist ruhig. »Spatz, das kann sie doch nicht.« Ich gehe zum Kühlschrank und hole die Zucchini raus.

»Warum nicht?«

»Wegen der Ader. Weil der Kopf den Beinen nicht sagen kann, wie ...«

»Doofe Ader.«

Ich küsse ihn auf die Haare: »Find ich ja auch. Wie wäre es, wenn wir zwei verstecken spielen, wenn Lotta Mittagsschlaf macht? Nach dem Essen.« Ich schäle die Zucchini und wärme Olivenöl in der Pfanne an. Es zischt. »Ben, wo bist du? Essen!«

Er baut sich vor mir auf. »Du bist dran mit Suchen!«

»Nach dem Essen, ja?« Ich schaue um die Ecke nach Lotta. Sie ist weg. Die Decke auch.

Ben grinst. »Du bist dran!«

»Was?«

»Such!«

»Wo ist Lotta? Was hast du gemacht?«

»Wir spielen verstecken!«

Ich beuge mich zu ihm runter. »Ben, wo ist Lotta?«

Er schüttelt den Kopf. »Such!«

Ich finde Lotta hinter dem Sofa, mit großen Augen starrt sie die Wand an. Ganz zerknüllt unter ihr die Decke, auf der Ben sie hinter sich hergezogen hat. Ich nehme Lotta hoch. »Ben, das geht doch nicht!«

»Warum nicht?«, fragt er und umarmt sie. »Toll, Lotta! Du warst ganz leise!«

Sie lächelt ein Grübchenlächeln. Warum nicht? Geht vielleicht doch alles? Kann man auch verstecken spielen, wenn man nicht laufen und nicht sehen kann?

»Jetzt musst du suchen, Lotta!«, sagt Ben. »Du findest mich nie.«

Wann gestehe ich mir ein, dass der »Verdacht auf cerebrale Bewegungsstörung« wohl kein bloßer Verdacht bleiben wird? Es ist kein plötzliches Verstehen, es gibt keinen Moment der Erkenntnis. Die Wahrheit schleicht sich an, mit leisen Schritten. Die Zeit vergeht und Lotta bleibt stehen. So scheint es zumindest.

»Filmen Sie Lotta«, rät mir Frau Kniep. »Dann sehen Sie Fortschritte, die Sie sonst übersehen würden.«

Wir sammeln wieder Videobeweise. Mein Handy habe ich immer griffbereit. »Schau mal, wie schön sie da die Hand öffnet«, »Wie gut sie die Knie anwinkelt!« Harry und ich abends in einer Bar. Um uns herum lachen Paare, wir stecken die Köpfe zusammen und betrachten auf meinem Handy Bilder von unseren Kindern.

»Wo wollt ihr denn hin?« Ben vor einer Stunde.

»Wir gehen romantisch eine Cola trinken.«

»Ich bin auch romantisch. Ich will mit.«

»Schau mal hier, wie sie strampelt!« Wir betrachten Lottas Beine in Großaufnahme, pinke Strumpfhosen, weiße Tupfen, rechtes Bein rauf, runter, linkes Bein, rauf, runter. Ich sage: »Und ich glaube, ich habe endlich einen guten Neurologen gefunden: Dr. Waltz. Nächste Woche haben wir einen Termin.«

Rechts Bein, rauf, runter, linkes Bein, rauf, runter. »Meinst du, sie wird irgendwann laufen?«, fragt Harry.

»Lass uns nicht daran denken, ja? Ich will mich jetzt freuen.«

Die Zukunft verbiete ich mir. Meine Träume müssen in eine Kiste in den Keller. Vielleicht brauche ich sie eines Tages wieder, doch jetzt sind sie mir nur im Weg. Solange ich mich auf die Gegenwart konzentriere, finde ich sie schön, wie sie ist.

Wie schön sie wirklich ist, merke ich erst, als es fast zu spät ist.

13

»Aber es hilft doch nicht!«

Von lebensbedrohlichen Anfällen und
einem Notarzt-Einsatz

Wir haben ein Handy-Video von Lotta, das ich mir niemals an-schauen wollte. 37 Sekunden lang, vom 28. Januar 2011. Im Foto-archiv unseres Computers steht es kurz hinter den Bildern vom Geschenkeauspacken vor dem Weihnachtsbaum.

Es zeigt nur eine Einstellung: Lottas Gesicht in Großaufnahme. Sie liegt in meinem Arm, die Kamera schaut mir über die rechte Schulter. Ich sitze auf dem Küchenhocker und habe mit der Schulter ein Telefon ans Ohr geklemmt.

Als das Video beginnt, sagt Harry aus dem Off: »... nicht da. Das bringt nichts.«

»Irgendwas muss man doch machen«, sage ich.

Es tutet im Telefon. Lottas Mund geht wie mechanisch auf und zu. Ihre Augen flackern immer wieder nach rechts. Ihr Atem ist rasselnd und schwer. Sie scheint nur sehr schwer Luft zu kriegen. »Schschh, Püppchen!« Harry beruhigend im Hintergrund. Es tu-tet. »Lotta, Lotta, Lotta, Lotta!« Ich streiche mit einer Hand über ihr Gesicht. Keine Reaktion.

»Nicht so panisch«, sagt Harry aus dem Off.

»Ja, Dr. Feldkamp, Sandra Roth hier. Ich habe mal eine kurze Frage: Die Lotta, ich weiß nicht, ob das ein Anfall ist. Das sieht ganz komisch aus, was die macht. Den Mund immer auf und zu, der Sabber läuft raus, die Augen gehen immer nach rechts ...«

Ich höre hin. »Was soll ich machen?«

Ich höre zu. Sage laut: »Notarzt?«

Das Video bricht ab.

»Ihr Mann hat das gefilmt?«, wird mich ein Arzt später fragen. »Wir dachten, es ist gleich vorbei«, werde ich sagen. »Ich wollte das dem Neurologen zeigen. Ich dachte, das ist wichtig.«

Es war neun Uhr morgens. Harry hatte Ben gerade in den Kindergarten gebracht und war noch einmal nach Hause gekommen, um einen Kaffee zu trinken. Ich wollte ins Bad. »Wie schön ruhig sie daliegt, oder?« Ich habe Carla, ihre schwarz-weiße Puppe, neben Lotta auf die Decke gelegt und bin Zähne putzen gegangen. Als ich wieder runterkam, habe ich sie gefunden.

Im Rettungswagen. Die Notärztin hat ihr eine Rektiole in den Po gegeben, Lotta hat einmal tief Luft geholt und sonst nicht reagiert. Sie zuckt immer noch. Ich neben ihr auf einem Klappsitz. »Mama ist ja da, Mama ist ja da ...« Harry hinter uns im Auto. Wir fahren viel zu langsam los. »Schneller«, will ich rufen. Stattdessen: »Nicht da lang, das ist eine Sackgasse!«

Der Sanitäter neben mir klopft an die Scheibe nach vorne, zum Fahrerhaus. Es gibt nur einen Weg aus dem Gewirr von Einbahnstraßen raus aus unserem Viertel. »Das Navi«, sagt er entschuldigend. Ich nehme Lottas Hand. Sie zittert. »Mama ist ja da.« An ihrem Finger steckt ein Sauerstoffsensor. Das Martinshorn beginnt zu jaulen. »Wohin soll es denn gehen?«, fragt der Sanitäter.

»Dr. Waltz ist nicht da«, sagt die Assistenzärztin in der Notaufnahme. Wir sitzen in einem engen Zimmer, Lotta liegt auf einer Untersuchungsliege. Ihr Atem rasselt, sie hat Schaum vor dem Mund. »Das geht schon vierzig Minuten, das muss jetzt aufhören!« Noch nie war ich so froh, Harry brüllen zu hören. »Ich will jetzt sofort den Chef Ihrer Station sprechen.«

Die Schwester hebt beruhigend die Hand »Nun mal langsam ...«

»Nix langsam«, donnert Harry. Die Schwester tritt einen Schritt zurück, Hände erhoben.

Die Ärztin sagt: »Wir haben Ihrer Tochter gerade ein Medikament gegeben, das muss erst mal wirken.«

»Aber es hilft doch nicht!«, schreie ich. Lottas ganzer Körper bebt, ihre Arme und Beine sind ausgestreckt und pumpen rhythmisch nach außen.

Auf der Intensivstation. »Status epilepticus«, hat die Ärztin bei der Übergabe gesagt. Eine Stunde. Es folgt eine Liste von Medikamenten, die nicht geholfen haben. »Gehen Sie bitte zur Seite und lassen uns unsere Arbeit machen.«

Ich trete zurück. Drei Leute stehen um Lotta. Keiner spricht. Sie ziehen sie nackt aus. Sie verkabeln Lotta und schließen sie an Geräte an. Es ist sehr still, leise piepen die Maschinen. Harry steht neben mir und nimmt meine Hand. Sie legen einen Zugang. Als die Nadel in ihre Haut eindringt, reagiert Lotta nicht.

Als eine Ärztin beiseitetritt, schiebe ich mich in die Lücke und streichele Lottas Arm. Er liegt wie tot, doch ihr Atem rasselt immer noch. Die Augen zucken. Sie hat Gänsehaut. Ich nehme mein Halstuch ab. Es ist blassgrün, ein dreieckiges Tuch mit Fransen. Daran geknüpft silberne Kugeln, Sterne. Lottas weißer, kleiner Körper passt ganz darunter, ich decke sie zu wie abends im Bett mit ihrer Daunendecke. Ihre Stirn kalt an meinen Lippen. »Mama ist ja da«, flüstere ich. »Mama ist ja da.«

»Was ist hier los?« Auftritt Dr. Stephan Waltz. Er trägt einen schwarzen Anzug. »Wir müssen jetzt sofort wissen, was in dem Kopf los ist!« Er donnert fast noch lauter als Harry.

MRT. Lotta muss in die Röhre. So wie ich damals, als sie noch in meinem Bauch war. Verdacht auf Hirnblutung. Sie krampft seit fast zwei Stunden. »Für das MRT kriegt sie eine Vollnarkose, das beendet in aller Regel den Anfall«, erklärt Dr. Waltz. Er lächelt beruhigend.

»In aller Regel?«

Er zögert. »Es gibt auch Kinder, die finden nicht mehr heraus.«

Sie schieben Lotta hinter eine Tür. Wir müssen in einen Warteraum. Zwanzig Minuten. Harry legt mir den Arm um die Schulter, ich vergrabe mein Gesicht an seiner Brust. Er sagt leise: »Schschhh …«

Lotta stirbt nicht an diesem Tag. Sie findet wieder heraus. Es ist keine Hirnblutung. Die Vollnarkose löst den Krampf.

Dr. Waltz sitzt später bei uns im Zimmer, oben auf der Station. Anfang 50, graue kurze Haare, nur wenig größer als ich. Ich werde ihn nie wieder so laut donnern hören wie eben auf der Intensivstation. Er ist kein Arzt, der poltert. Er spricht leise, aber bestimmt, oft von Wahrscheinlichkeiten, fast nie von Gewissheiten.

»Normalerweise wartet man den zweiten Anfall ab. Aber wenn Sie einverstanden sind, beginnen wir jetzt mit der Behandlung.«

»Das will ich kein zweites Mal erleben«, sage ich.

Lotta kriegt ihr erstes Epilepsie-Medikament. In der Tür dreht er sich um und blickt an sich herunter: »Übrigens, entschuldigen Sie bitte meinen Aufzug. Ich war auf dem Weg zu einer Beerdigung, als der Anruf kam.«

Als Harry Ben nachmittags vom Kindergarten abholt, sagt er: »Wo ist Mama? Ich will Mama.«

Lotta und ich bleiben eine Woche im Krankenhaus.

Neues Wort: Epilepsie. »Gewitter im Kopf«, erkläre ich Ben. »Da schießen alle Hirnzellen durcheinander und der Körper weiß nicht, was er zuerst machen soll.«

»Arme Lotta«, sagt Ben und streichelt über ihren Kopf. »Du hast doch Angst bei Gewitter.«

»Lotta merkt das gar nicht. Sie erinnert sich später auch nicht daran. Das ist wie Träumen.«

»Aber beim Träumen kann man doch auch Angst haben.«

Ich denke an Lottas scharfes Luftholen, an ihr Zittern, ihre Gänsehaut. Ich möchte glauben, was in den Broschüren steht, die ich auf der Station einsammele. Anfälle werden nicht erinnert. Es bleiben höchstens die Schmerzen von der überstarken Muskelanspannung. »Wie nach einem Marathonlauf«, so fühle sich Lotta, meint Dr. Waltz.

In der Broschüre »Das anfallskranke Kind« lese ich: »Der epileptische Anfall ist eine von vielen krankhaften Reaktionsformen des Gehirns. Er ist die ›Reaktion‹ auf eine Schädigung und/oder vorübergehende Irritation des Gehirns.« Was Lottas Gehirn geschädigt hat, liegt auf der Hand, wir müssen nicht lange suchen. Ich sehe immer noch den schwarzen Fleck vor mir, in ihrem grauen Gehirn. Ein Kind mit einer Cerebralparese wie Lotta muss nicht zwangsläufig epileptische Anfälle bekommen, doch »es passt«, wie ein Arzt später sagen wird.

Es gibt nicht nur eine Epilepsie, es gibt mehrere. Ursachen, Verlauf, Erscheinungsformen – alles kann sich so stark unterscheiden wie die Menschen, die davon betroffen sind. Es gibt leichte und schwere, kleine und große. Einen epileptischen Anfall erleben etwa fünf Prozent aller Menschen weltweit, lese ich in einer anderen Broschüre, sei es zum Beispiel durch Fieber oder Schlafentzug. Erst wenn es regelmäßig zu Anfällen kommt, spricht man von Epilepsie. Etwa fünfzig Millionen Menschen weltweit leiden daran. Genaue Zahlen gibt es nicht. Für Epilepsie gilt in Deutschland keine Meldepflicht und viele Betroffene verheimlichen sie.

Alexander der Große soll Epileptiker gewesen sein, van Gogh, Lenin, Alfred Nobel. Früher glaubte man, Epileptiker seien von Dämonen besessen, oder sie hätten einen direkten Draht zu den Göttern. Heute glauben viele, es sei eine Geisteskrankheit, die geistige Behinderung mit sich bringt oder verminderte Intelligenz. Das ist sie nicht, nur eine Krankheit, die vom Gehirn her rührt. Dennoch verschweigen viele ihre Erkrankung, wie etwa im Kieler »Tatort« die Figur einer Ermittlerin. Sie fürchten mitleidige Blicke, dass sie keinen guten Job kriegen oder kein zweites Date. Die meisten können mithilfe ärztlicher Behandlung ein normales Leben führen. Kein Alkohol, regelmäßiger Schlaf und in schlechten Fällen kein Führerschein – mehr nicht.

Es muss nicht immer ›Schaum vor dem Mund sein. Eine zuckende Hand, Augenblinzeln, heftiges Nicken, ein Mensch, der völlig ohne Grund immer wieder das Fenster auf- und zumacht wie in Trance. Ein Kind, das in die Luft starrt und scheinbar nicht zuhört. Hans-guck-in-die-Luft war Epileptiker. Es gibt viele verschiedene Formen von Epilepsie.

Lottas Krampf war ein Grand-Mal-Anfall. Großes Übel. Der ganze Körper ist betroffen. »Wird das nun immer so lange dauern?«, frage ich Dr. Waltz. »Wird sie immer wieder zwei Stunden lange Anfälle haben?«

»Um Gottes willen, nein. Es kann sein, dass Ihre Tochter nie wieder einen Anfall hat. Es kann auch sein, dass dieser Status erst der Anfang war. Das ist gar nicht untypisch für Epilepsie: am Beginn ein heftiger Status und danach kleinere Anfälle. Sie schreiben alles auf und sei es noch so kurz. Sie rufen mich an, wenn Sie Fragen haben. Das mit dem Video war eine gute Idee, das wäre gut, wenn Sie das weitermachen.«

Die meisten Grand-Mal-Anfälle dauern nur zwei Minuten. Sie enden, ohne dass man zu Medikamenten oder gar zu einer Vollnarkose greifen muss. Wenn sie nicht von alleine aufhören, spricht man von einem Status. »Bei großen Anfällen (Grand-Mal-Anfälle) ist ein solcher Status lebensbedrohlich und erfordert rasche ärztliche Hilfe mit anschließender Einweisung in eine Klinik«, lese ich in der Broschüre »Unser Kind hat Anfälle«. Es könnte zu Herz-Rhythmus-Störungen kommen. Atemstillstand. Tod.

Vor nicht einmal drei Monaten saß ich mit Lotta und Ben im Flugzeug nach New York, hoch über dem Atlantik. Dort, wo kein Rettungswagen hinkommt. Wir haben großes Glück gehabt.

In den ersten Tagen warte ich auf ein Anzeichen, ich lasse Lotta nicht aus den Augen. Wenn ich duschen will, breite ich Handtücher auf dem Boden vor der Dusche aus und lege Lotta darauf. Wenn die Scheibe vom warmen Wasser beschlägt, wische ich sie mit der nassen Hand ab. Ich nehme Lotta überall mit hin. Während ich die Waschmaschine ausräume, liegt Lotta davor auf dem Boden. Ich trage sie wieder stundenlang im Tragetuch. Im Schlafzimmer baue ich das alte Beistellbett wieder auf, das an einer Seite offen ist. So liegt sie direkt neben mir. Eigentlich hatte Lotta schon in ihrem eigenen großen Bett geschlafen, bald wollten wir es vom Schlafzimmer ins Kinderzimmer schieben. In das alte Babybett passt sie gerade noch hinein. Wenn ich sie ins Bett bringe, gehe ich auch und liege wach neben ihr. Es kommt kein Anzeichen.

Aber Lotta ist nicht mehr dieselbe. Ihr Blick ist nicht mehr wach, sondern verschleiert. Ihre Augenlider hängen oft herunter, als würde sie gleich einschlafen. Sie lächelt nicht mehr. »Die ist fertig«, sagt Harry. »Die muss sich erst erholen. Denk an den Marathon.«

»Könnte das eine Nebenwirkung des Medikaments sein?«, frage ich Dr. Waltz.

»Der Körper muss sich erst daran gewöhnen. Deswegen schleichen wir das ja so langsam ein«, erklärt er mir.

Auf der weißen Medikamentenpackung steht: »Kann die Verkehrstüchtigkeit beeinflussen. Von Kindern fernhalten.« Neues Wort: Antikonvulsiva. Medikamente gegen Epilepsie. Lottas erstes heißt Keppra und riecht nach Lakritze. Ich flöße es Lotta mit einer Spritze ein. Keppra fördert die Freisetzung von Gammaaminobutyric acid, kurz GABA, einem Botenstoff im Gehirn. Er hemmt die Ausbreitung von Erregungszuständen im Gehirn. So kann sich das Gewitter in Lottas Kopf nicht ausbreiten, ihre Hirnzellen können nicht so wild durcheinanderschießen.

»Verlangsamt das auch die allgemeine Hirnaktivität?«, frage ich Dr. Waltz. »Wird sie nun langsamer reagieren?«

»Der Erfolg von Keppra beruht darauf, dass genau das in aller Regel nicht passiert«, sagt er.

Es dauert, bis Lotta wieder an die Oberfläche taucht. Zu Hause im Wohnzimmer ein kleines Lächeln, ein offenerer Blick. Ein Protestschrei beim Wickeln. Ihr Körper gewöhnt sich an das Keppra. Langsam, ganz langsam kommt Lotta zurück. Sie hat keine Anfälle.

»Es hilft«, sage ich. »Da haben wir noch mal Glück gehabt.«

»Meinst du?«, sagt Harry. »Meinst du, das war es schon?«

14

»Was hat sie denn?«

Von Blicken, Fragen und einem Maserati

Unser Coming-out ist grau-blau und hat einen Design-Award gewonnen: Der Reha-Buggy ist da. »Sieht doch aus wie ein normaler Kinderwagen«, sagt Harry.

Ich sehe die Polster, um den Rücken zu stabilisieren, die seitlichen Kopfstützen, die Lottas Kopf halten sollen, und die Bänder, um ihre Füße festzuschnallen. »Findest du?«

Neben dem neuen Wagen steht unser alter in der Garage. Ein Bugaboo Chameleon. Beiges Untergestell, jeansfarbenes Verdeck, entwickelt in Amsterdam. Über 800 Euro teuer. Im Jahr 2007 war das etwas, nach dem sich andere Mütter auf dem Spielplatz umdrehten. Melanies war unten dunkelgrau und oben beige. »Kaufst du einen neuen?«, hat sie mich gefragt, als wir beide wieder schwanger waren.

»Du etwa?«

»Vielleicht.«

Wir haben stattdessen neue Verdecks bestellt, ich in »Offwhite«, sie in Rot.

Als wir mit Lotta und Noah beim Babymassagekurs ankamen, haben wir unsere Kinderwagen in einer langen Reihe identischer Modelle geparkt, schwarz, weiß, grün, orange, mit Paul-Frank-Verdeck, mit Swarowski-Steinen besetzt. »Scheint so, als fährt jetzt jeder Porsche«, hat Melanie gesagt.

Nun fahre ich einen grauen Lieferwagen. Fehlt nur der blaue

Aufkleber mit dem weißen Piktogramm. Früher ging es darum, sich von den anderen zu unterscheiden, jetzt wäre ich gerne wieder wie alle. »Dieser Buggy ist das B-Wort auf vier Rädern«, sage ich zu Harry.

»Du erzählst einfach, wie teuer der war. Und Maßanfertigung! Das hier ist ein Maserati.«

Der Reha-Buggy kostet über 3000 Euro, die Krankenkasse hat etwa zwei Drittel übernommen, und das auch nur »aus Kulanz«. Lotta ist privat versichert, so wie Harry auch. »Besser wäre es wahrscheinlich, wenn sie Kassenpatientin wäre«, hat mir Frau Kniep erklärt. Der Bund der Versicherten äußert sich ähnlich, wie ich im Internet erfahre. »Es gibt Bereiche, wo die gesetzliche Krankenversicherung klare Vorteile hat, insbesondere der Bereich Heil- und Hilfsmittel«, sagt ein Sprecher in einem Film, den ich bei *stern.de* finde. Viele Tarife privater Versicherungen deckeln den Betrag, der pro Jahr für Hilfsmittel wie Brillen, Rollstühle oder Prothesen zur Verfügung steht, in dem Filmbeispiel auf 2500 Euro. Eine Prothese kann aber schon mal 25 000 Euro kosten.

Der Reha-Buggy wird nicht das letzte Hilfsmittel sein, das wir kaufen werden. »Stell dir vor, ich hätte einen unsicheren Job und wir müssten knapp kalkulieren«, sagt Harry. Wir sind kein typischer Fall. Das Armutsrisiko von Familien mit behinderten Kindern ist doppelt so hoch wie bei Familien mit nicht behinderten Kindern, lese ich in einem Zeitungsinterview mit der ehemaligen Behindertenbeauftragten der Bundesregierung Karin Evers-Meyer. Wenn sich ein Elternteil um ein behindertes Kind kümmern muss, kommt weniger Geld rein – und mehr geht raus, sei es für einen Rollstuhl oder für ein größeres Auto, in das der Rollstuhl passt.

Wir haben großes Glück. Auch, dass unsere Versicherung so kulant ist. Was, wenn sie es irgendwann nicht mehr ist? Ist Behinderung ein Luxus, den man sich leisten können muss?

»Eisdiele«, sagt Ben. »Bitte, bitte!«
Ich schaue den Reha-Buggy an und ziehe Lotta ihre schönste

Jacke an, die pinke. Zum ersten Mal muss sie nicht liegen. »Lotta kann sitzen!«, ruft Ben. »Mach ein Foto, Mama!« Lotta sitzt in ihrem Wagen und reißt die Augen auf. Wie groß sie aussieht. Wie aufmerksam sie wieder schauen kann. An dem Bügel vor ihr befestige ich eine gelb-pink-rote Blume aus Stoff, die knistert, wenn man sie anfasst. Ben nimmt Lottas Hand und führt sie zu der Blume. »Schau mal, Lotta.« Sie öffnet ihre Hand und krallt sich an die Blume. »Sie kann greifen!«, ruft Ben. Ich filme die beiden mit dem Handy. Lotta lässt den Kopf zur Seite fallen und sieht eindeutig nicht ganz normal entwickelt aus. Ben gibt ihr einen Kuss auf die Wange. Sie lächelt und ist das schönste Mädchen der Welt.

»Lass uns gehen«, sage ich zu Ben. Er schiebt. »Los geht die wilde Fahrt«. Stolz laufe ich mit meinen beiden Kindern zur Eisdiele. Das Versteckspiel ist vorbei.

Melanie. Sie steht an der gegenüberliegenden Straßenecke und schaut an uns vorbei. Wir könnten einfach weiter Richtung Eisdiele gehen. Ben ruft: »Luca!«

Luca winkt, Melanie braucht eine Sekunde, dann tut sie es auch.

»Schau mal, Luca«, ruft Ben. »Lotta kann sitzen.«

Wir gehen aufeinander zu, Küsschen rechts, Küsschen links. Ben sagt: »Lotta hat jetzt einen Rollstuhl.«

»Einen Reha-Buggy«, korrigiere ich.

»Der sieht ... speziell aus«, sagt Melanie und mustert den Buggy.

»Maßanfertigung. 3500 Euro.«

»Echt?«

»Ja, der stützt ihren Rücken. Weil sie doch nicht alleine sitzen kann.«

»Später kriegt sie einen Rollstuhl«, sagt Ben und es klingt wie eine Auszeichnung. »Die wird dann immer geschoben.«

»Cool«, sagt Luca.

»Cool ist kein schönes Wort, Luca«, sagt Melanie automatisch. Sie zögert und beugt sich zu Ben runter: »Und deine kleine

Schwester kriegt bestimmt keinen Rollstuhl, Ben. Das wird schon, du wirst schon sehen.«

Verwirrt schaut Ben zu mir. »Vielleicht aber schon«, sage ich langsam. »Es kann sein.«

Melanie runzelt die Stirn. Ich warte. Sie schweigt. Sie schaut auf die Uhr. »Hör mal, ich muss noch einkaufen. Wir telefonieren, ja?«

»Klar.«

Wir werden es nicht tun.

»Überfordert«, wird Harry abends dazu sagen. »Hilflos.«

»Trotzdem«, werde ich entgegnen.

Ich schiebe den Reha-Buggy vor mir her wie einen geheimen Testapparat, der die wahre Natur der Menschen enthüllt. Ich mustere die Entgegenkommenden auf Reaktionen. Nun zeigt mal, was ihr für welche seid.

Es gibt die Rätsel-Löser, immer noch: Ist dieses Kind jetzt ...? Oder ist es nicht ...? Sie starren. Sie schauen. Sie rätseln. Eine ältere Dame berät sich mit ihrer Freundin, die neben ihr steht. Was hat das Kind denn? Ganz normal ist das aber nicht, oder? Ben sieht diese Blicke und legt seine Wange an Lottas, er lächelt und winkt den Leuten zu. »Sag mal hallo, Lotta!« Er küsst sie. Manche lächeln zurück. Andere schauen ertappt weg. Zum ersten Mal bin ich froh, dass Lotta etwas nicht sehen kann.

»Wie hältst du diese Blicke aus?«, frage ich Nina, als sie zu Besuch kommt. Gemeinsam schieben wir unsere Kinder vor uns her. Die Freakshow on tour. An der Ampel bleiben wir stehen.

Nina sagt: »Ganz einfach!« Zwei Meter weiter steht eine Frau, die immer wieder zu Leon schaut. Hinschauen, wegschauen, hinschauen, wegschauen. Als wäre er die Ampel, die gleich grün wird. Nina wendet sich an sie: »Entschuldigung? Entschuldigung!«

Sie schaut hoch zu Nina. »Ja?«

»Ist das Ihr Erstes?«

»Wie bitte?«

»Ist das das erste behinderte Kind, das Sie sehen ...?«

136

Es wird grün. Lachend laufen wir rüber.

Es ist, als verfolge uns ein Scheinwerferkegel. In der Apotheke, im Supermarkt, in der Straßenbahn. Wir stehen auf einer Bühne, ob wir wollen oder nicht. Und nirgendwo Vorhänge, um sie zuzuziehen. Vielleicht muss man das positiv sehen. »Showtime, Baby«, flüstere ich Lotta zu, wenn wir ein Restaurant betreten. Gerade noch im Krankenhaus, jetzt schon auf unserer Showbühne. Wenn sie schon gucken, dann sollten wir liefern. Langsam kann ich verstehen, warum manche Rollstuhlfahrer ihr Gefährt mit Lichterketten schmücken.

»Es gibt Tage, da schaffe ich das einfach nicht«, sagt Nina.

»Und dann?«

»Dann bleib ich zu Hause.«

Die Tür verschließen. Sich verstecken. Sich verkriechen. Wenn es so einfach wäre. Ich muss Ben vom Kindergarten abholen. Er will auf den Spielplatz, in die Eisdiele. Ich kann ihn nicht ewig einsperren und ich will es auch nicht. Wird er irgendwann merken, dass die Leute anders schauen, wenn er mit Lotta zusammen unterwegs ist? Wird er nicht immer im Scheinwerferlicht stehen wollen?

Je älter Lotta wird, desto leichter wird es, das Rätsel zu lösen. Irgendwann ist auf den ersten Blick alles klar. Menschen beginnen, über sie hinwegzuschauen. Ihre Augen gleiten über mein schönes kleines Mädchen, als gäbe es sie gar nicht. Als Lotta zwei wird, ist sie für viele bereits unsichtbar.

Das würde mir vielleicht nicht auffallen, wenn ich nicht wüsste, wie es sonst ist. Kleine Kinder sind wie kleine Hunde, es gibt immer Menschen, die sie streicheln müssen. Als Ben noch im Kinderwagen saß, hielt er an jeder roten Ampel Hof. »Du bist ja ein Süßer!«, »Na, das machst du aber toll!«, »Wie alt bist du denn?« Bei Lotta macht das kaum jemand. Es wäre so einfach: in den Kinderwagen lächeln, sich runterbeugen, sagen: »Du hast aber eine schöne Mütze.« Was soll schon passieren? Mein Kind beißt nicht. Nina hat Leon zwei T-Shirts bedrucken lassen. Auf dem einen steht vorne drauf: »Nicht ansteckend«. Auf dem anderen: »Wunschkind«.

Im Scheinwerferlicht oder unsichtbar. Nur Normalität scheint schwer.

»Nun übertreib nicht«, sagt Harry am Abend. »Und sei mal ehrlich: Was hättest du gemacht?«

Ich hätte wohl auch weggeschaut. Ich habe weggeschaut. Ich wollte nichts falsch machen und habe es genau deswegen doch getan. Ich habe vielleicht nie gestarrt, aber ich habe andere unsichtbar gemacht.

»Wie sollen sie denn reagieren?«, fragt mich Clara. »Starren ist falsch, wegschauen auch. Was wäre denn richtig?«

»Natürlichkeit.«

»So tun, als ob nichts wäre?«

»Nein, das meine ich nicht.«

Bei Frau Kniep merke ich den Unterschied am deutlichsten. Bei ihr ist Lotta nicht in erster Linie ein behindertes Kind. Lotta ist Lotta. Ein Schmoller, ein Schlawiner, Lotta Wundertüte. Sie ist blond, zickig, süß, zäh, zu dünn, behindert. Ihre Behinderung ist eine Eigenschaft unter vielen.

»Das Kind hinter der Behinderung erkennen«, sage ich. »Nicht auf den schiefen Hals schauen, sondern in die Augen. Das will ich. Nicht über sie reden, als wäre sie ein Gegenstand, sondern mit ihr.« Man kann auch mit jemandem, der im Rollstuhl sitzt, auf Augenhöhe sein. Man darf auch einem behinderten Mädchen sagen: Na, du bist ja eine Süße. Warum auch nicht?

»Sie sollen es annehmen.«

»Genau.«

In der Eisdiele angekommen, Ben schält sich aus seiner Jacke und schmeißt sie auf den Boden, ich sage: »Ben«. Der Eisverkäufer schaut mich kurz an, so ernst habe ich ihn noch nie gesehen. Dann beugt er sich zu Lotta in den Wagen. Er lächelt, berührt ihre Hand und sagt: »Du hast ja einen schicken neuen Wagen.«

So schnell kann annehmen gehen.

Eine Freundin, die sagt: »Lotta-Kind, du kannst ja sitzen!«

Der Großvater: »Was für ein großes Mädchen du bist.«

Die Nachbarin, die Lotta zum ersten Mal im Reha-Buggy sitzen sieht und sagt: »Jetzt sieht man endlich, wie hübsch du bist.«

Lotta teilt unsere Welt, in die, die damit klarkommen, und die, die raus sind. Es sind viele, die damit klarkommen. Wir sind nicht allein. Wir bilden eine Wagenburg. Der Druck von außen hat auch sein Gutes. Er presst uns eng zusammen. Er bringt auch die letzten Zweifel zum Schweigen. Annehmen – das geht sehr schnell, wenn andere starren. Wir gegen den Rest der Welt – das ist nicht das schlechteste Gefühl.

»Wo ist eigentlich Frau Girschke?«, frage ich Harry. Er zuckt die Achseln. Was wird sie sagen, wenn sie Lotta zum ersten Mal im Reha-Buggy sieht?

Einmal begegne ich einer Mutter im Stadtwald, auch mit Reha-Buggy, grau-grün. Wir lächeln uns zu und heben die Finger vom Lenker. Wir grüßen uns wie Motorradfahrer, wenn sie sich auf der Landstraße begegnen. Wir sitzen nicht in klimagekühlten Innenräumen, uns weht der Wind ins Gesicht. Ein geheimer Club.

Wäre es leichter, wenn es mehr von uns gäbe? Wäre es anders, wenn man mehr Behinderte sähe? Wenn wir in unserer Gegend welche sehen, treten sie fast immer in Gruppen auf. Wie eine kleine Herde, begleitet von Betreuerinnen, die anderen Menschen machen ihnen Platz. Als wäre ein Luftpuffer nötig zwischen ihnen und dem Rest der Gesellschaft.

In Holland, an der Küste, haben wir anderes erlebt. Das Rote Kreuz fährt mit seinen Gruppen dorthin, die Strände sind barrierefrei zu erreichen. Extragroße Strandkabinen und ein »Strandjutter«, ein Amphibienfahrzeug mit vier riesigen Crossrädern, das so wenig einem Rollstuhl ähnelt wie ein Offroad-Jeep einem Passat. Wer den Strandjutter fährt, dem ist der Neid aller kleinen Jungen sicher. Hier rast auf dem Dünenwanderweg ein Behinderter an uns vorbei, der sein Fahrrad mit den Händen so schnell antreibt, dass er schneller ist als wir. Hier sitzen in den Cafès geistig Behinderte und keiner starrt und keiner schweigt und keiner guckt weg. Kein Luftpuffer. Vielleicht ist es alles nur Gewöhnung.

»Wir müssen unsere Kinder überall mit hinnehmen«, sage ich zu Nina. »Wenn das alle machen, wird irgendwann keiner mehr gucken.«

»Und was, wenn ich meine gute Laune nicht opfern will, nur um die Gesellschaft zu ändern?«

Vielleicht ziehen wir auch einfach in das Ferienhaus meiner Mutter.

Im Kindergarten, beim Abholen. Ich suche nach Bens Rucksack, Lotta auf dem Arm. Sie trägt ihr schönstes Cordkleid und schreit. Ben zieht an meiner Hose: »Du musst die Schuhe zumachen.«

»Das kannst du doch.«

»Nein, du.«

Ich knie mich mit der schreienden Lotta hinunter, da höre ich von hinten: »Gib mal her.« Clara nimmt mir Lotta ab und läuft mit ihr auf und ab, auf und ab. »Ist ja gut, Süße.« Ich ziehe Ben die Schuhe an und finde den Rucksack unter der Bank.

Als ich mich wieder aufrichte, sehe ich am anderen Ende des Flurs Clara mit Lotta für ein paar Sekunden so, als wäre es das Kind einer anderen. Sonst sehe ich zuerst ihre großen Augen, ihre kleine Nase. Jetzt sehe ich, dass man es sieht, auch ohne Reha-Buggy. Ihre schiefe Kopfhaltung, ihre durchgestreckten, dünnen Beine, auch durch die Strumpfhose sind die Gelenke dicker als der Rest. Ich sehe, wie geschwitzt ihre wenigen Locken sind, und sage: »Ben, gleich gehen wir nach Hause, ja?«

Ich bin nicht die Einzige, die Lotta beobachtet. Eine andere Mutter nähert sich, streichelt Lottas Rücken, fragt etwas, Clara zuckt die Schultern. Ich gehe hin und nehme mir Lotta zurück. Sie kuschelt sich in meinen Arm und ist auf einmal still. Clara sagt: »Die hat mich gefragt: Was hat sie denn?«

»Und was hast du gesagt?«

»Hunger.«

Was hat sie denn? Wie soll man das beantworten? »Eine Gefäßfehlbildung«, antworte ich manchmal und sehe nur Fragezeichen. »Im Gehirn«, setze ich nach und der Gesichtsausdruck gegenüber wird betroffen, bleibt aber verständnislos. Muss ich jedes Mal Lottas ganze Krankengeschichte erzählen? Will ich?

»Darf ich behindert sagen?«, fragt Clara. »Das klingt so abwertend.«

Das B-Wort. Ist behindert ein Schimpfwort oder eine Zustandsbeschreibung? Im Internet finde ich ganze Abhandlungen zu dieser Frage. Behinderung lässt sich medizinisch definieren oder sozial: Menschen sind nicht behindert, sie werden behindert durch zu hohe Bürgersteige oder Arbeitgeber, die einem Rollstuhlfahrer keinen Schreibtischjob zutrauen. Man solle nicht behindert sagen, sondern »Mensch mit Behinderung«.

Was hat sie denn? Sie ist ein Mensch mit Behinderung? Eher nicht.

Ich beginne mit: Sie kann nicht sitzen. Sie kann nicht gut sehen. Zustandsbeschreibungen. Das Problem sei, so lese ich, dass der Begriff »Behinderung« immer unterscheide zwischen denen, die behindert sind, und denen, die normal sind. Nur was ist normal? Ist es der, der bei Licht mit den Augen sieht, oder der, der noch im Dunkeln mit den Händen sehen kann? Beide haben ein Defizit, aus der Sicht des jeweils anderen. Wer darf wen als behindert bezeichnen? Wie Wolfgang Schäuble, Finanzminister, über sich und andere Rollstuhlfahrer in einem Interview sagt: »Alle Menschen sind behindert. Nur wir wissen es wenigstens.«

»Beeinträchtigte Kinder« oder ein »Kind mit Einschränkungen«, so steht es in den Broschüren, die ich beim Gesundheitsamt mitgenommen habe.

Was hat sie denn? Sie ist ein Kind mit Einschränkungen? Nein, auf keinen Fall.

»A girl with special abilities« – so würden es besonders korrekte Amerikaner ausdrücken. Besondere Fähigkeiten, das würde Ben gefallen. Was hat sie denn? Sie ist Batman. »Physically challenged« – körperlich herausgefordert. Ist sie Usain Bolt? Besondere Kinder – so nennt es die Internetseite, auf der ich Bens

Matschhosen bestelle. Sie ist ein besonderes Kind. Natürlich. Aber auf welche Frage wäre das die Antwort?

Was würde Lotta wollen? Würde sie sich gegen jedes Etikett wehren? Werde ich sie eines Tages fragen können?

Ich rufe im Schwimmbad an. »Ich wollte mich nach dem therapeutischen Schwimmen erkundigen.«

»Haben wir nicht.«

»Aber auf Ihrer Internetseite steht, dass Sie für beeinträchtigte Kinder auch integrative Kurse ...«

»Ach, Sie meinen die Behinderten?«

Seitdem sage ich behindert.

In vielen Gesprächen gibt es jetzt den Punkt, an dem ich es aussprechen könnte. Soll ich? Wenn eine Freundin aus Studienzeiten anruft, von der ich lange nicht gehört habe. Wenn ich allein unterwegs bin und auf der Straße Nachbarn von früher treffe. Während wir uns unterhalten, läuft in meinem Kopf eine zweite Unterhaltung ab. Behindert. Wenn ich das ausspreche, wird unser Gespräch eine andere Richtung einschlagen. Soll ich es sagen?

Im Spielzeugladen um die Ecke. Ich habe schon ein Puzzle für Ben auf die Theke gelegt, nun stehe ich in der Babyecke. Ich nehme eine weiche Rassel in die Hand, rot-weiß geringelt.

»Wie alt ist Ihre Kleine jetzt?«, fragt mich die Verkäuferin von hinten. Ich war nur einmal mit Lotta hier. Damals war sie noch sehr klein.

»Ein Jahr.« Ich unterschlage vier Monate.

»Dann ist sie fast zu alt für Rasseln, oder? Ich habe gerade einen wunderschönen Laufwagen gekriegt. Will sie schon schieben?«

Ich könnte sagen: »Haben wir schon.« Oder: »Sie mag die Rasseln immer noch am liebsten.« Ich sage: »Lotta ist behindert, die wird so bald keinen Laufwagen schieben.«

Das Lächeln der Verkäuferin fällt in sich zusammen. Sie sucht nach dem passenden Gesichtsausdruck. Sorge? Mitgefühl? Sie entscheidet sich für Trauer. »Wie schrecklich.« Hand vor dem Mund.

Ich winke ab. »Sie ist ein fröhliches Mädchen und es geht ihr gut. Das ist doch die Hauptsache, oder?«

Was für ein schreckliches Klischee. Was sage ich da? Und warum sage ich das? Muss ich jetzt wirklich jeden trösten? Es funktioniert sowieso nicht. Die Verkäuferin nickt und sieht mich immer noch mit geweiteten Augen an. »Ich nehme das Puzzle«, sage ich. »Und haben Sie auch Rasseln in schwarz-weiß?«

Sie nimmt die Hand vom Mund. »Wieso schwarz-weiß?«

Ich kann die Diagnose anderen in die Hand drücken wie eine Granate und den Stift rausziehen. Ich kann zusehen, wie uns alles um die Ohren fliegt. Ich kann Menschen das Lächeln aus dem Gesicht wischen, ich kann Unterhaltungen sprengen, ich kann alle in Verlegenheit bringen. Soll ich?

Ich muss dann trösten, helfen, Unterhaltungen wieder in normale Bahnen lenken. Ich muss damit leben, dass mich Menschen anschauen, als wollten sie kondolieren. Will ich?

Später werde ich lernen, wie man so etwas macht. Keine Betonung auf »behindert«, keine Pausen, kein Blickkontakt. Einfach weiterreden. »Lotta ist behindert, ein Laufwagen ist nicht das Richtige. Aber sie liebt Rasseln, Sie sollten mal unsere Sammlung sehen, ich könnte ein Rassel-Museum aufmachen ...« Dabei den Kopf unten halten, Spielsachen durchgucken. Am besten gar keine Gelegenheit zur Reaktion geben. Direkt eine ganz andere Frage anschließen: »Und läuft der Laden gut?«

Die meisten Menschen brauchen nur ein bisschen Zeit, um sich zu fangen. Um das Gesicht zu ordnen und sich auf ihr Gegenüber einzustellen. Manche fragen später trotzdem: »Was hat sie denn?«, aber der Tonfall ist ein anderer. Sie ahmen die Selbstverständlichkeit nach, die ich vormache. So ist es angenehmer – für beide Seiten. Je mehr Übung ich darin habe, desto seltener sehe ich das Kondolenz-Gesicht. »Du verbietest den anderen ja geradezu das Mitleid«, sagt Clara, als sie mich einmal dabei beobachtet.

Wie oft werde ich das noch machen müssen? Wie oft werde ich Leuten noch erzählen müssen, was Lotta hat?

Vor dem Kindergarten nehme ich eine Mutter beiseite, die Klatschzentrale unseres Viertels. »Ich muss dir was erzählen ...«

Erledigt.

15

»Das ist dein Freifahrtschein«

Von ultimativen Entschuldigungen
und Selbsthilfegruppen

Bens Freund Fritz liegt neben Lotta auf der Krabbeldecke, seine
Nase fast an ihrer. Er lächelt sie an, reißt die Augen auf. Eine
stumme Aufforderung zum Spielen. »Du machst das falsch«, sagt
seine große Schwester Greta, als sie reinkommt. »Du musst was
sagen, sonst merkt die Lotta gar nicht, dass du da bist. Die ist
doch ein bisschen blind.«

Mit Clara, auf dem Spielplatz. Ben spielt, Lotta schläft im Kinderwagen. Eine Bank weiter sitzt eine junge Mutter und glüht vor
Freude. Ihr winziges Baby hat sie über die Schulter gelegt. Clara
schaut rüber. »Ich sehe überall Geschiedene«, sagt sie zu mir.
»Und die, die es nicht sind, tun mir nur leid. Die stehen auf der
Warteliste und wissen es nicht mal. Geht dir wahrscheinlich ähnlich, oder?«
    Die Mutter legt ihr Kind auf die Bank neben sich, nah an die
Rückenlehne. Sie dreht sich weg, um in der Wickeltasche neben
sich zu kramen. »Klar«, sage ich, beuge mich vor und halte eine
Hand über den Abgrund neben dem Säugling. »Ich sehe überall
nur Hirnschäden.« Ben ziehe ich keinen Schal mehr an. Im Sommer räume ich das Planschbecken nach dem Baden sofort weg.
Ich rede auf Harry ein, dass er sich einen Fahrradhelm kaufen
muss. Ich lese alle Beipackzettel, auch die von Nasentropfen.
    Der Säugling auf der Bank lacht mich an. Ich nehme seine Ras-

sel und schüttele sie. Er fixiert sie. Langsam bewege ich sie von rechts nach links. Er folgt mit den Augen. Ich lasse die Rassel von unten nach oben wandern. Er folgt wieder.

»Machst du etwa einen Sehtest?«, fragt mich Clara leise.

»Lotta kann das nicht.«

Die Mutter hat ihr Handy gefunden, dreht sich zu ihrem Kind und schenkt mir ein strahlendes Lächeln.

Clara: »Weißt du, ich habe mit Kirsten Wetten laufen, wer als Nächster dran ist.«

»Du wettest auf Scheidungen?«

»Schlimm, oder?«

»Und wie stehen Harrys und meine Quoten – 70 zu 30?«

Clara überlegt. »Geht er immer noch so oft joggen?«

»Wieso?«

Sie zieht mit ihrem Zeigefinger ein Auge nach unten. »Du glaubst doch nicht im Ernst, dass der nur joggen geht?« Sie lacht.

Im Kino, Bens erster richtiger Film. Ein Ausflug zum 6. Geburtstag eines Kindergartenfreundes, die Eltern haben einen Kinosaal gemietet. Clara ist da, Melanie auch. »Findet Nemo!«, hat sie eben noch in der Lobby gesagt und den Kopf geschüttelt. Ihr Sohn Luca darf nur DVD gucken, wenn er erkältet ist und inhalieren muss: »Caillou«, eine Zeichentrickserie. Auf Französisch.

Die Jungs stürmen Richtung Kinosaal, Lucas Vater ruft: »Attends!«, und läuft hinterher.

»Sprichst du eigentlich auch französisch?«, fragt Clara Melanie.

»Nicht wirklich.«

Wir gehen ins dunkle Kino, Melanie voraus. Clara flüstert mir zu: »Fifty, fifty.«

Als Nemo mit seiner zu klein geratenen Flosse wackelt und sein Vater sich sorgt, dass sein Sohn nicht richtig schwimmen kann, ruft Ben in den leisen Kinosaal: »Guck mal, der ist ja auch behindert!« Er lacht ein perlendes Lachen.

Nach dem Film nimmt Melanie mich zur Seite. »Willst du nicht mal darüber sprechen?«

»Klar. Wollen wir …?«

»Hast du denn schon eine Selbsthilfegruppe?«
Ach so.

Brauche ich eine Selbsthilfegruppe? Nina sehe ich viel zu selten, meist ist uns die Fahrt zu weit. Im Internet gebe ich »Vena Galeni Malformation Selbsthilfegruppe Köln« ein – nichts. Wenn Lotta Autistin wäre, gäbe es einen Gesprächskreis in der Nähe. Down-Kinder – klar. »Was musst du auch so was Exotisches haben«, sage ich zu Lotta.

»Sie müssen ›Infantile Cerebralparese‹ eingeben«, sagt ein Arzt, als wir in seiner Sprechstunde sitzen. Er mustert mich und sagt: »Sie sehen aber noch ganz gut aus – für den Zustand, in dem Ihr Kind ist.«

Soll ich Danke sagen?

»Du weißt schon, was du hier hast, oder?«, fragt Clara, als ich das erzähle, und zeigt auf Lotta. »Das ist dein Freifahrtschein. Ich wette, du musst nie wieder Kuchen für das Kindergartenfest backen. Du hast es doch schon so schwer.«

Sie hat recht: Ich bin raus. Ich muss die Erwartungen, die an eine junge Mutter gestellt werden, nicht mehr erfüllen. Ich könnte mich gehen lassen, ich könnte Ben drei Stunden lang »Bob der Baumeister« schauen lassen und meine Küche nie mehr aufräumen. Ich könnte auf offener Straße meine Kinder anschreien und nie wieder die Fenster saisonal schmücken. Alle würden es verstehen. Lotta ist die ultimative Entschuldigung. »Du musstest nicht vier Monate nach der Geburt dünner sein als vor deiner Schwangerschaft«, sagt Clara. »Du hattest Wichtigeres zu tun. Und das wirst du immer haben.« Man kann sich prima verstecken hinter einem behinderten Kind.

»Andererseits«, sage ich, »haben die Leute jetzt andere Erwartungen, die auch nicht schöner sind.« Wenn meine Ehe scheitert oder Ben einmal Drogen nimmt, steht der Schuldige heute schon fest: Lotta. Das konnte ja nicht gut gehen. Das war eine zu große Belastung. Niemand würde lange überlegen, woran es lag.

Eine Rolle habe ich vielleicht hinter mir gelassen, nun habe ich zwei neue zur Auswahl: die Überforderte und die Heilige. Die

Überforderte hat kein Make-up, aber Augenringe, bald keinen Mann mehr, aber zu viel zu tun, um ihn zu vermissen. Die Heilige opfert sich mit einem seligen Lächeln für ihr behindertes Kind auf und hält dem Bäcker Vorträge über barrierefreie Eingänge. Beide gehen nicht zum Friseur, zum Sport oder ins Büro. »Arbeiten Sie eigentlich schon wieder?«, haben mich manchmal Menschen gefragt, als ich nur Ben hatte. Das klang mal ermunternd, mal vorwurfsvoll, je nachdem. Jetzt fragt das keiner. »Sie machen das so toll!«, lobt mich die Apothekerin strahlend, als ich mit Lotta in der Reihe warte, bis ich dran bin.

Was mache ich denn so toll? Schlange stehen? Man kann auch einen Reha-Buggy wie eine Trophäe vor sich her schieben. Auch ein behindertes Kind kann ein Statussymbol sein. Ich guter Mensch.

Auch behinderte Kinder haben Trotzanfälle an der Supermarktkasse, auch Mütter behinderter Kinder raunzen mal: »Nerv nicht.« Und schmücken später die Fenster mit Herbstlaub aus Transparentpapier. Auch Mütter behinderter Kinder sind mal eitel, egoistisch oder ehrgeizig. Und lesen abends gleich drei Kapitel »Wir Kinder aus Bullerbü« vor.

Was, wenn ich einfach ich bleiben will? Wenn ich irgendwann wieder schreiben will? Wenn mir Selbsthilfegruppen unheimlich sind? Ich möchte nicht in einem Stuhlkreis sitzen, mit lauter Fremden. »Hallo, ich bin Sandra und meine Tochter ist …« Was für Geschichten würde ich von den anderen hören? Würde ich andere Kinder sehen, ältere? Will ich wissen, wie Lottas Zukunft aussehen könnte?

Ich könnte zum Psychologen, zur Beratungsstelle. Aber schon die Seelsorger im Krankenhaus waren nicht meins. Mir geht es gut. Und wenn es mal nicht so ist: Kann ich nicht einfach mit meinen Freundinnen reden, mit meinem Mann, meiner Familie?

Natürlich gibt es Freunde, die nicht mehr anrufen, die mir eine Selbsthilfegruppe empfehlen, wenn ich doch lieber mit ihnen einen trinken gehen würde. Es gibt Menschen, die aus unserem Leben verschwinden, nach und nach. Wollen sie uns schonen?

Uns Zeit geben? Wollen sie lieber gar nichts sagen als etwas Falsches? Natürlich gibt es Menschen, mit denen ich nicht über Lottas Diagnose reden will und deshalb über gar nichts mehr spreche. Aus deren Leben ich verschwinde. Brauche ich deshalb gleich eine Selbsthilfegruppe?

Ich melde Lotta und mich bei einer Spielgruppe an, zur »frühen Förderung für von Behinderung bedrohte Kinder«. Sie ist auch nicht anders als der Babymassagekurs: Wir kommen auf eine Warteliste.

Zuerst erreichen wir das Ende einer Warteliste, die ich längst vergessen hatte. Post vom Sportverein. »Wir können Ihrem Sohn Ben einen Platz anbieten.« Hockey, Fußball, Tennis, Judo, Leichtathletik – alles in einem Kurs. Mit monatlichen Berichten über Bens Fortschritte, per E-Mail. »Finden Sie die richtige Sportart für Ihr Kind!«

»Was ist das, Mama?« Ben greift nach der Broschüre. »Sind das echte Tore? Da will ich hin.«

Vor einem Jahr wäre ich begeistert gewesen. Jetzt sage ich: »Muss das sein, Ben?«

Am Morgen saß ich mit Lotta in unterirdischen Krankenhausfluren, nun sitze ich auf Lounge-Sesseln aus Korbgeflecht und trinke Latte macchiato. Die Märzsonne spiegelt sich in Regenpfützen. Auf einem Tisch hat eine Mutter einen Grundriss ausgebreitet und eine Flasche Prosecco für alle bestellt. Die Kinder stecken in Hockeytrikots oder denen von Bayern München. Einige Mütter tragen Louis-Vuitton-Taschen, andere Babys, manche beides.

»Entschuldigung, junge Frau, Sie haben da einen Spuckfleck.« Clara.

Ich wische mir die Schulter. Lotta habe ich bei Harry gelassen, Vater-Tochter-Stunde. »Und wenn sie einen Anfall kriegt?«, hat er gefragt. »Es wird schon gut gehen«, habe ich geantwortet. Gestern haben ihre Augen auf einmal wieder gezuckt, doch nach dreißig Sekunden war es vorbei. Mein Handy liegt auf dem Tisch vor mir.

»Du hier?«, frage ich Clara.

»Mein Ex war Mitglied. Ich habe das Haus, die Kinder und die Clubmitgliedschaft gekriegt.«

»Du Glückspilz.«

Vor uns steigen wieder vier Kinder aus einem Landrover. »Für die gilt das Gleiche wie für Quadratmeter«, sagt Clara. »Je mehr, desto besser.«

»Aber nur in der richtigen Lage.« Werde ich Lotta jemals mit hierhin nehmen?

»Mama, hast du einen Regenschirm?«, fragt Ben.

»Nein, aber gleich geht euer Kurs los.«

Die Kinder spannen Regenschirme auf und stellen sie auf die nasse Wiese. Ein Hermès-Schirm, ein Mini-Cooper-Schirm, dreimal Tchibo und Prinzessin Lillifee. Die Kinder setzen sich darunter. Die Mütter rufen: »Das ist nass«, »Schatz, steh auf!« Clara ruft: »Was spielt ihr denn da unter den Schirmen?«

»Obdachlos!«

»Das kommt von dieser Kirchenaktion«, sagt die mit dem Grundriss. »Die stehen immer um 12 Uhr neben dem Kindergarten, wegen des Mittagessens. Die Kinder müssen mittendurch laufen.«

Bevor einer etwas dazu sagen kann, ruft Ben: »Kommt, wir spielen behindert.« Er lässt seinen Kopf zur Seite fallen, dreht seine Knie nach innen und lässt die Zunge raushängen.

»Ben, hörst du sofort auf!«

Er zuckt zusammen, so scharf ist mein Tonfall.

Wie erschreckend ein behindertes Kind aussehen kann, sehe ich erst, als sich Ben vor meinen Augen in eines verwandelt. Vielleicht starren manche Leute Lotta nicht an, weil sie so anders aussieht als ihre eigenen Kinder – sondern weil sie ihnen so ähnlich ist. Wie schmal die Grenze ist zwischen normal und anders. Wie schnell sie überquert ist.

Werden wir irgendwann diejenigen sein, die keiner vor dem Kindergarten sehen will? Wird unser Haus kein Ort sein »für so Kleine«?

Ich nehme Ben in den Arm. »Entschuldige.«

Er runzelt die Stirn. »Geht der Kurs jetzt endlich los?«

»Wie geht es Ihrem Schwiegervater?«, haben sie mich in der Apotheke gefragt. »Der war schon lange nicht mehr hier.«
Der Großvater sitzt auf seinem Sofa und schüttelt den Kopf. Vor ihm ein schwarzer Rollator mit Einkaufsnetz und Sitz. »Sieht doch schick aus!«, versuche ich. Der Reha-Techniker hat ihn dagelassen, zum Ausprobieren. »Ich habe gerade erst einen Artikel darüber gelesen. Das sind die neuen Statussymbole.«
Der Großvater sieht mich an und zieht eine Augenbraue in die Höhe. »Na ja«, sagt er.
Ich denke an Harry und den Maserati. »Da schaut doch heute keiner mehr.«
Ältere Menschen am Rollator sind nichts, wo man zweimal hinsieht. Ein Kind am Rollator dagegen schon. Behinderung ist ein Altersphänomen, nur zwei Prozent aller Menschen mit einem Schwerbehindertenausweis sind unter 18 Jahre alt, die meisten sind über 65. Und doch nehmen wir einen Mann über 80 mit Gehhilfe nicht als behindert wahr, sondern bloß als alt. Ist Behinderung legitimer, wenn sie mit dem Alter erworben wird, statt angeboren zu sein? Alles nur Gewöhnung.
»Na ja«, sagt der Großvater wieder. »Aber nur wenn du und Lotta mich begleitet.«
So ziehen wir los, zur Apotheke, zum Supermarkt. Großes Hallo. »Wir haben Sie viel zu lange nicht mehr gesehen.«
»Weißt du«, sagt der Großvater zu Lotta und streichelt über ihre Mütze. »Wenn du das kannst, mein Wunderkind ...«
Frau Girschke treffen wir vor der Bäckerei. »Lange nicht gesehen.« Sie schaut dünner aus als beim letzten Mal. Sie lächelt schmal. »Neuer Kinderwagen?«
»Ja, der stützt Lottas Rücken«, sage ich. »Sie hat eine schwerere Behinderung, als wir ursprünglich dachten.« Der Großvater ist schon ein paar Schritte weitergegangen. Frau Girschke schaut mich stumm an. Jetzt ist es raus. Behindert.
»Ich habe Brustkrebs.«
»Mist«, rutscht mir raus. »Entschuldigung.«

»Nein, stimmt schon.«

Bin ich ein Mitleider, ein Wegdrücker, bin ich Nina Ruge? Ich versuche Clara zu sein. »Wollen Sie ... Wie geht es Ihnen?«

Frau Girschke ist nicht die Einzige. Auf der Straße: »Mein Mann geht fremd.« An der Supermarktkasse: »Meine Tochter wird wohl sitzen bleiben.« Die Trägerin einer Louis-Vuitton-Tasche: »Ich hatte eine Fehlgeburt, aber das weiß eigentlich niemand.«

Plötzlich kommt alles raus. All die versteckten kleinen Geheimnisse von Bullerbü kommen ans Tageslicht. Als würde ein Bekenntnis andere nach sich ziehen. Als wäre »behindert« ein Zauberwort, das Münder öffnet und Herzen aufschließt. Als müssten die, mit denen ich offen rede, selber offen reden, wie unter Zwang.

Wir sind nicht die Einzigen. Wir haben ein behindertes Kind. Ein süßes, kleines, behindertes Mädchen, das uns morgens mit einem Lächeln begrüßt. Wir haben keinen Krebs, keine Fehlgeburt. Wir haben kein schlimmes Schicksal.

Vielleicht wollen einige keine Obdachlosen vor dem Kindergarten sehen, weil es sie daran erinnert, wie zerbrechlich ihr Glück ist. Vielleicht denken viele, die Behinderte anstarren, gar nicht an Abtreibung oder Pränataltests. Vielleicht starren sie zwar uns an, denken aber an sich selbst. An den dementen Vater, das ungeborene Wunschkind, an die eigene Angst vor dem Alter. Vielleicht braucht es nur ein Wort, um sie zum Reden zu bringen.

16

»Bitte lass es aufhören«

Lotta leidet – und was ist mit Ben?

Ende April 2011. Harry muss nach Ägypten. »Nur Alexandria, nicht Kairo«, sagt er. Während wir mit dem Wort Behinderung und dem Reha-Buggy gehadert haben, ist auf der arabischen Halbinsel die Revolution ausgebrochen. In Ägypten scheint wieder Ruhe eingekehrt zu sein, Harry soll über den neuen Alltag an der deutschen Schule berichten. »Wenn es gefährlich wäre, würde ich nicht fahren«, sagt Harry. »Geri passt ja auf mich auf.« Ein alter Freund von mir aus Journalistenschulzeiten. Er arbeitet dort als freier Producer und Journalist.

Kurz bevor Harry fährt, gibt es wieder Tote in Kairo. Neue Unruhen. »In Alexandria ist alles ruhig«, sagt er. »Kommst du hier klar?«

»Pass auf dich auf, ja? Sei bloß nicht mutig.«

Jodi verspricht, ihr Handy immer bei sich zu tragen: »Falls irgendwas ist.«

Meine Mutter: »Soll ich meinen Urlaub verschieben?«

»Unsinn, wir kommen schon klar.«

Der Großvater will für uns einkaufen gehen.

»So weit kommt's noch.«

Ich komme sehr gut klar. Wieso auch nicht. Zwei Tage vergehen. Ich bringe beide Kinder abends ins Bett und sehe die Tagesschau. Nichts über Alexandria. Am Telefon sage ich Harry Gute Nacht.

Er ist noch unterwegs. »Ich kann jetzt leider nicht so lang sprechen.«

»Kein Problem.« Ich lege das Handy auf meinen Nachttisch. Lotta schnarcht leise.

Ich erwache davon, dass die Matratze bebt. Ein leichtes Zittern. Ein Röcheln. Es ist dunkel. Ich taste nach Lotta, ihren Haaren, ihrem Kopf. Krampft sie? Ich finde mein Handy und leuchte Lotta mit dem Schein des Displays ins Gesicht. Ihre Augen sind nach oben verdreht, Kopf im Nacken, ihr Atem rasselt. Auf der anderen Seite seufzt Ben im Schlaf. Er muss nachts heimlich zu mir ins Bett geschlüpft sein, ohne dass ich es gemerkt habe.

Ohne dass ich es gemerkt habe – wie lange krampft Lotta schon?

Ich nehme sie und trage sie in ihrem Schlafsack nach unten. Ihr Körper bebt. Die Treppe knarrt. Hoffentlich wird Ben nicht wach. Ich lege sie auf den Wohnzimmerteppich, in stabile Seitenlage. Wie viel Uhr ist es? Wo ist mein Handy? Ich renne in die Küche. Die Uhr zeigt 6.10. Ich nehme eine Rektiole Diazepam aus dem Kühlschrank. Dr. Waltz hat sie für den Notfall verschrieben. Wenn der Krampf nach fünf Minuten nicht aufhört, soll ich sie geben. Ein krampflösendes Mittel, im Grunde ist es Valium. Ich renne zurück zu Lotta. »Ssschh, scchhhhh!« Ich nehme sie auf meinen Schoß. Wiege sie hin und her. »Mama ist ja da.« Ihre Füße zucken. Wie viel Uhr ist es? Ich renne zurück, Lotta auf dem Arm. 6 Uhr 12. Wie lange waren wir oben wach? Wie lange hat sie schon gekrampft? Ich lege sie vor mich und öffne ihre Pampers.

Die Rektiole wirkt nicht. Lotta zuckt weiter. Wieder in die Küche. Wo ist das Telefon? Ich nehme Lotta wieder auf den Schoß. 112. »Guten Tag, Sandra Roth, wir brauchen sofort einen Notarzt.«

Ich rufe Jodi an. Es klingelt viermal, dann geht sie verschlafen ran. »Kommen Sie schnell, nehmen Sie ein Taxi.«

Ich rufe Harry in Ägypten an. Er ist sofort hellwach. »Wie geht es ihr?«

»Ich kann jetzt nicht lang reden. Ich habe Jodi schon angerufen, ich ruf dich später wieder an.«

Ich lege Lotta wieder auf die Seite, ich renne zum Fenster, blauer Lichtschein nähert sich. Ich öffne die Haustür und lasse sie offen stehen. Wieder ins Wohnzimmer. Ich setze mich mit Lotta auf den Boden. Zwei Wagen fahren vor, Rettungsdienst, Notarzt. Vier Männer kommen vom Flur herein. »Hier sind wir«, rufe ich. Sie schleppen schweres Gerät herein, ich lege Lotta auf den Teppich vor mir. »Epilepsie ist bekannt?«, fragt einer. Ich nicke. »Anfall seit 6.10 Uhr. Mindestens. Sie hat mich geweckt. Ich weiß nicht, wie lange sie schon ... Ich habe ihr eine Rektiole Diazepam gegeben, sie hat nicht gewirkt.« Der Arzt schließt einen Sauerstoffsensor an Lottas Finger an.

Ich höre Schritte auf der Treppe. Ben. Ich schaue zu Lotta, der Notarzt leuchtet gerade mit einer Taschenlampe in ihre Augen. Ich lasse sie liegen und gehe Ben entgegen, der Flur flackert im Schein des Blaulichts. Ich nehme ihn auf den Arm und gebe ihm einen Kuss auf die Haare. »Hallo, Schlafmütze, guten Morgen!« Er reißt die verschlafenen Augen auf. »Schau mal, ein Krankenwagen.« Ich zeige nach draußen. »Mit Blaulicht. Spannend, oder?« Er legt den Kopf an meine Schulter. »Der Lotta ging es nicht gut und da sind die gekommen, um ihr zu helfen. Jetzt geht es ihr schon viel besser, willst du mal sehen?« Ich trage ihn ins Wohnzimmer. Die Rettungssanitäter stehen um Lotta herum, der Notarzt kniet neben ihr. Ihr Atem geht rasselnd, doch sie sieht ganz ruhig aus. »Guck mal, der Mann hat ein Funkgerät. Willst du mal sehen?«

Wo ist Jodi? Ich schaue auf die Uhr. 6.40 Uhr. Das dauert zu lange. Lotta muss ins Krankenhaus. Jodi wohnt in einem anderen Stadtteil, aber mit einem Taxi sollte sie schon längst da sein. Ich will Ben nicht mitnehmen, ich will nicht, dass er auf der Intensivstation sieht, was ich gesehen habe. Er hat schon zu viel gesehen. Er ist gerade erst vier geworden. Ich trage ihn zum Fenster. »Schau mal, sogar zwei Krankenwagen.«

»Wir müssen«, sagt der Notarzt.

»Soll ich hierbleiben?«, fragt ein junger Rettungssanitäter.

Ich mustere ihn. Soll ich ihm Ben anvertrauen?

»Jodi müsste gleich da sein. Die Mama muss mit der Lotta mit dem Krankenwagen mitfahren, wir bringen sie ins Krankenhaus. Schau mal aus dem Fenster, ob du Jodi sehen kannst.«

Jodi wird später erzählen, dass sie beim Taxiruf keinen erreicht hat, sie auf die Straße gerannt ist und keines gesehen hat. Sie ist zurückgerannt, um ihr Fahrrad zu holen. Sie strampelt durch das dunkle Köln. »Ich kann wirklich hierbleiben«, sagt der Mann noch mal.

»Mama«, sagt Ben und hält sich fest.

Da kommt jemand zur offenen Tür hereingerannt. Es ist nicht Jodi. Frau Girschke im Bademantel: »Brauchen Sie Hilfe?«

Jetzt geht es schnell. Ich ziehe mir eine Jacke über Harrys T-Shirt, das ich zum Schlafen getragen habe, nehme Lotta und wickele sie in unsere graue Wolldecke. Ich gebe Ben einen Kuss und sage: »Ich hab dich lieb, bis später. Die Jodi ist gleich da.« Frau Girschke höre ich fragen: »Sollen wir uns erst mal einen Kakao machen? Und soll ich dir was vorlesen?«

»Bullerbü«, höre ich Bens Stimme hinter mir, als ich zum Krankenwagen gehe.

»Oh«, lautet die Antwort. »Das war auch immer mein Lieblingsbuch.«

Als ich mich anschnalle, sage ich: »Gleich nicht rechts abbiegen, das ist eine Sackgasse.« Dann: »Lotta Roth, geboren 23. 11. 2009, Epilepsie bekannt. Patientin bei Dr. Waltz. Medikation: Keppra, heute Morgen einmalig Diazepam 5 mg. Vena Galeni Malformation, bislang viermal embolisiert, in Duisburg.«

Ich halte mich an der Routine fest. Ich kenne das. Das geht schon. Das muss. Lotta hat das schon mal überstanden. Ich halte ihre Hand. Mama ist da. Alles ist gut.

Nichts hilft. Lotta krampft seit einer Stunde. Sie muss wieder ins MRT, wieder Vollnarkose. Verdacht auf Hirnblutung. Klein und blass liegt sie in dem Gitterbett, ihr Körper bebt, ich laufe neben dem Bett her und halte ihre Hand. »Mama ist ja da!«

»Warten Sie bitte hier«, sagt die Schwester und zieht das Bett alleine weiter. Die Türen schließen sich hinter ihr. Den Rücken an der Wand sinke ich in die Hocke. Ich darf hier nicht telefonieren. Ich kann Harry nicht anrufen. Ich muss warten. Allein. Ich sinke auf den Boden und der Damm bricht.

Ich konnte mich nicht rüsten. Mich nicht vorbereiten wie vor den Embos. Ich konnte Lotta nicht rechtzeitig von mir schieben oder es wenigstens versuchen. Ich weiß zu viel. An welcher Stelle ich ihren Rücken kraulen muss, damit sie die Augen aufreißt und den Atem anhält vor Genuss. Wie sie morgens früh immer noch nach Baby riecht. Wie sie den Mund verzieht, wenn ich ihr in der Eisdiele Schokoladeneis anbiete. Wie sie still hält, wenn Ben sich auf sie schmeißt. Wie sie begraben unter seinem Gewicht über seine Schulter lächelt. Wie sich ihre Haare locken, wenn sie frisch gewaschen sind. Wie sie zwei ganze Teller voller pürierter Nudeln mit Lachs isst und danach immer noch mehr will. Wie ihre blauen kalten Füße rot werden, wenn ich sie massiere. Wie sie abends Harry vor der Tür schon hört und lächelt, bevor ich ihn höre. Wie sie ihre Beine durchstreckt auf der Schaukel. Wie sie ihren Kopf vorreckt, wenn ich mich neben sie lege, Stirn an Stirn, und sie versucht, mich in die Nase zu beißen. Wie sie meine Haare in ihrer kleinen Faust zu fassen kriegt und nicht mehr loslässt, bis einer kommt, um mir zu helfen. Wie tief ihre Grübchen sind, wenn sie lächelt. Wie sie in der Badewanne im Wasser schwebt wie schwerelos. Wie ich sie gestillt habe. Wie sie in meinem Bauch war.

Die Betäubung ist weg, schon viel zu lang. Ich hocke auf grauem Linoleum, es riecht nach Desinfektionsmittel, ich höre Nina, die sagt: »Was, wenn ich ihn nicht lieben kann?«

Ich kann es. Und es zerreißt mich.

»Entschuldigung! Kann ich Ihnen weiterhelfen?« Eine Schwester in einem Glaskasten, die Anmeldung der Radiologie. Sie beugt sich über den Tresen.

Ich wische mir das Gesicht ab. »Meine Tochter ... Meine Tochter ist da drin.« Ich zeige auf die Tür.

»Dann warten Sie bitte draußen, ja?« Sie zeigt auf den Warteraum, wo ich mit Harry stand. Ich stehe auf und gehe benommen auf die Glastür zu. Es sitzt eine Frau dahinter, ein Baby auf dem

Schoß. Ich drehe mich um, gehe zurück und lasse mich still wieder die Wand runtergleiten.

Eine andere Schwester berührt mich am Arm. »Möchten Sie vielleicht da drin warten?« Sie zeigt auf einen Umkleideraum, die Durchgangsschleuse zum Röntgen. Sie bringt mir eine Packung Kleenex-Tücher. Ich setze mich auf eine schmale Bank. Den Kopf in den Händen. Ich stehe wieder auf. Ich kann auch hier nicht bleiben. Hier würde ich nicht sehen, wenn sie wieder rauskommt. Ich wische mir die Tränen ab. Reiß dich zusammen.

Währenddessen rast Harry über eine Schotterpiste von Straße nach Kairo. Sie haben einen Fahrer gefunden, der ihn fährt. Geri hat alles organisiert. Er übernimmt die Drehs, die noch anstehen. »Ich dachte, ich überlebe diese Fahrt nicht«, wird Harry später erzählen. Die nächste Maschine geht erst am Abend. »Komm nicht zu mir«, werde ich zu Harry sagen. »Geh zu Ben.«

Jodi und ich müssen uns knapp verpasst haben. Als wir später telefonieren, sagt sie: »Nun machen Sie sich mal keine Sorgen um Ben, ich bin da und ich bleibe so lange, wie es nötig ist.« Sie weiß, wo Bens warme Socken sind, sie weiß, wie sie ihn dazu kriegt, sie anzuziehen, sie ist der Alltag, den er jetzt braucht. Sie gibt ihm den Halt, den ich ihm jetzt nicht geben kann. Lotta oder Ben. Oder – nicht und. Ich wollte, ich könnte mich in zwei teilen. »Danke«, sage ich und will doch viel mehr sagen. »Danke.«

Dr. Waltz kommt aus dem MRT-Raum, ein Lächeln im Gesicht. Lotta stirbt nicht an diesem Tag. Es ist keine Hirnblutung. Sie findet wieder heraus.

Wir nehmen ein zweites Medikament hinzu und bleiben eine Woche auf der Station »Kinderneurologie / Kinderonkologie«. Wie hat Harry mal gesagt? Je weiter oben man im Krankenhaus liegt, desto schlimmer. Wir liegen unter dem Dach. Warum sollte ich mich eigentlich vor dem fürchten, was ich in einer Selbsthilfegruppe sehen könnte? Hier sehe ich auf dem Flur Kinder mit Infusionsständern voller Medikamente, durch die offenen Türen Jugendliche, die im Bett liegen und stöhnend den Kopf hin und her schmeißen. Kinder ohne Haare, die »Mensch, ärger dich nicht« spielen. Behinderte Kinder, die »Wilde Kerle« auf DVD gucken. Eltern, die lachen. Schwestern, die Witze machen. Ärzte, die sagen: »Wie schön, dich mal wieder zu sehen, Alex!« Alles nur Gewöhnung. Alltag. Ist eben so. Na und?

Wie lang ist es her, dass ich in unruhigen Nächten von Frühchen in ihren Glaskästen geträumt habe? Vielleicht ist Gewöhnung ein Muskel, den man trainieren kann. Wenn man einmal entdeckt hat, wie viel Schönheit auch in den Dingen liegt, vor denen wir uns fürchten – geht es dann beim nächsten Mal schneller? Lernt das Auge, nach dem zu suchen, was rührend ist, was lustig, was hübsch – anstatt bei dem zu verweilen, was erschreckend ist? »Du solltest mal wieder ›Alien‹ gucken«, sagt Harry.

Wir sind nichts Schockierendes hier. Wir sind unter uns. Keiner starrt, keiner schaut weg. Rein darf nur, wer keinen Schnupfen mitbringt, Besucher-Kinder müssen sich in der Notaufnahme anmelden und überprüfen lassen. Die Kantine hat einen Lieferservice, ich muss nicht mehr runterrennen, um ein Käsebrötchen zu kaufen, oder Salzstangen zum Abendbrot essen. Ich bestelle Frühstück, Mittag, Abendessen. Lotta kriegt »passierte Kost«. Sie isst besser als zu Hause. Wir haben ein Einzelzimmer. Ich kriege eine Liege, die ich morgens um halb acht abgezogen auf den Flur stellen muss. Wenn sie nachts weint, ziehe ich ihren Infusionsständer neben meine Liege und nehme sie unter meine Decke. Da liegen wir im Dämmerlicht, Nase an Nase.

In den nächsten Monaten bekommt Lotta immer wieder Anfälle, manchmal dreimal pro Tag. Viele verschwinden von alleine, manche müssen wir mit Diazepam beenden. Wir schleichen das eine Medikament aus, verringern die Dosis so lang, bis es abgesetzt ist, und versuchen ein anderes. Immer noch Anfälle.

Die Behandlung von Epilepsie ähnelt einem Trial-and-Error-Verfahren. Der Arzt wählt aufgrund des Anfallstyps und der Vorgeschichte des Kindes ein Medikament aus, von dem er sich Wirkung erhofft und möglichst wenig Nebenwirkung. Und dann muss man sehen. Bis man sieht, dauert es. Wochen, bis ein Medikament eingeschlichen ist, Wochen, bis es ausgeschlichen ist. Von zehn epilepsiekranken Kindern werden statistisch gesehen sechs durch die Behandlung anfallsfrei, bei zweien wird die Situation wesentlich verbessert und bei zweien ist keine Hilfe möglich. Je mehr Medikamente zum Einsatz gekommen sind, desto unwahrscheinlicher wird es, dass wir die richtige Medikamentenkombination finden. Den größten Erfolg erzielt immer das erste Medikament, wer beim ersten Schuss keinen Treffer erzielt, der hat beim zweiten schon eine geringere Chance auf den Hauptgewinn.

Die Epilepsie tötet meine Tochter nicht. Sie nimmt sie mir trotzdem.

Die neuen Medikamente machen Lotta müde. Sie lächelt nicht mehr, wenn Harry an der Tür klingelt, wenn Ben sich auf sie schmeißt, weint sie. Nebenwirkungen: Von einem Medikament muss sich Lotta bis zu achtmal am Tag übergeben, von einem anderen wird ihr Zahnfleisch so empfindlich, dass sie bei jeder Berührung aufschreit. In den Beipackzetteln stehen Nebenwirkungen wie Depressionen, Angstzustände, Aggression, Schlafstörung, Übelkeit, Doppeltsehen, Ohrgeräusche, Selbstmordversuche. »In der Regel werden die Medikamente, die wir Ihrer Tochter geben, gut vertragen. Bestimmte Nebenwirkungen verschwinden mit der Zeit, wenn sich der Körper an das Medikament gewöhnt. Andere sind ein Grund, das Medikament zu wechseln. Wir werden sehen«, sagt Dr. Waltz. »Wir müssen das gut im Auge behalten.«

Zugelassen für kleine Kinder sind nur die wenigsten der Medikamente, die wir Lotta geben. Epilepsie ist bei Kindern häufiger als Tuberkulose, Rheumatismus oder Diabetes. Mehr als 200 000 Kinder leiden in Deutschland darunter. Zwei Drittel der Epilepsie-Erkrankungen beginnen vor dem 20. Lebensjahr, fünfzig Prozent vor dem zehnten. Die ersten drei Lebensjahre oder die Pubertät sind die typischen Ausbruchszeiten. Und doch gibt es nur sehr wenige Epilepsie-Medikamente, die für Kinder zugelassen sind. Warum?

Für die Medikamententests müssen Patienten gefunden, Ärzte bezahlt und Placebos entwickelt werden. Das ist teuer. Für die Pharmaunternehmen ist der Anreiz gering: Die Medikamente kommen auch so zum Einsatz, auch bei Kindern. Off-Label-Use nennt sich das. Ärzte und Eltern haben meist keine andere Wahl.

Lotta kann uns nicht sagen, ob es in ihren Ohren klingelt oder ob sie alles doppelt sieht. Ich muss es für sie sagen. Sie kann sich auch nicht ans Ohr fassen oder die Augen reiben. »Sie kennen Ihr Kind am besten.« Dieser Satz verfolgt mich jetzt. Lotta geht es schlecht, das sehe ich. Doch woran liegt es: an dem Medikament oder an den Anfällen?

Wenn mich Dr. Waltz fragt: »Wie geht es Lotta?«, überlege ich lange. Ich notiere mir die Anfälle, die Erscheinungsformen, die Tageszeit, die Begleitumstände. Ginge es ihr sehr viel besser oder schlechter, wäre der Fall klar. Doch wir leben in einer Grauzone. Soll ich darauf drängen, das Medikament abzusetzen? Darauf, dass wir die Dosis erhöhen? Was ich sage, kann den Ausschlag geben. Was, wenn ich einen Fehler mache? Wenn ich mich irre? Vielleicht kenne ich meine Tochter am besten – doch kenne ich sie gut genug?

Ich möchte ihr ein Pflaster aufkleben, »*Heile, heile Gänschen*« singen und alles wieder gut machen. Ich möchte sie auffangen, wenn sie fällt, sie halten, wenn sie schlecht träumt, ihre Wunden versorgen, ihren Kummer verarzten, darüber wachen, dass ihre Welt heil und ganz ist. Ich möchte mich vor einen heranrasenden Laster schmeißen und mein Kind von der Straße schubsen. Das ist meine Aufgabe. Das ist es, was Mütter tun.

Doch ich kann nichts machen. Ich bin machtlos. Ich war es schon, als wir noch einen Blutkreislauf teilten und sie unter meinem Bauchnabel lebte. Die Anfälle kommen, und ich kann nur danebenstehen und zusehen, wie sie mir mein Kind wegnehmen.

Lotta und ich verschmelzen. Wenn ich auf Toilette gehe, renne ich. Beim Spazierengehen laufe ich nicht hinter, sondern schräg neben dem Wagen, sodass ich sie sehen kann. Ich kaufe ein Video-Babyfon. Auf einem Monitor kann ich Lottas Gesicht sehen, wenn sie oben schläft und ich mit Harry auf der Couch sitze. Ich gehe trotzdem dreimal pro Abend nach oben und leuchte ihr mit dem Handy ins Gesicht. Nachts wache ich regelmäßig auf und horche. Rasselt sie? Wenn ich mal schlafe, rüttelt Harry mich wach. »Hat sie was?« Der Schlafmangel legt einen Schleier über unsere Tage. Wir leben wie in einer anderen Zeitzone, getrennt von der Welt um uns herum.

Doch die schlimmen Nächte sind nicht die, in denen wir aufwachen. Die schlimmen sind die, in denen wir durchschlafen und ich morgens mit einem Ruck erwache. Die Sekunden, bevor ich sie im Halbdunkel finde.

Lotta krampft nachts um zwei im Bett, nachmittags um drei auf dem Spielplatz, hinten in ihrem Autositz auf der A 4. In der Badewanne. *»Alle meine Entchen, schwimmen auf dem See, schwimmen auf dem See ...«* Verdrehte Augen und kleine Wellen. Jeder Anfall könnte zu einem lebensbedrohlichen Status werden. Wir leben von Anfall zu Anfall. Im Minutentakt, eine Minute, zwei Minuten, drei Minuten, vier Minuten, Rektiole holen, Rektiole geben. »Bitte lass es aufhören«, sage ich leise.

Wo immer wir sind, überlege ich zuerst, wie uns hier ein Notarzt erreichen kann. Welche Straße führt zum Spielplatz im Stadtwald, auf welcher Etage sind wir im Kaufhaus, wo ist der nächste Rastplatz? Mein Handy lade ich jeden Abend auf. In jeder meiner Handtaschen habe ich die Notfall-Rektiole Diazepam. Feuchttücher, Gummibärchen und Valium. Mother's little helpers.

Wir tanzen zu viert auf einem Seil, das kurz davor ist zu reißen.

Feierabendverkehr. Stop-and-Go vor der roten Ampel. Ich am Steuer, Lotta auf dem Rücksitz. Ein rasselndes Einatmen von hinten, ich drehe mich um. Ein Schlag, der meinen Kopf nach vorne fliegen lässt. Lotta schreit.

Blechschaden. Unsere Motorhaube eingedellt, beim Auto vor mir ein kaputter Kofferraum. Nichts passiert.

Nachmittags zu Hause. Ben jagt einen Ballon durch das Wohnzimmer, ich sitze am Wohnzimmertisch und wende den Blick nicht von Lotta auf ihrer Krabbeldecke. »Mama, schau mal!«

Ich schaue kurz zu ihm und wieder zurück zu Lotta. Hat sie die Augen nach oben verdreht?

»Mama, schau mal!«

»Was denn, Ben?« Ich gehe zu Lotta, streiche über ihre Stirn, ihre Augen kommen mit meinem Handwischen wieder nach unten. Alles in Ordnung.

»Mama, schau mal, ich kann den Kopf halten!« Ben steht vor mir und reckt seinen Kopf in die Höhe. »Guck mal, wie toll ich das mache.« Er lächelt mich an. »Und ich kann lächeln. Jetzt musst du dich freuen.«

Ich nehme ihn in den Arm. »Du bist toll, egal, was du kannst. Du ...« Oh Ben, es tut mir so leid.

»Nicht«, sagt Ben. »Du sollst dich doch freuen.«

Totalschaden.

17

»Du musst auch mal abgeben lernen«

Ein Rollentausch

»Was würde dir helfen?«, fragt Harry. »Wie kriegen wir das hin?«
Wir sitzen am Esstisch, die Kinder schlafen. Harry will einen
neuen Plan. Ich schüttele den Kopf. »Das mit den Anfällen muss
besser werden.«

»Dann sprich mit Dr. Waltz.«

»Was soll ich ihm denn sagen, er macht, was er kann.«

»Sollen wir wechseln?«

»Nein, ich habe da schon großes Vertrauen. Jetzt zu wechseln,
wäre das Schlechteste, was wir machen können. Dann müssen
wir von vorne anfangen. Es gibt nichts, was wir tun können. Gar
nichts …«

Kann es überhaupt einen Plan geben, der in so einer Situation
hilft?

»Ist ja gut.« Harry legt seine Hand auf meinen Arm. »Vielleicht
wird es ja nach der nächsten Embo besser.«

»Ich bin einfach so allein. Ich muss ihr doch helfen können.
Und Ben, ich muss auch auf Ben gucken. Er soll sich nicht dafür
verantwortlich fühlen, mich glücklich zu machen. Das geht doch
nicht. Ich …«

»Du bist nicht allein.«

»Wer sitzt denn bei Dr. Waltz? Wer ist den ganzen Tag bei Lotta? Hast du schon mal Diazepam gegeben?«

Er nimmt die Hand weg.

»Entschuldigung«, sage ich. »Es tut mir leid, aber ich ...«
»Ich muss mit meiner Chefin reden.«
»Was willst du ihr denn sagen?«

Ich weise Jodi in den Gebrauch der Diazepam-Rektiolen ein und schreibe ihr eine Vollmacht. Sie hat sehr viel auf Ben aufgepasst in letzter Zeit, nun soll sie Lotta nehmen. Ich zeige ihr auf dem Computer das Video von Lottas Krampf, 37 Sekunden stehen wir nebeneinander und sagen nichts. Wird sie es machen? Wird es ihr zu viel Verantwortung sein? Und ich: Werde ich Lotta loslassen können? Wenn ich sie zu sehr festhalte, lasse ich Ben fallen.

»Früher habe ich mal in der mobilen Pflege gearbeitet, ich habe sogar eine Schulung im Umgang mit Epilepsie-Patienten bekommen«, sagt Jodi. »Machen Sie sich keine Sorgen, Frau Roth.« Ich umarme sie, sie ist fast einen Kopf kleiner als ich und klopft mir auf die Schulter. Was habe ich für ein Glück.

Nachmittags. Ich mache Lottas Lieblingsmusik an. »*Ich wohne in den Wolken, ich bin ein Tropfenkind, wenn's regnet, fall ich runter und tanze mit dem Wind ...*« Ben hat seinen Fahrradhelm in der Hand und zerrt: »Nun komm schon, Mama!«
»Viel Spaß«, sagt Jodi und schaukelt Lotta auf den Knien.
Ich halte Ben am Gepäckträger fest, ich laufe, er eiert um den Platz vor unserer Tür. »Du musst schneller treten!«
»Das geht nicht!«
»Schneller!«
Wir eiern an unserem Haus vorbei. Am Fenster steht Jodi mit Lotta auf dem Arm und lächelt. Sie winkt. Ich laufe schneller, gebe dem Gepäckträger einen Schubs und lasse los. Ben fährt von mir weg. Er schwankt. Wird er stürzen?
»Ich kann es!« Ben tritt schneller und schneller, wie ein Besessener. »Schau mal, Mama, ich kann Fahrrad fahren!«
Ich klatsche und johle. Ich schreie, als wäre ich im Stadion. Ben fährt eine große Runde um den Platz. Ich hole mein Handy raus und filme. Ich filme sein lachendes Gesicht unter dem Fahrradhelm, wie er von mir wegfährt und immer kleiner wird, ich

schwenke auf Jodi am Fenster mit Lotta auf dem Arm. Und wieder zurück auf den fahrenden Ben. Und noch eine Runde und noch eine. Und noch eine. »Ich kann es!«, ruft Ben.

Schuldgefühle, Versagensängste, Depressionen – schätzungsweise zehn bis zwanzig Prozent der Geschwister behinderter Kinder seien »gefährdet«, lese ich in der Zeitung. Sie kommen zu kurz, müssen zu früh zu viel Verantwortung schultern. »Gut«, sagt Harry. »Wir hatten schon schlechtere Prognosen.« Achtzig bis neunzig Prozent der Kinder kommen klar. Lottas Physiotherapeutin Frau Kniep sagt dazu: »Das ist wie mit allen Geschwistern: Er kann davon profitieren. Sie werden das schon richtig anpacken.« Ich lese von Geschwistern, mittlerweile erwachsen, die sagen: Von meinem Bruder mit Down-Syndrom habe ich Lebensfreude gelernt. Was wirklich zählt. Ich würde meinen Bruder nicht missen wollen. Er hat mich stark gemacht.

Klingt gut. Klingt fast zu gut, um wahr zu sein. Was wird Ben später sagen?

Neue Vorsätze: Kakao trinken, ohne Lotta. Malen, gemeinsam. Lachen. Keine Rücksicht. »Doofes Gewitter im Kopf.«

Ich melde Ben zum Schwimmkurs an. Lotta bleibt zu Hause bei Jodi. Ich sitze am Beckenrand. Ben schaut zu mir, hebt eine Hand aus dem Wasser und winkt, statt mit den Armen Kreise zu ziehen. Er winkt und geht unter. »Nun schwimm mal!«, rufe ich.

»Raus hier!«, schreit der Schwimmlehrer. »Alle Mütter raus, ihr müsst mal abgeben lernen!«

Als der Kurs zu Ende ist, rubbele ich Ben mit dem Handtuch trocken. »Wollen wir noch in die Eisdiele?«

Mein Handy klingelt. Jodi. Lotta krampft. Ich klemme mir das Handy mit der Schulter ans Ohr und zwänge Ben den Pulli über den Kopf. Ich höre Jodi zu, wie sie Lottas Augenbewegungen beschreibt, wie sie sagt »Sscccchhh, Lotta, alles gut, Jodi ist ja da.« Ich stülpe Ben seine Mütze über. »Noch föhnen!«, ruft er. »Egal, heute darfst du mit nassen Haaren.«

»Geben Sie Diazepam«, sage ich zu Jodi und zu Ben: »Komm, wir machen ein Wettrennen, wer zuerst beim Auto ist.«

Wir rasen durch Köln. Jodi die ganze Zeit am Hörer. Ich überhole, ich fahre über eine Ampel, die gerade noch gelb war. »Das war rot!«, ruft Ben von hinten.

»Es ist gut, Frau Roth, es ist vorbei«, sagt Jodi. »Sie schläft jetzt ein, ich lege sie in ihr Bett und bleibe bei ihr.«

Ich halte vor einer roten Ampel und lege die Stirn ans Steuer.

»Mama?«, fragt Ben von hinten. »Kommt jetzt die Polizei?«

Kann der Ausnahmezustand zur Normalität werden? Wie stark ist mein Gewöhnungsmuskel?

Abends bei dem neuen Italiener. Ich habe mein Handy auf die lauteste Lautstärke gestellt und auf den Tisch direkt neben meinen Teller gelegt. »Auf uns«, sagt Harry und hebt sein Glas.

»Sandra?« Wir drehen uns um. Hinter uns stehen Melanie und Steffen. »So ein Zufall!«

Küsschen rechts, Küsschen links. »Wie geht es euch? Wie geht's den Jungs?«

»Oh, toll! Noah fährt jetzt auch Laufrad. Unglaublich, wie schnell sie groß werden, oder?«

Wir nicken.

Melanies Gesichtsausdruck wechselt von fröhlich zu betroffen. »Und bei euch? Wie geht es der armen kleinen Lotta?« Sie drückt meine Schulter. Steffen steht daneben, als wäre er auf einer Beerdigung.

Harry und ich schauen uns an. »Super!«, sagen wir wie aus einem Mund.

Wir machen noch eine Embo. Die fünfte. Ein Tag ohne Anfall, zwei Tage ohne. »Nichts!«, jubele ich, als Feldkamp reinkommt. Es ist genau der Effekt, den wir uns erhofft haben, zusammen mit den Ärzten. Wenn ihr Gehirn entlastet wird und nicht mehr so viel Blut daran vorbeirauscht, lässt sich Lotta medikamentös besser einstellen. Weniger Stress im Gehirn gleich weniger Anfallsbereitschaft. »Versprechen können wir nichts«, hat Brassel gesagt. »Aber wir können hoffen.«

»Nun warten Sie mal ab«, sagt Feldkamp.

Die Anfälle kommen zurück, aber sie werden seltener und kürzer. Dreißig Sekunden, eine Minute. Kein Diazepam mehr. Kein Blaulicht. »Meinst du, man kann sich wirklich an alles gewöhnen?«, frage ich Harry.

Er hat mit seiner Chefin gesprochen. Er nimmt eine Auszeit, einen Monat lang. »Vier Wochen zu Hause und schon glauben Männer, sie sind Helden«, sagt Clara.

»Viel ist das ja nicht«, sage auch ich.

»Frauen – niemals zufrieden«, sagt Harry und küsst mich. »Lass uns doch erst mal versuchen, wie es klappt. Und dann sehen wir weiter.«

Morgens bringt er Ben in den Kindergarten und kommt dann zurück. Ich drücke ihm Lotta in den Arm. »Und was mache ich jetzt?«

»Tu mal wieder was für dich«, sagt Harry. »Geh mal wieder zum Sport oder schreib mal wieder was.« Ich streichele Lotta auf seinem Arm. »Geh!«, sagt er. »Du musst auch mal abgeben lernen.«

Ich rufe in Hamburg an. »Mein Büro ist wieder geöffnet.« Ich nehme den ersten Auftrag an: das Porträt einer angehenden Ärztin mit zwei kleinen Kindern. Thema: die Vereinbarkeit von Familie und Beruf.

»Machst du's?«

»Genau mein Thema.«

Nachmittags stehe ich auf dem Stepper im Fitnessstudio, in den Ohren weiße Kopfhörer, vor mir eine Reihe Fernseher, die alle auf einen Musikkanal geschaltet sind. Britney, Madonna. Ich trete und trete und denke zu viel. Wird Lotta jemals fühlen, wie schön Bewegung sein kann? Wie das Herz hämmert? Wie es den Kopf befreit?

»An deiner Stelle würde ich mich einfach ins Bett legen und den ganzen Tag nicht mehr aufstehen«, sagt Nina am Telefon.

»Dann hätte ich zu viel Zeit zum Nachdenken. Das halt ich nicht aus.«

Zum Arzt gehe immer noch ich. Ich ziehe Lotta an, ich koche Mittagessen. Doch Harry geht morgens zur Physio, füttert mittags eine Stunde, sitzt nachmittags im dunklen Schlafzimmer und leuchtet mit der Taschenlampe auf eine winzige Diskokugel. Abends hört er nicht auf zu reden. Er auf der Couch, ich am Esstisch vor dem Computer. »Und dann hat sie die Augen aufgerissen und ich glaube, sie hat richtig gesehen, wie sich die Kugel dreht ...«

»Warte«, sage ich und tippe. »Lass mich das eben noch zu Ende machen.«

Wir haben die Sätze getauscht.

»Wie die starren, man fühlt sich ja wie im Zoo.«

»Ich muss das nur noch schnell abschicken.«

»Heute hat sie nur geschrien, keine Ahnung, wieso.«

»Mmmh.«

»Ich habe ein Foto gemacht, wie sie bei Frau Kniep auf dem Bauch lag, willst du mal sehen?«

»Gleich, ja?«

»Hörst du mir überhaupt zu?«

»Klar.«

Ich tauche ab und tauche nur wieder auf, wenn Harry ruft: »Komm mal ganz schnell!« Lotta krampft und wir sitzen gemeinsam vor unserem Kind auf dem Boden. Harry streichelt ihren Kopf, ich ihren Rücken. »Mama ist ja da.« »Papa ist ja da.« Mit Valium in der Hand und einem Loch in der Brust.

»Wenn nur die Anfälle nicht wären ...«, sagt Harry später. »Dann wäre es eigentlich ganz einfach, oder?«

Ben fährt jeden Tag Fahrrad. Mit mir oder Harry. »Alle zusammen«, sagt er.

»Das geht nicht«, sage ich.

In der Garage zeigt er auf den Fahrradanhänger, in dem er selbst noch letzten Sommer saß. »Da kann sie rein.«

»Da drin kann Lotta leider nicht sitzen.«

»Bitte, bitte!«

Ich polstere den Fahrradanhänger mit Kissen aus und lege Lotta einen aufblasbaren Nackenschutz um, wie man ihn zum Schlafen bei Flugreisen trägt. Ich schnalle sie ganz fest an. Zu viert fahren wir los. Ben ruft: »Wettrennen!«

Lotta schreit wie am Spieß. Bei jeder kleinen Bodenwelle steigert sich das Kreischen zum Heulen. Sie kann sich nicht halten in den Kissen, die Erschütterung tut ihr weh.

»Komm, Ben, das ist doch schön: nur wir zwei.« Wir fahren abends, wenn Harry Lotta ins Bett bringt. »Du bist schon groß, du darfst noch aufbleiben.«

Wir fahren durch den abendlichen Stadtwald, wir zählen die Grillpartys und holen uns ein Eis, obwohl es schon dunkel wird. »Schön, oder?«

Am nächsten Morgen sagt Ben zu Lotta: »Wenn du groß bist, nehmen wir dich mit.«

Am Ende des Monats winke ich mit Lotta auf dem Arm Harry nach, als er ins Büro fährt. »Was habe ich dich vermisst, Lotta Schatz.« Mama ist wieder da.

»Können wir nicht verlängern?«, habe ich eben noch zu Harry gesagt.

»Dann müsste ich meinen Job wechseln.«

»Tja, vielleicht ...«

Er hat den Kopf geschüttelt und ist abgefahren.

Die Auszeit ist vorbei. Aber ich muss es nicht alleine schaffen, ich sollte es gar nicht erst versuchen. Der Einsatz ist zu hoch, um auf Risiko zu spielen. Neue Vorsätze: den letzten Rest Stolz runterschlucken, Hilfe suchen, keine Alleingänge. Jodi, Oma, Freundinnen, Frau Girschke, der Patenonkel, der Großvater. Ich werde alle einplanen. Ich werde weiter ein bisschen arbeiten, ich werde ab und zu zum Sport gehen, ich werde viel bei Therapeuten und beim Arzt sitzen. Wie steht es in der Broschüre »Das anfallskranke Kind«: »Freizeitaktivitäten und die Berufstätigkeit der Mütter sind nicht als Luxus anzusehen, sondern als sinnvolle und nützliche Maßnahmen zur Alltagsbewältigung, die letztlich dem Wohl der gesamten Familie dienen.«

Wenn Lotta abends aufwacht und Harry auf dem Sofa sagt:

»Kannst du nicht …?«, schaue ich kurz von meinem Buch auf und zitiere: »Freizeitaktivitäten der Mutter sind nicht als Luxus anzusehen …«

Harry winkt ab und steht auf. »Ich mache das nicht für mich, ich mach das nur für euch«, rufe ich ihm hinterher. »Es dient letztlich dem Wohl der ganzen Familie.«

»Tolle Ausrede«, ruft er lachend von der Treppe.

»Ja, oder?« Als Harry wieder runterkommt, sage ich: »Beim nächsten Mal gehe ich.«

»Morgen früh gehe ich joggen.«

Ich blättere um. »Willst du nicht lieber mal ausschlafen?«

Ich sehe immer noch Claras erhobene Augenbrauen vor mir: »Du glaubst doch nicht im Ernst, dass der nur joggen geht?«

Wenn Harry die Stadt verlässt, verteile ich Nachtdienste an meine Nachbarn. Sie alle haben das Blaulicht flackern sehen. Frau Girschke hat von uns nach ihrem Rettungseinsatz einen Strauß Rosen bekommen, den sie nicht annehmen wollte. »Ich freu mich doch, wenn mich mal einer braucht.«

»Kann sein, dass ich heute Nacht bei Ihnen anrufe …«

»Ich lege das Telefon neben mein Bett.«

Danke, Bullerbü.

18

»Wussten Sie das nicht vorher?«

Prognosen, pränatale Tests und
nachträgliche Zweifel

Ich finde die richtige Sportart für Lotta: Fußball. Frau Kniep setzt sie in einen Haufen Kissen, aufrecht, abgestützt, die Füße auf dem Boden. Wir rollen einen Ball vor sie, sodass ihre Zehen den Ball berühren. Langsam winkelt sie ein Bein an und streckt es wieder durch. Mit einer ruckartigen Bewegung stupst sie den Ball weg. »Tor!«, ruft Ben, der danebensteht. »Lotta vor, noch ein Tor!« Ich kaufe einen weichen Fußball für Lotta. »Guck mal, der ist schwarz-weiß«, sagt Ben und schwenkt ihn vor ihren Augen hin und her. »Den kannst du sehen, Lotta!«

Lotta will stehen. Wenn ich sie auf dem Arm halte, macht sie sich steif wie ein Stock und streckt den Kopf hoch in die Luft. Frau Kniep stellt sie an einen Gymnastikball. Dort steht sie wie andere an einer Bar, mit den Unterarmen aufgestützt, den Kopf in die Höhe gereckt. Sie steht und steht und steht und lächelt.

Wir kaufen einen quietschgelben Gymnastikball, geformt wie eine riesige Erdnuss. Er liegt in unserem Wohnzimmer wie ein Kunstobjekt. Lotta steht daran, dicke Grübchen im Gesicht, wir alle sitzen ihr gegenüber und lachen zurück. Meine Mutter sagt: »Davon habe ich geträumt.«

Mit einer Bewegung habe ich kein Baby mehr – ich habe ein großes Mädchen. Jetzt kann ich mir vorstellen, wie es aussehen könnte, wenn sie geht. Auf steifen Beinen, mit Trippelschritten, aber auf den eigenen Füßen unterwegs. Vielleicht mit einem Rollator. Ich mache Fotos.

Wem kann ich diese Bilder zeigen? Ich sehe auf ihnen einen Grund, stolz zu sein, andere sehen einen Grund, Mitleid zu haben. Andere Eltern haben Bilder von Kindern im selben Alter, die rennen, wir haben Bilder von einem Kind, das auf krummen Beinen steht. Warum finden wir unsere Bilder trotzdem zehnmal schöner?

Lottas Fortschritte sind Wunderkerzen. Bei Tageslicht sind sie fast unsichtbar, doch bei Nacht glitzern sie wie Sterne, die vom Himmel gefallen sind. Man muss im Dunkeln stehen, um zu sehen, wie schön sie sind.

Den weißen Hochstuhl, den Lotta zu ihrem ersten Weihnachten bekommen hat, kriegt Ben. Sein alter mit den Macken kommt in den Keller. Lotta kriegt dafür eine »Sitzschale«, wie das unser Reha-Techniker Stefan Augst nennt. Ein Monster mit Rollen, mit einer U-förmigen Klammer, die Lottas Nacken umfasst, um ihren Kopf zu stützen, mit Bändern, um ihre Füße festzuschnallen, und einem kleinen Tisch, der sich vorklappen lässt wie im Flugzeug. 5500 Euro teuer, die Krankenkassse übernimmt etwa drei Viertel des Beitrags. Wir haben uns für schwarzen Stoff entschieden, zu einem silbernen Gestell.

Die Sitzschale lässt sich hoch- und runterfahren und fast bis in Liegeposition nach hinten kippen. Maßgeschneidert. »Form follows function«, sagt Harry dazu. »Der Rollstuhl«, sagt Ben glücklich. Das B-Wort steht jetzt auch in unserem Wohnzimmer.

Ich setze Lotta in den Stuhl, ich schnalle sie an. Das erste Mal sitzt sie mir alleine gegenüber. Sie bewegt suchend den Kopf hin und her, sie hebt einen Arm und verzieht den Mund. Ich klappe ihren Tisch vor und lege eine knisternde Folie vor sie. »Schau mal hier!« Ich knistere, Lotta schreit. Sie will raus. »Na, dann komm.«

Beim zehnten Versuch. Ich knistere und Lotta öffnet ihre Hand. Erst die rechte, dann die linke. Der Stuhl stützt ihren Rücken und hält ihren Kopf, Lotta hat die Hände frei. Sie muss sich nicht mehr selbst halten, sie kann sich aufs Greifen konzentrieren. Sie knistert. Sie lächelt. »Ist der Stuhl nicht toll?«, frage ich Harry. »Wie schön sie dasitzt.«

Unser Glück hängt an der Passform von Schaumstoff und Metall. Eine zu tief sitzende Kopfstütze bedeutet Schmerzen und Schreien, eine richtig eingestellte Rückenstütze heißt geöffnete Hände und beim Füttern ein weit geöffneter Mund. Wenn Lotta wächst, müssen Kinderwagen und Sitzschale mitwachsen. Alles muss ständig nachgestellt werden. Als unser Reha-Techniker die Firma wechselt, wechseln wir auch. In meiner Handtasche habe ich jetzt immer einen Packen Inbus-Schlüssel.

Lotta steht, sie lächelt, sie tastet. Ein Feuerwerk an Wunderkerzen. Lotta Wundertüte.

Ich habe wieder Hoffnung. Bei einem Kontrolltermin mache ich, was ich nie wieder tun wollte. Ich frage nach einer Prognose: »Wird sie mal auf eine normale Schule gehen können?«

»Denken Sie nicht in so großen Zeiträumen«, rät mir der Arzt. »Bei dem fragilen Gebilde in ihrem Kopf ...«

»Sie meinen ...«

Er zögert. Die Stille, die alles sagt, bevor er es ausspricht: »Es könnte jederzeit eine Ader platzen.« Noch immer schießt Blut in Lottas Kopf am Gehirn vorbei. Ihre Adern sind ausgeleiert. Ich schaue an die Wand hinter ihm. Dort hängt ein Fotokalender, er mit einem Mädchen um die acht Jahre. Beide tragen Sonnenbrille und lachen in die Sonne. »Aber ... «, sagt er. »Andererseits ...«

Er langt unter den Tisch und zieht eine Packung Kleenex hervor. »Das Kind kann auch 80 werden.«

Wir haben viele Türen, an die der Tod klopfen könnte: Eine Ader könnte platzen. Eine Embo könnte schiefgehen. Lotta könnte während eines epileptischen Anfalls aufhören zu atmen. Wir mussten nicht mehr den Notarzt rufen, seit Harry in Ägypten war, doch wird das so bleiben? Ben könnte ihr ein Gummibärchen in den Mund stecken. Lotta schluckt ohne zu kauen. Beim Essen verschluckt sie sich häufiger, sie übergibt sich oft. Auch nachts. Ich lasse sie auf der Seite schlafen, mit einem Kissen im Rücken, damit sie sich nicht verschlucken kann. Ich hoffe, ich werde sie immer hören.

»Die Frage ist ja, was wünschen wir ihr?«, sagt Harry.

Es ist Abend, er reicht mir einen Teller aus der Spülmaschine, ich lege ihn auf den Stapel im Hängeschrank. »Ich wünsche mir, dass sie einmal selbstständig leben kann«, sage ich und ärgere mich, dass es trotzig klingt. »Dass sie mal ausziehen kann. Dass sie als Teenager ihre Mutter hassen kann, wie alle Mädchen. Dass sie nicht immer von mir abhängig ist.« Eine Tasse, ein Teller.

»Und wenn nicht? Wenn sie immer auf andere angewiesen bleibt?«, fragt Harry.

Ich schließe den Schrank. Was sollen wir unserer Tochter wünschen – ein langes Leben in Abhängigkeit oder einen schnellen Tod?

Wie ist das, blind zu sein, nicht mal die Kaffeetasse halten zu können, sich nicht alleine aufsetzen zu können, immer um Hilfe bitten zu müssen? Vielleicht nicht einmal »Bitte« sagen zu können? Wie fürchterlich fand ich es, als ich am Ende der Schwangerschaft die Treppe nicht mehr ohne Pausen hochkam. Wie habe ich mich geärgert über einen Körper, der nicht stark genug war, das zu tun, was ich von ihm wollte. Ich habe Lotta das Leben geschenkt – nur was für eins?

Samstagmorgens nach dem Aufwachen, wir vier im Ehebett, Ben kriegt aufgeschäumte Milch, ich Kaffee. Lotta liegt zwischen uns, ihr Kopf auf meinen Knien, ihre Beine über Harrys Beinen. Ben kitzelt sie an den Füßen. »Schau dir dieses Lächeln an!«, sage ich. »Da ist deine Antwort.«

»Ich weiß«, sagt Harry. »Und wenn wir mal nicht mehr sind?«

Will ich, dass Lotta 80 wird? Auch, wenn sie dann vielleicht immer noch gefüttert werden muss? Wer wird sie dann zum Lächeln bringen?

In der Zeitung lese ich von einer Studie bei sogenannten Locked-in-Patienten. Sie sind so vollständig gelähmt, dass sie nur noch per Wimpernschlag mit ihrer Umgebung kommunizieren können, etwa nach einem Schlaganfall. Dann doch lieber tot, oder? Wer möchte so ein Leben? In der Umfrage schätzen sich 72 Prozent der Befragten als »glücklich« ein. 72 – diese Zahl gibt mir sehr viel Kraft.

Ich weiß nicht, wie es ist, mit einer Behinderung zu leben. Ich weiß nicht, wie es ist, wenn man immer Hilfe braucht. Wer sagt mir, dass es so schlimm ist, dass ich meiner Tochter den Tod wünschen sollte? Wer sagt mir, dass man nicht auch unter diesen Bedingungen ein Leben führen kann, das es wert ist, gelebt zu werden? Das glücklich ist? Ist es nicht arrogant anzunehmen, dass jemand, der weniger kann als ich, deshalb automatisch unglücklich ist? Sind denn alle, die laufen, reden, atmen können, deshalb gleich glücklich? Ich habe keine Ahnung. Ich habe kein Recht, Lotta den Tod zu wünschen.

Wovon hängt es ab, ob sie ihr Leben wird genießen können? Davon, was sie kann? Davon, ob sie ihre Hand so weit kontrollieren kann, dass sie selbst nach etwas greifen kann? Dass sie sich verständlich machen kann? Ich arbeite daran, doch was, wenn das Aufgaben sind, die nicht zu schaffen sind?

Wenn sie wenig kann: Von der Qualität der Pflege? Vom Geld? Wie kann ich sicherstellen, dass es Lotta gut geht, wenn ich zu alt werde, um mich um sie zu kümmern?

»Denken Sie nicht in so großen Zeiträumen«, hat der Arzt gesagt.

Wie lebt man damit, wenn man nicht weiß, wie lange das Leben dauert?

»Weiß man das denn jemals«, sagt Clara dazu.

»Nein, natürlich nicht.«

»Eben.«

Neue Vorsätze: Schokokekse, püriert, viel schmusen, viel lachen. Nur noch Therapeuten, die Lotta mag und denen ich vertraue. Ich weiß vielleicht nicht, wie lang Lottas Leben dauern wird, aber ich kann versuchen, es zu einem glücklichen Leben zu machen.

In Duisburg. Vorbesprechung für die nächste Embo. Professor Brassel mustert Lotta auf meinem Schoß: »Na, du!« Er lächelt sie an, sie reagiert nicht. Er seufzt. »Sehen Sie denn schon Fortschritte?«

»Sie lächelt sehr viel. Aber es ist natürlich ein anderes Tempo. Da muss man genauer hinschauen.«

»Ich habe die MRT-Bilder von der Malformation Ihrer Tochter neulich auf einer Konferenz gezeigt, da war Stille im Saal. Da sagt keiner mehr etwas.« Ich schweige. »Wissen Sie, wir haben dort auch über ethische Fragen diskutiert, zum Teil sehr kontrovers. Es gibt auch Kollegen, die sich weigern, Kinder unter dem Alter von drei Monaten zu operieren. Natürliche Auslese. Wer vorher stirbt, für den sei es besser so. Aber können wir das einfach so machen? Und was ist mit den Kindern, die überleben und die nach dieser langen Zeit ohne Behandlung womöglich eine viel stärkere Hirnschädigung davontragen, als sie sonst gehabt hätten? Darüber müssen wir reden, habe ich gesagt.«

Ich wippe Lotta auf den Knien und frage: »Operieren Sie alle Fälle?«

»Es gab mal einen Fall, den ich eigentlich nicht embolisieren wollte. Schwerste Schädigungen. Keinerlei Chance, dass das Kind nicht schwerstbehindert sein würde. Aber die Eltern haben auf der Operation bestanden.«

»Und dann?«

»Die Eltern lieben ihr Kind und sind wohl sehr glücklich damit geworden. Es ist sehr viel stärker eingeschränkt als Ihres, Frau Roth. Ich persönlich habe mich sehr schwer damit getan damals. Zu dieser Zeit war ich selber noch nicht Vater.«

Wie entscheidet man, welches Kind verdient, gerettet zu werden – und welches nicht? Wie viel Macht in den Händen dieser Menschen liegt. Wie viel davon abhängt, an welche Ärzte man gerät.

Im Bäckereicafé. Ben trinkt Kakao, ich einen Latte macchiato. Die Bedienung: »Die Kleine schaut ja komisch. Was hat sie denn?«

»Die hat eine Sehbehinderung.«

»Aber wussten Sie das nicht vorher?«

»Vor der Geburt, meinen Sie?«

»Ja, aber der große Bruder ist ja ganz normal, oder? Dann konnten Sie ja nichts dafür.«

Hinter der Frage »Was hat sie denn?« steckt oft schon die nächste: Warum gibt es sie denn?

»Wann hat man das festgestellt?«, »Wussten Sie das nicht vorher?«, »Wolltet ihr das so?«, »Habt ihr keine Tests gemacht?« Spinner gibt es immer, habe ich Nina vor einem halben Leben gesagt. Nur dass es keine Spinner sind. Es ist nicht der Penner in der Straßenbahn, es ist die Bedienung im Café, die andere Mutter auf der Bank neben mir auf dem Spielplatz. Es sind mehr, als ich dachte, die annehmen, dass sich ein behindertes Kind verhindern lässt. Und verhindert werden sollte. Die gedankenlos aussprechen, was andere nur denken. Die nicht wissen, dass wir Lotta gerettet haben, mit aufwendigen OPs. Die sie sehen und an Abtreibung denken.

»Du hast dich doch auch gefragt, ob es so gut wäre, wenn Lotta 80 würde. Du hast doch auch mal gehadert«, fragt mich Clara. »Warum wundert es dich, wenn andere das Gleiche tun?«

»Ich bin ihre Mutter und habe trotzdem kein Recht, ihr den Tod zu wünschen. Und noch viel weniger haben das Leute, die nicht mal Lottas Namen kennen.«

Lotta hat sehr hart um ihr Leben kämpfen müssen. Wir haben sehr hart darum kämpfen müssen. Und jetzt zweifelt die Bedienung beim Bäcker ihr Recht darauf an.

Vor Kurzem haben sie im Bundestag über Präimplantationsdiagnostik diskutiert. Soll man befruchtete Eizellen vor dem Einsetzen auf Erbkrankheiten und genetische Schäden überprüfen? Die Abgeordneten haben es sich nicht leicht gemacht. Kann man Eltern, die ein schwer krankes Kind haben, nicht verstehen, wenn sie sich als zweites ein gesundes wünschen? Warum soll es bei solchen Diagnosen möglich sein, einen Embryo im Mutterleib abzutreiben, aber nicht, einen Zellhaufen vor dem Einsetzen in den Mutterleib zu überprüfen?

Welche Krankheiten rechtfertigen eine solche Auswahl? Welche nicht? Wo sollen wir aufhören, wenn wir einmal anfangen? Und was ist mit denen, deren Krankheit oder Behinderung sich nicht vorhersehen ließ?

Eine Abgeordnete sagte, sie wolle nicht, dass Eltern sich in Zukunft für ein behindertes Kind rechtfertigen müssen. Aber ist es nicht längst so weit? Die Bedienung beim Bäcker macht es sich nicht so schwer wie die Abgeordneten. Ihr Urteil steht fest: Das muss doch heute nicht mehr sein. Das kann man doch verhindern. Das sollte man verhindern.

Wir können so viel und wir können immer mehr. 2013 wird es möglich sein, die genetischen Informationen des ungeborenen Kindes komplett zu entschlüsseln. Im Blut der Mutter lässt sich Genmaterial des Fötus finden, das schon in der 12. Schwangerschaftswoche auf das Down-Syndrom überprüft werden kann. Das ist erst der Anfang. Es ist bereits gelungen, alle Erbinformationen komplett zu dekodieren. Die DNA eines ungeborenen Babys zu lesen ist nur noch eine Kostenfrage. Auch bei der künstlichen Befruchtung reicht eine einzige Zelle der befruchteten Eizellen, um an die gleichen Informationen zu gelangen. Wir können alles über die Erbanlagen eines Kindes wissen, bevor die Mutter überhaupt schwanger ist.

Wie viel wollen wir über das Genmaterial unserer Kinder wissen? Wie stark wollen wir eingreifen? Noch können wir nur wenige dieser Informationen deuten, noch birgt die DNA viele Geheimnisse. Nur wenige Behinderungen und Krankheiten sind so schnell zu erkennen wie das Down-Syndrom. Wie die Deutsche Gesellschaft für Gynäkologie und Geburtshilfe 2012 zu bedenken gibt: »Der Umgang mit einer derartig unüberschaubaren Fülle an Detailinformationen und Risikokonstellationen in der pränatalen Situation muss von der Wissenschaft, Medizin und der Gesellschaft sorgfältig erörtert werden.«

Wir können viel. Verleitet es uns dazu zu denken, wir könnten alles?

Es wird immer Kinder geben, die auf die Straße rennen, ohne zu schauen, die kopfüber ins Nichtschwimmerbecken springen. Zu wenig Luft während der Geburt, ein Herpes, der aufs Gehirn schlägt, ein Zeckenbiss. Später Schlaganfälle, Wiederbelebung nach einem Herzinfarkt, ein Sturz mit dem Fahrrad. Es müssen gar nicht die Grenzen des menschlichen Wissens sein, die letzten Geheimnisse der DNA, die uns zeigen, dass wir nicht alles kontrollieren können. Das Leben reicht schon.

Und doch glauben viele, was einige aussprechen: »Das muss doch heute nicht mehr sein.« Aus Schicksal wird eine bewusste Entscheidung der Eltern – oder ein Fehler des Arztes. Irgendwer muss ja schuld sein. Solange einer Schuld hat, sind die anderen in Sicherheit. So lange kann man denken: Mir könnte das nicht passieren. Ich mache alles richtig. Ich passe auf.

Wenn wir viel können – müssen wir alles tun, was wir können? Erwächst aus medizinischen Möglichkeiten der gesellschaftliche Druck, sie auch zu nutzen?

»Ich wusste es früh«, sagt Nina, als sie mich mal wieder in Köln besucht. »Zumindest, dass die Wahrscheinlichkeit sehr hoch ist. Nackenfaltenmessung in der 14. Schwangerschaftswoche.«

»Und?«

»Mein Arzt hat mir geraten, weitere Untersuchungen zu machen, damit wir Gewissheit haben und möglichst früh abtreiben können. Ich will dieses Kind, habe ich gesagt. Egal, was es hat.«

»Warst du dir direkt so sicher?«

»Nein, natürlich nicht. Aber der war sich so sicher. Ich musste Leon doch beschützen.«

Was hätte ich gemacht? Als ich noch keinen Tritt von Lotta gespürt hatte? Als sie noch keinen Namen hatte?

»Im neunten Monat«, sage ich einer anderen Mutter, als sie fragt, wann das denn festgestellt wurde.

»War es da schon zu spät?«, fragt sie.

Muss man sich rechtfertigen, wenn man sein komplett lebensfähiges Kind im neunten Monat nicht tötet?

Natürlich gibt es auch die anderen. Die Männer erzählen immer von ihrem Zivildienst. Im Altenheim, im Behindertenwohnprojekt. »Wir hätten auch alles genommen«, sagt mir eine Mutter aus Bens Kindergarten. »Für uns war von Anfang an klar, wir machen keine Tests.«

»Da warst du mutiger als ich«, sage ich. »Ich habe viele Tests gemacht.« Und Harry war beim Bund.

Ich habe meine Tochter nicht aufgrund moralischer Überlegungen bekommen oder aus ethischen Gründen. Nicht, weil der Arzt nicht aufgepasst hat oder weil wir es zu spät erfahren haben. Ich wollte nicht die Gesellschaft ändern und ich war nicht zu unvorsichtig. Ich wollte kein politisches Statement zur Welt bringen, ich wollte mein Baby. Ich habe meine Tochter bekommen, weil ich sie nicht töten konnte. Weil ich sie schon damals geliebt habe.

Wann fing diese Liebe an? Hätte sie schon in der zwölften Schwangerschaftswoche gereicht, um die Angst zu besiegen? »Wir hätten uns das nicht getraut, was Nina getan hat«, sagt Harry.

»Meinst du?«, frage ich.

Was wäre gewesen, wenn? Wäre ich mutig genug gewesen? Hätte ich vielleicht gedacht, ich erspare mir und dem Kind so viel Leid? Hätte ich Lottas Leid verhindert und ihr Lachen verpasst? Ihre Liebe?

Ich werde es nie wissen.

19

*»Wie schön die Welt wäre, wenn alle
behinderte Kinder hätten«*

Über die Frage: Schotten wir uns ab?

Ein Raum voller Gymnastikmatten, zwölf Mütter, zwölf Kinder,
ein Bällebad so groß wie ein kleiner Hotelpool. Lottas Spielgruppe. Anfang September 2011. Wir haben das Ende der Warteliste
erreicht.

Lotta liegt auf meinem Schoß, aus dem Augenwinkel verfolge
ich einen kleinen Jungen, etwa zwei Jahre alt. Unsicher schwankt
er auf seinen Beinen, seine Mutter immer hinter ihm, die Hände
zu ihm gestreckt. Er macht kleine Schritte, mit nach innen ver-
drehten Knien, er wankt, seine Mutter strahlt.

Habe ich früher Sorge gehabt, dass dies unsere Zukunft sein
könnte? Jetzt habe ich Sorge, dass sie es nicht sein könnte.

Der Junge wankt hinter dem Bällebad her, ich sehe nur noch
seine dunklen Locken. Plötzlich ist er verschwunden. Die Mutter bückt sich: »Haben Sie was zum Kühlen hier? Murat hatte
einen Anfall.« Der Junge kriegt ein Kühlpack auf die Stirn. Nach
ein paar Minuten: weiterwanken, weiterstrahlen.

Wir sind nicht die Einzigen mit Epilepsie hier. Ich kenne noch
nicht den Vornamen der Mutter neben mir, aber schon die Medikamente, die ihre Tochter nicht vertragen hat. Es ist eine Spielgruppe, wir machen sie zu unserer Selbsthilfegruppe.

Wie konnte ich das vergessen. Was war das für eine Erleichterung, als nach Bens Geburt die erste Mutter im Babymassagekurs
sagte: »Wie kann etwas so Wundervolles gleichzeitig so langwei-

lig und anstrengend sein.« Wie sehr es jetzt hilft, wenn ein anderer sagt: »Drei Anfälle letzte Nacht, aber am Morgen hat sie mich angelächelt.«

Ich lerne: Lotta hat nicht viele Anfälle. Viel ist nicht dreimal am Tag wie früher oder dreimal die Woche wie jetzt. Viel ist dreimal die Stunde. Das könnte ich nicht, denke ich. »Dafür habt ihr die Status-Gefahr«, sagt mir die Mutter. »Das würde mich ja wahnsinnig machen.«

Schlimm ist immer nur das, was die anderen haben.

Wer nicht genau hinschaut, könnte uns für eine ganz normale Krabbelgruppe halten. Im Flur Schuhe ausziehen, essen nur auf der Bank neben den Matten und Pampers bitte draußen in den Mülleimer. Wir stehen im Kreis, die Kinder liegen auf einem bunten Tuch, wir singen: »*Ein großer, ein runder, ein roter Luftballon fliegt langsam immer höher, gleich fliegt er mir davon ...*«

Ich halte inne. »Ach, nein Lotta, jetzt nicht.« In meinen Armen verdreht sie die Augen, sie krampft.

Die anderen singen weiter, die Mutter neben mir sagt leise: »Hast du das schon gemerkt, bevor es losging? Du hast die Aura gespürt, nicht wahr?«

Lotta tut einen tiefen Atemzug und es ist vorbei. Sie lächelt wie über einen Witz, den nur sie gehört hat. »Die Aura?«

»Das ist eine Vorahnung, die viele Eltern haben. Oder auch die Kinder selbst. In einer anderen Gruppe hat ein Junge beim Spielen plötzlich gesagt: Ich muss mich kurz hinlegen, ich kriege einen Krampf.«

»Das geht?«

»Das spürt man.«

Zu Hause werde ich nachlesen: Eine Aura ist nicht so esoterisch, wie es klingt, die Epilepsie-Literatur kennt das Phänomen ebenfalls. Man kann einem Menschen auch ansehen, ob er niesen muss, bevor er es tut. Mit epileptischen Anfällen ist es ähnlich. Ein Gesichtsausdruck, ein Atemrhythmus, eine bestimmte Körperspannung. Auch ich merke es, immer öfter. Am leichtesten geht es, wenn ich Lotta auf dem Arm halte und sie anschaue. Eine

Aura kann ich nicht spüren, wenn Lotta in ihrem Bett liegt und ich unten im Wohnzimmer bin.

»Du kennst dein Kind schließlich am besten«, sagt die Mutter neben mir im Singkreis.

Ich stimme wieder in den Gesang ein. *»Jetzt habe ich ihn gefangen, da hab ich aber Glück ...«* Lotta hatte einen Anfall, in aller Öffentlichkeit, und die anderen verhalten sich, als wäre sie gestolpert. Passiert. Nicht so schlimm. Und sonst so?

Wir bewegen uns in einem geschützten Raum. Wir leben in derselben Zeitzone, wir bewegen uns alle in Zeitlupe. »Wie gut Lotta aussieht«, »Marvin macht ja Riesenfortschritte«. Es heult keiner. Es jammert keiner. Es lachen viele. Hier kann ich sagen: »Eine Woche ohne Anfall!«, und alle sagen »Super!« und keiner »Ihr Armen«. Wir zählen wie die Anonymen Alkoholiker, eine Woche ohne, zwei Wochen ohne. »Hallo, ich bin Sandra und meine Tochter ...«

»Das ist fantastisch«, erzähle ich Nina am Telefon.

»Was hast du denn erwartet?«, sagt sie. »Wie schön die Welt wäre, wenn alle behinderte Kinder hätten, oder?« Kein Anstarren, kein Weggucken, Normalität. »Ich gehe schon nicht mehr auf Spielplätze«, sagt sie. »Was soll ich da?«

Sperren die anderen uns aus oder isolieren wir uns selbst? Wollen wir vielleicht auch am liebsten unter uns bleiben?

Wie unangenehm die Blicke beim Bäcker. Wie verkrampft die beste Freundin von früher. Wie mitleidig die Nachbarin. Wir sind uns einig. Nirgendwo kann man so ausgiebig über das Dilemma Dinkelkekse oder Gummibärchen lästern wie in einer Spielgruppe für von Behinderung bedrohte Kinder. »Warum erwarten immer alle, dass ich weine?«, fragt mich eine Mutter. »Ich war mit einer Freundin essen. Jetzt kannst du mir alles erzählen, hat sie gesagt und erwartet, dass ich den Horror auspacke. Darf ich nicht mehr lachen? Darf ich nicht mehr fröhlich sein? Kann ich mein Kind nicht einfach toll finden?«

»Ich habe nie gezweifelt«, sagt ein Vater, der einzige im Raum.

»Ich habe meine Tochter vom ersten Tag an angenommen. Ich war immer stolz auf sie, sogar stolzer als auf ein Kind, das nicht zu kämpfen hat.«

Als Ben klein war, lief in unserem Babymassagekurs ein unausgeschriebener Wettbewerb, wer am schnellsten abnimmt. Läuft hier ein Wettbewerb, wer am schnellsten annimmt? Deutschland sucht die Supereltern, jetzt auch für Behinderte.

»Jetzt habe ich fast ein schlechtes Gewissen«, erzähle ich Clara nachmittags auf dem Spielplatz.

»Du hast das doch gut angenommen.«

»Meinst du?«

»Du musstest mit so viel klarkommen: erst die Gefäßfehlbildung, dann die körperliche Behinderung, ein paar Wochen später heißt es: blind. Jetzt Epilepsie. Was hatte dieser Vater denn anzunehmen?«

»Ich habe den Namen des Syndroms vergessen. Auf jeden Fall Entwicklungsverzögerung. Aber das Kind läuft.«

»Na siehst du.«

Wovon hängt es ab, wie schnell man etwas annimmt? Von der Schwere dessen, was man annehmen muss? Von der eigenen Charakterstärke? Von der seelischen Widerstandskraft? »Ist das überhaupt ein linearer Prozess?«, frage ich Clara. »Es gibt doch immer Tage, an denen man alles gut findet, und am nächsten zweifelt man wieder.«

»Vielleicht ist das wie mit dem Durchschlafen«, sagt sie. »Wenn man alles glaubt, was einem erzählt wird, schlafen die Babys der anderen schon mit einer Woche zwölf Stunden am Stück.«

In der Spielgruppe haben sie über Kindergärten gesprochen. »Hast du Lotta schon angemeldet?«, hat mich eine Mutter gefragt. Sollte ich. Sie ist schon fast zwei Jahre alt. Aber in welchen Kindergarten soll sie gehen? Ich frage mich, aber spreche es nicht aus: Was macht denn ein Kind im Kindergarten, das nicht klettern, nicht puzzeln und nicht mit anderen fangen spielen kann? Kann das mehr sein als nur Verwahrung?

Nina sagt: »Nimm auf jeden Fall einen heilpädagogischen Kindergarten. Ich würde so gerne, aber die Ärzte meinen, ich sollte Leon lieber in einen integrativen schicken.«

Neue Wörter: Heilpädagogischer Kindergarten: nur behinderte Kinder, etwa acht pro Gruppe, Heilpädagogen, Physiotherapeuten, Motopäden immer vor Ort. Rundumversorgung. Sonderkindergarten.

»Dann müsste ich ja gar nicht mehr zu Therapeuten gehen«, erzähle ich Harry. »Stell dir vor, die machen das alles im Kindergarten.«

Integrativer Kindergarten: gemischt. Meist fünf behinderte, zehn nicht behinderte Kinder in einer Gruppe, zwei bis drei Erzieher, Physiotherapeuten und Logopäden vor Ort, manchmal allerdings nur stundenweise.

Regelkindergarten: das, wo Ben hingeht. Bis zu 25 Kinder pro Gruppe, zwei Erzieher. Das, was die meisten von uns aus ihrer eigenen Kindheit kennen.

»Oder bist du etwa Inklusionsanhänger?«, fragt Nina.

»Ich bin mir nicht mal sicher, was das ist.«

»Das kommt jetzt auf uns alle zu, spätestens in der Schule. Ganz normale Schulen sollen auch Behinderte aufnehmen. Eine Schule für alle. Und eben auch ein Kindergarten für alle.«

»Klingt doch gut.«

»Ja, für die anderen. Aber für dein Kind?«

»Wieso?«

»Lotta braucht ja wohl etwas mehr als andere.«

Ich schweige kurz. »Inklusion, Integration – so ganz verstehe ich das nicht.«

»Integration hieß: Du darfst mitmachen. Inklusion: Wir gehören alle zusammen.«

»Ist doch egal, was obendrüber steht, oder?«

»Nicht, wenn die Förderschulen deswegen schließen.«

»Ist das denn so?«

Neues Wort: Inklusion. Nicht Integration: Der Einzelne muss sich ändern, um sich in die Gesellschaft einzugliedern. Sondern: Die Gesellschaft muss sich ändern, sodass sie keinen mehr ausschließt. Alle Menschen sind verschieden, seien sie behin-

186

dert oder nicht, haben sie nun einen Migrationshintergrund oder nicht. Alle haben den gleichen Anspruch auf gesellschaftliche Teilhabe und den gleichen Zugang zu Bildung. Das ist als Menschenrecht in der UN-Behindertenrechts-Konvention verankert, die 2006 verabschiedet wurde. Seit 2009, dem Jahr, in dem Lotta geboren wurde, ist sie auch in Deutschland ratifiziert. Seitdem wird darüber gestritten, wie UN-Recht zu deutscher Wirklichkeit werden kann und wie man allen Kindern den Zugang zu den gleichen Schulen ermöglichen kann. Wie das gehen soll, ob etwa die Sonderschulen geschlossen werden sollen, darüber wird heftig gestritten. Die Kultusministerkonferenz der Länder hat Inklusion zu dem Bildungsthema 2013 erklärt.

In Köln gibt es einen heilpädagogischen Kindergarten. »Vielleicht sollten wir uns den zuerst ansehen«, sage ich zu Harry.

»Gerne«, sagt er. »Vielleicht nach Paris?«

»Paris?«

»Nur eine Woche.«

»Fährst du schon wieder in Urlaub?«

»Dienstreise.«

»Sag ich doch.«

Ich rufe an. »Ich wollte mit meiner Tochter mal vorbeikommen und uns eventuell anmelden.«

»Das wäre schön«, kommt es vom anderen Ende. »Aber das geht leider nicht.«

»Wieso?«

»Wir schließen.«

»Wieso?«

»Wir sind politisch nicht mehr gewollt.«

Es ist der letzte heilpädagogische Kindergarten in Köln.

In unserem Viertel gibt es einen evangelischen Kindergarten, einen katholischen, einen privaten zweisprachigen und zwei Elterninitiativen. Es gibt keinen integrativen Kindergarten. Ich werde mit dem Auto fahren müssen. Aber wahrscheinlich nicht weit, die Liste der integrativen Kindergärten in Köln ist lang. Ich rufe die an, die am nächsten sind, und besuche sie mit Lotta. Ich melde uns bei sechs verschiedenen Kindergärten an.

»Bald bist du ein Kindergartenkind«, sagt Ben zu Lotta. »Du bist auch schon so groß.«

Er hat recht. Lotta ist groß geworden. Sie schläft durch, bis morgens um neun. Es gibt Tage, an denen sie nicht schreit. Beim Spazierengehen im Wald schaut sie aufmerksam nach den dunklen Blättern vor dem hellen Himmel.

Wir finden endlich die richtige Augenärztin. In Bonn. Sie nennt Lotta »Spatz'erl«, schnallt verschiedene Linsen in ein Brillengestell und leuchtet mit einer Lampe durch eine Sternschablone. Lotta schaut durch eine Linse und macht sich steif vor Aufregung.

»Ha!«, entfährt es ihr.

»Ja, das siehst du, Spatz'erl, nicht wahr?«

Lotta lächelt.

»Ja, da ist der Stern, Spatz'erl.«

Als die Ärztin den Stern wegnimmt, schreit Lotta empört auf.

Sie bekommt eine Brille, ein winziges John-Lennon-Modell, Nickel, rund, mit Gläsern dick wie Flaschenböden. Sie soll sie nur zu ihren Förderstunden tragen. Ihre Lesebrille, sagen wir, für ihre schwarz-weißen Bilderbücher. »Unsere Klassenbeste«, sagt Harry. »Sieht sie nicht aus wie ein kleiner Streber?«

»Wie kann sie blind sein und gleichzeitig weitsichtig?«, fragt mich Nina am Telefon.

»Alle Kinder sind weitsichtig, ganz am Anfang. Erst mit etwa drei Monaten können sie fokussieren. Dafür müssen sie die Augenmuskulatur kontrollieren. Bei Lotta helfen wir jetzt nach: Wir zeigen ihr, wie ›scharf‹ aussieht, und hoffen, dass sie versucht, diesen Zustand wiederherzustellen, wenn wir ihr die Brille wegnehmen. Dass sie ihre Augenmuskulatur bewegt, um den Stern wieder zu sehen.«

Den schönsten Satz hat die Augenärztin ganz zum Schluss gesagt. »Ich habe gute Hoffnung, dass Lotta in ein paar Jahren nicht mehr blind ist.«

»Das geht doch«, ruft Ben, als ich das erzähle. »Das habe ich doch gesagt, Lotta.« Er küsst sie auf die Nickelbrille. »Weil du so toll übst.«

Vielleicht wird Lotta nie so gut sehen wie wir, aber vielleicht wird sie irgendwann die Grenze vom Blindsein zum Sehen überschreiten.

Vier Wochen ohne Anfälle. Lotta wirkt wach. Keine Nebenwirkungen. »Vielleicht haben wir es jetzt endlich«, meint Dr. Waltz.

Bei Clara in der Küche. Aus dem Kinderzimmer dröhnt »*Olé, olé, olé! Wir sind die Teufelskicker, jetzt kommen wir!*«. In Diskolautstärke. Greta, Fritz und Ben hüpfen durchs Haus, stürmen in die Küche, brüllen »Olé, olé, olé« und rasen lachend weiter. Harry, Clara und ich am Küchentisch, Lotta auf meinem Schoß.

»Tee?«, fragt Clara.

»Höhöhöhö!«

Wir halten inne. »Hat sie gerade gelacht?« Lotta grinst über beide Backen. »Lotta, hast du gelacht?«

Es perlt aus ihr heraus. Kicherndes, gluckerndes Kinderlachen. Monatelang ab und zu ein stilles Lächeln und nun das – das erste laute Lachen. Wir alle lachen mit. »Lotta lacht!«, rufe ich. »Ben, komm mal schnell!« Er hört uns nicht. »Lotta, Schatz! Du lachst!« Wir baden in ihrem Glucksen. Wir sonnen uns in ihrer Freude. Harry holt sein Handy raus und filmt. Es werden Filmaufnahmen, so kostbar, dass ich sie in einer Schmuckschatulle aufbewahren möchte, in Seidenpapier eingeschlagen. »Ben, komm doch mal!« Er kommt nicht. Er wird zu Hause das Video sehen. Lotta lacht.

Es wird das einzige Mal bleiben, dass wir Lotta so lachen hören.

20

»Das kann aufs Hirn schlagen«

Wut, Rache und ein harter Winter

Oktober 2011. Lotta ist so blass, dass ihre Haut fast grau aussieht. Sie hat Bronchitis, drei Wochen am Stück, vier, fünf. Sie hat Schwierigkeiten abzuhusten, der Schleim sammelt sich. Sie hat kein Fieber, sie ist kalt wie Eis. Verdacht auf Lungenentzündung. Rein, raus aus dem Krankenhaus.

Anfälle, täglich.

Kein Status, kein Krankenwagen, aber Diazepam, manchmal dreimal die Woche. Es wirkt immer. Zombie-Baby. Das Diazepam ist ein Segen, denn es bricht den Krampf. Das Diazepam ist ein Fluch, denn es schaltet unser Kind aus. Der Mund immer offen, der Blick leer. Lotta schläft 16 Stunden am Tag. Wenn sie wacher wird, wimmert sie. Sie hatte immer schon Probleme mit dem Schlucken. Jetzt gibt es keine Mahlzeit ohne Übergeben. Ich füttere über drei Stunden am Tag und den Rest der Zeit flöße ich ihr Wasser mit dem Löffel ein.

Wir versuchen ein neues Medikament. Keine Krämpfe, aber auch keine Lotta. Ihre Augen sind niemals ganz geöffnet, sie ist eine Wachspuppe und liegt auf dem Sofa. »Dass ich ihr Schreien mal vermissen würde …«, sagt Harry. Es ist zu still.

»Wir müssen dem Medikament etwas Zeit geben«, sagt Dr. Waltz. »Es ist schwer zu beurteilen, ob der Infekt sie so schwächt oder das Medikament.«

Es ist hart zu akzeptieren, dass man etwas nie haben wird. Es ist härter, das zu verlieren, was man hatte.

Ich trage Lotta wieder viel im Tragetuch. Ich schlafe mit dem Gesicht zu ihr gedreht. Sie lächelt nicht, sie schreit nicht. Selbst das »Hüm, hüm«, die nach unten gezogenen Mundwinkel sind weg. Kein kritischer Blick. Kein Stirnrunzeln. Keine Mimik. Unsere kleine alte Dame scheint gestorben zu sein.

Ich lerne eine neue Sprache. Früher musste ich lernen, mit Lotta zu reden, ohne dass sie mit Worten antwortet. Nun muss ich lernen, mit ihr zu sprechen, ohne dass sie zurücklächelt. Ich muss mich mit dem Wenigen begnügen, was ich habe. Wie Lotta ganz ruhig wird, wenn ich sie im Arm halte. Wie sie ihre Muskeln entspannt, wenn ich sie streichele. Wie der Krampf manchmal nachlässt, wenn ich sage: »Nun reicht's aber, Lotta.«

Es reicht nicht, um glücklich zu sein. Wir hatten so viel.

»Lächeln ist ein Ausdruck des Wohlbefindens«, sagt Feldkamp. »Ihrem Kind geht es einfach nicht gut genug.«

»Es kommt mir vor, als hätte einer die Löschtaste gedrückt«, sage ich. »Meinen Sie, sie wird noch einmal laut lachen?«

»Was man einmal an Fortschritten erzielt hat, das hat man. Das kommt wieder, auch wenn es lange dauert. So eine Lungenentzündung kann ein behindertes Kind viel stärker zurückwerfen als ein nicht behindertes. Sie brauchen Geduld.«

»Ich weiß.«

Er setzt vorsichtig nach: »Nur ... Was man in Lottas Alter noch nicht an Fortschritten erzielt hat, das wird immer unwahrscheinlicher, je älter sie wird.«

Habe ich einmal davon geträumt, ihr das Laufen beizubringen? Jetzt müssen wir Sehfrühförderung und Physio immer öfter absagen. Wir gehen nicht mehr zur Spielgruppe. Lotta geht es zu schlecht. Ich träume von einem Lächeln und auch diese Träume muss ich mir verbieten. Zukunft und Vergangenheit – jetzt sind beide tabu.

Später werden wir erfahren, dass Lotta ein »Ereignis im Kleinhirn« hatte.

»Ein Ereignis?«, frage ich.

Eine Blutung. Oder ein Schlaganfall. »Aber nur ein kleiner«, sagt ein Arzt. »Das ist nichts im Vergleich zu dem, was sie schon überstanden hat. Das kann das Hirn kompensieren.«

Wie viel können wir noch überstehen? Eines Mittags kommt Harry nach Hause und findet mich heulend vor Bens Autokiste mit einem Tuch und einem Eimer Wasser. »Was?«, fragt er.

»Lotta hat sich wieder ...«, sage ich und zeige in die Kiste.

»Das musst du doch jetzt nicht ...«

»Doch. Das verzeiht er ihr nie.«

Lotta wird zwei. Wir singen »Viel Glück und viel Segen«. Sie krampft.

Ich sage alle Aufträge ab. Es ist mir egal. Harry und ich gehen nicht mehr aus. Es ist uns egal.

Wir haben Hilfe, Familie, Nachbarn, Jodi. Wir haben uns. Reicht es trotzdem nicht?

Wo ist der Punkt, an dem man es nicht mehr schafft? In vielen Broschüren, die mir die Ärzte mitgegeben haben, ging es auf der letzten Seite ums Heim. »Ihr Arzt und das zuständige Sozialamt werden Sie gerne beraten, welches Heim gegebenenfalls infrage kommt.«

»Ich war heute Mittag mit einem Kollegen essen«, erzählt Harry. »Dessen Nichte ist schwerbehindert. Die Eltern haben sie schon relativ früh in eine sehr gute Einrichtung gegeben ...«

»Willst du damit sagen ...?«

»Nein, natürlich nicht.«

Ich konnte mir nie vorstellen, dass man sein Kind lieben kann und es trotzdem in ein Heim gibt. Nun kann ich mir vorstellen, dass es einen Punkt gibt, an dem es nicht mehr anders geht. Einen Punkt, an dem es das Kind zumindest zeitweise bei Leuten besser hat, die Schichtwechsel haben und freie Wochenenden. Wo ist er? Bei vier Stunden Füttern am Tag? Bei fünf Krämpfen pro Nacht? Wenn einer von uns ausfällt? Wenn nur einer der Knoten aus unserem Netz platzt? Wir sind noch nicht an diesem Punkt, noch lange nicht. Ich hoffe, wir werden nie dort sein.

Im Wald. Lotta liegt in ihrem Wagen, weggetreten. Ben rennt nebenher. Auf dem Weg zum Spielplatz treffen wir seinen Kindergartenfreund Floris, 3 Jahre, samt Mutter und kleinem Bruder auf dem Dreirad. »Mika«, stellt Flora seinen Bruder vor. »Der ist schon fast zwei.«

»Das ist Lotta«, sagt Ben und zeigt auf den Kinderwagen. »Die ist schon zwei.«

Floris schaut in den Wagen und lacht. »Die ist nicht zwei«, sagt er: »Die ist ein Baby.«

»Wohl ist die zwei.«

»Die kann nicht laufen. Wer nicht laufen kann, ist nicht zwei.«

»Wohl.«

»Quatsch, die ist ein Baby.«

»Du bist selber ein Baby, du kannst doch gar nichts. Du bist ja noch pupsi-klein, du brauchst ja noch einen Schnuller, du Baby.« Floris schießen die Tränen in die Augen. »Du Blöd-Baby«, sagt Ben.

In der Klinik. Dr. Waltz ist im Urlaub. »Ich will dieses Medikament nicht mehr! Meine Tochter hat sich gestern achtmal übergeben. Sie krampft viel zu oft. Und sie ist sediert wie ...« Ich sitze bei Dr. Stüve, seinem Kollegen. Er ruft Waltz im Urlaub an. »Wir nehmen es raus«, sagt er. »Und zwar schnell.«

»Danke«, sage ich. Danke, dass Sie mir glauben, dass ich mein Kind am besten kenne.

»Wir müssen die Embo machen«, sagt Harry. »Vielleicht wird es dann besser – wie beim letzten Mal.« Ich feile Lotta die Fingernägel, ich packe ihre Spieluhr ein, ihren Schnuller. Ich verabschiede mich. Wir fahren die A 3 rauf, hinten im Kofferraum unsere Kliniktasche.

In der Aufnahme schicken sie uns wieder zurück. Lotta ist zu stark erkältet. Wir kriegen einen neuen Termin in vier Wochen. Vier Wochen inhalieren und Antibiotika. Vier Wochen »Nicht küssen, Ben!«. Lotta lebt in Quarantäne.

Ich suche nach alternativen Behandlungsmöglichkeiten. Ich recherchiere im Internet. »Cerebralparese« gebe ich ein, »Epilepsie«. Dr. Waltz hat mir von ketogener Diät erzählt. Sie funktioniert ähnlich wie die Atkins-Diät, sehr viel Fett, sehr wenig Kohlenhydrate. Der Köper glaubt, er würde verhungern, schaltet auf Notprogramm und die Krämpfe können ausbleiben. »In mehr als einem Viertel der Fälle bringt das Erleichterung«, sagt Dr. Waltz. »Das kann die medikamentöse Behandlung unterstützen.«

Ich klicke auf ein Werbebanner neben den Suchergebnissen. Kliniken, die Stammzelltherapie anbieten. Am nächsten: eine in Düsseldorf. Aus dem Rückenmark werden Stammzellen gewonnen, die dann ins Gehirn injiziert werden. Ein »minimalinvasiver Eingriff«, steht dort, kostet über 20 000 Euro. »Wenn es hilft …«, sage ich zu Harry. »Schau mal.«

Die Therapie wird für viele Krankheitsbilder angewendet, lesen wir, unter anderem spastische Cerebralparese, Sehstörung, auch Epilepsie. Die Stammzellen sollen die vorhandenen Hirnschädigungen lindern. Heilung verspricht die Website nicht, nur Besserung. »Aber Besserung würde doch schon reichen, oder?«

In China injizieren sie auch Stammzellen, allerdings embryonale, gewonnen aus Nabelschnüren in chinesischen Blutbanken. 38 000 Dollar, inklusive Flug und Hotel. In einem Werbefilm sehe ich Kinder, die Lotta sehr ähnlich sehen. Die Eltern erzählen: »Seit der Therapie kann sie einen Stift halten, das konnte sie vorher nie«, »Sie hat mir in die Augen gesehen!«, »Er hat nun viel weniger Anfälle«. Die Eltern küssen ihre Kinder, eines lächelt.

»Vergiss es«, sagt Harry. »Ich lasse meine Tochter nicht in China operieren, mit Stammzellen, von denen wir nicht wissen, wo sie herkommen.«

»Aber Düsseldorf?«

»Ist das denn seriös?«

Wie unterscheide ich zwischen dem richtigen Weg und einem Irrweg? Was Brassel macht, war vor 25 Jahren auch noch Science Fiction, wahrscheinlich hätten einige seine Methoden für unseriös gehalten, für einen Irrweg. Vielleicht wird das, was nun experimentell erscheint, irgendwann Standard? Wer hätte denn gedacht, dass wir unserer Tochter einmal das Nervengift Botox injizieren, dreimal pro Jahr?

»Alles, was Geld kostet, ist unseriös«, sagt Feldkamp. »Jetzt machen Sie erst mal die Embos zu Ende.« Ich recherchiere nicht weiter. Wir machen erst mal die Embos. Ich speichere die Webadresse unter Favoriten. Für später. Vielleicht.

»Das ist jetzt kein guter Zeitpunkt«, sagt Harry.

»Sag nicht, dass du wegfährst.«

»Nicht ich. Wir.«

Harry hat eine neue Position angeboten bekommen. Drei Jahre, Auslandszulagen, schöne Aufgaben, tolles Team. Schon vor Ewigkeiten hat er gesagt: Wenn – dann da. So lange die Kinder klein sind, habe ich damals gesagt. Dann können wir ihnen andere Länder zeigen, andere Kulturen, vielleicht können sie zweisprachig aufwachsen. »Vergiss es«, sage ich jetzt.

»Das müssen wir nicht gleich entscheiden«, sagt er. »Wir haben bis Mitte nächsten Jahres Zeit.«

»Das wird auch nichts ändern.«

»Das weißt du doch gar nicht.«

Die vier Wochen sind um. Nägel feilen, Haare kämmen, verabschieden. Wieder die A 3 rauf, die Spieluhr im Koffer. Bevor wir die Klinik betreten, küsse ich Lotta auf den Kopf. »Jetzt ist es bald vorbei!« Die Ärztin horcht Lottas Lunge ab. Sechs Wochen Aufschub.

Lotta übergibt sich zu oft. Sie trinkt zu wenig. Löffelweise Wasser, stundenlang. Sie nimmt ab. Es geht nicht mehr darum, Lotta zu fördern, ihren Zustand zu verbessern, es geht darum zu verhindern, dass es noch schlimmer kommt. Krämpfe, oft. Viel Diazepam. Über unserem Haus hängt ein Schatten. Lotta ist so leise, dass es uns allen in den Ohren dröhnt. Sie ist so blass, dass sie unsichtbar zu werden scheint. Eines Tages sagt Jodi: »Frau Roth, wie lange schaffen wir das noch?«

Wie viel Leid kann man mit ansehen? Wie oft kann man in den

Abgrund schauen, ohne selbst hinunterzufallen? Wie lange kann man sich an der Hoffnung festhalten, dass es wieder besser werden wird? Drei Monate, vier, fünf? Ist das noch ein Leben, das ich meiner Tochter wünschen kann?

Dr. Waltz: »Frau Roth, haben Sie schon mal über eine Sonde nachgedacht?«

»Eine Sonde?«

»Wenn ich mir das mit dem Wasser und dem Löffel so anschaue ...«

»Aber sie ist doch nicht dehydriert, oder?«

»Nein, aber gut ist das nicht.«

»Das wird wieder besser.«

»Viele Eltern zögern sehr lange, bevor sie eine Magensonde akzeptieren. Und später sagen die meisten: Wenn ich das früher gewusst hätte, hätte ich es eher gemacht. Das kann eine Familie sehr entlasten. Die Mahlzeiten wären wieder ein fröhliches Zusammensein und kein Stress. Auch für Lotta. Sie würde sich nicht mehr so oft verschlucken.«

»Aber ...«

»Wir würden zuerst eine Sonde durch die Nase legen und erst sehr viel später eine PEG-Sonde.«

Neues Wort: Perkutane endoskopische Gastrostomie – PEG. Die PEG-Sonde ist ein künstlicher Zugang zum Magen, ein Plastikschlauch in Lottas weichem Bauch. »Nein.«

»Denken Sie darüber nach.«

»Das wird wieder. Und wenn es doch auch so geht. Nur weil es für mich anstrengend ist ...«

»Auch das kann ein guter Grund für eine Sonde sein. Sie müssen auch an sich denken.«

Nein. Ich habe die Sitzschale akzeptiert, den Reha-Buggy, die Medikamente, die Embos, das Diazepam. Ich weigere mich zu akzeptieren, dass Lotta ein Loch im Bauch braucht.

Melanie auf der Straße. »Na, wie geht es euch?«

»Muss ja«, sage ich. »Und euch?«

»So langsam wieder besser.«

»Wieso?«

Sie senkt die Stimme. »Noah hat Schuppenflechte.« Sie erzählt und erzählt und erzählt. Das Kratzen. Das Weinen. Die Sorgen. »Du kannst dir nicht vorstellen, wie schlimm das ist. Ich mache jetzt einen Kurs, um zu lernen, wie man damit am besten lebt.«

»Wie schrecklich«, sage ich. »Dagegen hat Lotta ja nur einen Schnupfen.«

Ich lasse sie stehen.

Warum bin ich so gemein? Darf hier keiner leiden außer mir? Habe ich ein Abo auf die Auszeichnung »Schlimmstes Schicksal des Jahres«? Auch wenn mir Schuppenflechte im Vergleich zu Epilepsie harmlos vorkommt – für Melanie ist sie trotzdem schlimm. Stört es mich, dass sie darüber redet? Auch ich könnte erzählen, wie es mir wirklich geht, statt »Muss ja« zu sagen. Auch ich könnte diese gesenkte Stimme haben, diese besorgte Miene. Warum nicht? In Lottas Spielgruppe macht das keiner. Keiner jammert. Viele sagen »Muss ja«. Oder: »Das ist jetzt eben so.« Warum?

Vielleicht muss man sich Selbstmitleid leisten können. Wer in einer Pfütze voll Kummer sitzt, kann sich darin wälzen und suhlen. Wer im tiefen Meer schwimmt, und kein Land in Sicht, der will nicht darüber nachdenken, wie tief es nach unten geht, wie kalt das Wasser, wie hoch die Wellen, wie schwer die Arme. Der muss sich darauf konzentrieren, den Kopf oben zu halten. Wenn ich mir Mitgefühl für mich selbst nicht leisten kann, habe ich auch keines mehr für Melanie übrig.

»Haben wir eigentlich schon einen Kindergartenplatz?«, fragt Harry.

»Ist das ein Witz?«, antworte ich.

»Nächstes Jahr wird sie drei.«

»Hoffentlich.«

Ben hat Besuch. Zwillinge, ein Jahr älter, aus dem Kindergarten. Konstantin und Leopold. Konstantin und Ben vergraben sich in der Lego-Kiste. Leopold mustert Lotta auf meinem Schoß. Ich flöße ihr Wasser mit dem Löffel ein, das meiste läuft vorbei und ihr Kinn hinunter. »War das der liebe Gott?«, fragt Leopold.

»Was?«

»War das der liebe Gott?«, fragt er wieder und zeigt auf Lotta.

»Wieso Gott?«

»Der bestimmt doch, ob das Baby ein Mädchen oder ein Junge wird. Hat der auch bestimmt, dass Lotta diese Ader kriegt?«

»Wer sagt denn so was?«

»Meine Mutter.«

Wir schweigen.

Leopold: »War der das mit der Ader?«

»Frag deine Mutter.«

»Weißt du das nicht?«

»Nein. Ich weiß das nicht.«

Er hebt die Fäuste. »Weil, wenn der das war …«

»Was dann?«

»Dann hau ich den. Der kriegt eins auf die Mütze.«

»Du willst den lieben Gott hauen?«

»Der hat angefangen«, sagt Leopold und zeigt auf Lotta.

»Mmh«, sage ich. »Aber wie willst du den denn kriegen?«

»Na, wenn ich in den Himmel komme.« Im selben Tonfall, als würde er von der Schule reden.

»Wie dumm von mir.«

»Ja«, sagt Leopold. »Dann mach ich so.« Er boxt in die Luft. »Und Ninja. Kennst du Ninja?«

Ich schüttele den Kopf.

Er zieht ein Bein an, eine Faust zurück und springt. »Jhiha!«

»Zeig noch mal«, sage ich. Wer auch immer das war, er hat es verdient. Und mehr.

An der Straßenbahnhaltestelle starrt ein Mann Lotta an. Ich schaue direkt in seine Augen. Na komm schon! Komm her, trau dich und frag: Was hat sie denn? Komm und hol dir, was hier bei mir auf dich wartet.

Der Mann sieht weg. Schade. Keiner fragt mehr, keiner spricht uns an. Ich habe die Ausstrahlung einer Atombombe. Keiner traut sich, uns zu nahe zu kommen.

Ich räche mich. An allen, die starren, die weggucken, die Mitleid haben. An all den Gesunden, den Glücklichen, die nicht schätzen, was sie haben. An allen, die uns Weihnachtskarten schicken mit Fotos ihrer Kinder: »Fröhliche Weihnachten!«

»Das kann aufs Hirn schlagen«, sage ich einer Mutter mit Herpesbläschen an der Lippe. »Küss bloß dein Baby nicht. Sonst ist das bald in unserer Spielgruppe.«

»Ist aber mutig, dein Kind so auf den Baum klettern zu lassen. Wenn sich die Kapuze an einem Ast verfängt – na, musst du ja wissen.«

»Epilepsie wird oft nicht erkannt. Man denkt, die Kinder hören nie zu und träumen vor sich hin – und in Wirklichkeit haben sie die ganze Zeit Anfälle.«

Shock and awe. Ich marschiere zu den Klängen von »Lasst uns froh und munter sein«.

»Das war auch schon mal netter, neben dir zu sitzen«, sagt Clara, als wir im Kindergarten mit den anderen Müttern Adventskränze binden.

»Kannst dich ja wegsetzen.«

»Ganz ruhig, Cowboy. Ich hab dir nichts getan.«

Ich ramme die Nadelzweige in den Styroporring, stehe auf und gehe auf die Suche nach der Heißkleberpistole. Um mich herum lachen sie und trinken Glühwein. Ich trage meine Wut vor mir her wie eine Waffe. Panik für alle.

Im Kindergottesdienst. Heiligabend. Lotta liegt in ihrem Wagen, sediert. Ben sitzt auf Harrys Schoß, glühend. »Wenn jetzt das Christkind kommt und wir sind in der Kirche?« Neben uns versucht Clara ihre Kinder zu überzeugen, sitzen zu bleiben. Hinter uns höre ich: »Hast du von Martina gehört?«

»Girschke?«

Leiser, aber laut genug: »Die hat alle Haare verloren. Glatze.«

»O Gott. Die Arme ...«

»Und die Perücke, schrecklich. Aber die ist ja so tapfer.« Schweigen. »Ich würde mich nicht mehr vor die Tür trauen.«

»Haben die denn was … Oder hat sie noch …?«

Ich drehe mich um und starre die beiden Damen in der Reihe hinter uns an. Lippenstift, blond toupiert, Pelzbesatz. Zwischen unseren Gesichtern sind höchstens fünfzig Zentimeter. »Fröhliche Weihnachten!«, versucht eine.

Ich schaue und schweige. Ich koste es aus. Ich drehe mich zurück und sage leise zu Harry: »Wie die Hyänen.«

»Mama, was sind Hyänen?«

»Denen geht's erst gut, wenn es anderen schlecht geht«, sage ich. Laut genug.

Wo wird das alles enden? In einem Heim? Mit einem Plastikschlauch in Lottas Bauch? In einer Stammzellklinik in Düsseldorf? Doch in China?

Der Kinderchor tritt auf, Luca in der ersten Reihe. Melanie hat ihre Spiegelreflex im Anschlag und knipst so wild, als wäre ihr Sohn der wiedererstandene Heiland und nur für eine halbe Stunde auf Erden. »Halt mich fest«, sage ich zu Harry, als der Chor »Stille Nacht« anstimmt. Ich nehme seine Hand. »Wer weiß, was ich sonst als Nächstes mache.«

21

»Jackpot«

Von Pflegestufen und
einem Seestern

Ich halte die Luft an und zähle. Einen Tag ohne Krampf, zwei,
drei, vier, fünf, sechs, eine Woche. Ist es vorbei?
März 2012. Die sechste Embo liegt hinter uns. Endlich. Wir haben Lotta so lange mit Antibiotika gefüttert, bis die Bronchitis
weit genug abgeheilt war.
Mit jedem Tag ohne Krampf gewinnen wir an Tempo. Es ist, als
gingen wir langsam los, eins, zwei, drei, wir werden schneller,
vier, fünf, sechs, wir rennen, sieben, acht, wir rasen, neun, zehn,
wir breiten die Arme aus – elf, wir heben ab. Wir fliegen. Alles
wird klein unter uns, alles lassen wir hinter uns, die Embos, die
Krämpfe, die durchwachten Nächte.
Keine Anfälle, kein Diazepam, rosige Wangen und offene
Augen – *jauchzet, frohlocket.*

»Sieht sie nicht toll aus?«, frage ich Clara, als wir ihr mit dem
Kinderwagen begegnen.
»Toll?«, sagt sie. »Ziemlich blass, oder?«
»Du hättest sie vorher sehen sollen.«
Das erste Stirnrunzeln fotografiere ich und schicke es per
E-Mail an Harry ins Büro. Betreff: »Sie ist wieder da!«
Er antwortet: »Püppi, der Panzer.«
Ich wage es wieder, lange zu duschen oder die Wäsche in die
Maschine im Keller zu stopfen. Ich lasse Lotta bei Ben oben im

Wohnzimmer, für eine Minute, für zwei, für drei. Wie schnell man vergisst. Wie schnell man wieder so tut, als wäre alles normal. »Mama, komm schnell!« Ich lasse die Wäsche auf den Boden fallen und renne die Kellerstufen hinauf. »Komm schnell, die Lotta!«

»Ich komme«, rufe ich und rutsche mit einem Fuß ab. Ich stoße mir das Knie, stauche mir das Handgelenk beim Abstützen. Durch die Kellertür.

Ben steht neben ihrem Sitzsack. »Schnell! Sie lächelt, schau mal, Mama, wie sie lächelt.«

Dicke Grübchen. *Auf, preiset die Tage.*

Liegt es an der Embo, an dem neuen Medikament, das Dr. Waltz ein paar Wochen zuvor reingenommen hat? Oder daran, dass Lottas Bronchitis endlich abgeheilt ist? »Such dir was aus«, sagt Harry. »Ich tippe auf die Embo.«

»Das habt ihr noch nicht gemacht?« Nina am Telefon.

»Wir hatten zu viel mit Überleben zu tun«, antworte ich.

Sie: »Das wird nicht schön, das sage ich dir. Ich kenne einige, die das hinter sich haben, und es war genau wie bei mir: furchtbar.«

Wir haben eine Pflegestufe für Lotta beantragt. Der medizinische Dienst will einen Arzt vorbeischicken, der den Bedarf prüft.

»Hast du schon ein Pflegetagebuch geführt?«

»Ein was?«

»Oh je«, sagt Nina. »Jetzt hol dir mal einen Stift und ein Blatt Papier.« Die Pflegestufe richtet sich danach, wie viel Aufwand Lotta macht im Vergleich zu einem gesund entwickelten Kind im selben Alter. Gerechnet wird in Minuten. »Sabbert sie immer noch so viel?«

»Klar.«

»Gut, das gibt viele Punkte.« Jedes Mundabwischen kostet Zeit. »Ich habe die Pflegestufe beantragt, als Leon ein Jahr alt war. Vorher macht es keinen Sinn – am Anfang sind alle Babys Pflegefälle.«

»Und?«

202

»Der Arzt hat gesagt: Der kann ja lachen, was wollen Sie denn? Wir haben eine gekriegt, aber nur knapp.«

»Wenn Lotta kein Pflegefall ist, dann weiß ich nicht, wer dann«, sage ich.

»Stimmt. Aber trotzdem: Sei bloß nicht zu positiv. Nimm immer die höchste Anzahl.«

»Du meinst, ich soll lügen?«

»Nein, aber wenn Lotta sich zwei- bis dreimal am Tag übergibt, sagst du nicht zwei, sondern drei. Klar?«

»Ich will mir doch keine Sozialleistungen erschleichen, die uns nicht zustehen.«

»Davon gehen die sowieso aus, egal, was du sagst. Du wirst dich fühlen wie ein Sozialschmarotzer, wann immer du irgendwas beantragst, egal, ob das eine Pflegestufe ist oder irgendwelche anderen Zuschüsse. Auch wenn dir das tausendprozentig zusteht. Das ist einfach kein Zeitpunkt, um tapfer zu sein.«

»Kaffee?« Ich habe Lotta auf dem Arm. Heute Morgen habe ich kurz gezögert und dann doch die Küche aufgeräumt. Innerlich höre ich Nina schimpfen.

Die Ärztin schüttelt den Kopf. Kein Kaffee. Um die 50, graue Haare, sieht gar nicht so misstrauisch aus. Sieht eigentlich ganz nett aus. Sie hat sich am Wohnzimmertisch niedergelassen und neben Ben und seinem Puzzle ihre Papiere ausgebreitet. »Name?«, sagt sie. »Geboren am?« Ein Gespräch wie mit einem Formular. »Geburtsort?« Sie liest die Vorbefunde, die Arztbriefe, die ich bereitgelegt habe. »Können Sie mir das kopieren und zuschicken?«

»Nicht doch ein Kaffee?«

Sie schüttelt wieder den Kopf. »Ist der Speichelfluss immer so ausgeprägt?« Ich blicke auf Lotta und wische ihr den Mund ab. »Wie oft wischen Sie ihr am Tag den Mund ab?« Ben hebt den Kopf und hört zu.

»Das weiß ich wirklich nicht«, sage ich.

»Wie oft stehen Sie nachts auf, um nach ihr zu sehen?«

»Zwei Mal?«

»Kann sie greifen?«

Ich schüttele den Kopf.

»Sitzen?«

»Nein.«

»Krabbeln? Robben?«

»Nein.«

»Gar nichts?«, fragt die Ärztin.

Ben sagt: »Sie kann lächeln.«

»Ja, das stimmt. Richtig schön lächeln«, stimme ich ihm zu.

Der Stift der Ärztin verharrt in der Luft. »Sonst nichts?«

»Und sie kann schreien«, sagt Ben. »Ganz laut.«

Lotta lässt den Kopf auf die andere Seite fallen. Ich lasse sie auf meinen Knien reiten.

»Lautiert sie?«, fragt die Ärztin. Der Stift in der Luft.

Ich schüttele den Kopf: »Wenn sie nicht schreit, schweigt sie.«

Ben: »Sie schaukelt gerne.«

Die Ärztin: »Aber nicht alleine?«

Ich schüttele den Kopf. »Sie hat einmal richtig laut gelacht«, sage ich. »Aber nur an einem Tag, danach ...«

Ben sagt: »Lotta spielt gerne Verstecken. Und sie kann gut Albträume verjagen, deshalb schläfst du jetzt in meinem Zimmer, nicht wahr, Lotta?«

Die Ärztin schaut ausdruckslos. »Albträume verjagen?«

Ben nickt.

Wir hören einen Schlüssel im Schloss. Harry. »Hallo, was macht ihr gerade?«

»Im Wohnzimmer«, rufe ich.

»Wir sagen der Frau, was Lotta alles kann«, ruft Ben in den Flur.

»Haben Sie schon: ihre Eltern in den Wahnsinn treiben?«, fragt Harry, als er ins Zimmer kommt.

»Schmusen kann sie toll!«, sagt Ben. »Und gut zuhören. Und Geheimnisse nicht weitersagen. Und brav sein. Und krabbeln!«

»Krabbeln?«, fragt die Ärztin. Sie schaut auf. »Stimmt das, Frau Roth?«

Ich schaue zu Ben. Der sagt: »Ja, Lotta kann krabbeln. Oder, Mama?«

»Ja, Lotta kann krabbeln.«

Ben grinst mir zu und wir sagen gleichzeitig: »Im Geheimen.«

Ben umarmt Lotta auf meinem Schoß, sie lächelt und er sagt ihr ins Ohr: »Und liebhaben, das kannst du sehr, sehr gut.«

Die Ärztin macht ihr Kreuz an der Stelle, über der ihr Stift die ganze Zeit in der Luft schwebte. Nichts.

Nichts, was Sie und ich wichtig finden, hat der Neurologe damals gesagt. Ist das so? Die Liste dessen, was Lotta nicht kann, ist lang. Die Liste dessen, was sie kann, ist länger. Auf welcher Liste stehen die wichtigen Dinge?

»War das jetzt ungeschickt?«, frage ich Harry abends.

Er zuckt die Achseln und räumt die Zeitschriften vom Couchtisch auf. »Was ist denn das?«, fragt er und hält ein Wissenschaftsmagazin für Kinder hoch.

»Das wollte Ben unbedingt.«

Harry liest und lacht laut auf.

»Was denn?«

»Das ist was für Lotta.« Grinsend hält er die Titelgeschichte hoch: »Seesterne. Kein Hirn und doch genial.«

Lotta kriegt Pflegestufe 3. »Jackpot«, sagt Harry, als er den Brief öffnet und es klingt traurig. Dies ist das Ergebnis, auf das wir gehofft hatten, die höchste Pflegestufe. Es ist so wie damals, als wir Lottas Behindertenausweis bekamen: »100 Prozent schwerbehindert.« Wir sollten uns freuen. Laut Ausweis braucht Lotta eine Begleitperson. Mit ihr zusammen kann ich umsonst Straßenbahn fahren, kostenlos in den Zoo, drei Stunden im eingeschränkten Halteverbot parken. Wir kriegen Steuervergünstigungen. Jetzt Pflegestufe 3, das sind 700 Euro im Monat. Andere müssen dafür lange kämpfen. Und doch. Wenn einer sagen würde: Sie haben keinen Anspruch auf diese Pflegestufe oder diesen Ausweis – dann gäbe es noch einen Spielraum, einen Rest Zweifel. Hoffnung.

Die meisten Eltern zögern lange, einen Behindertenausweis zu beantragen – genau wie wir. In dem Jahr, in dem Lotta geboren wird, haben 365 Kinder unter einem Jahr einen Schwerbehindertenausweis aufgrund einer angeborenen Behinderung. Schaut man sich die entsprechende Zahl für Kinder unter fünf Jahre an, liegt sie schon bei 6881.

Die Karawane, die alle paar Wochen in unserem Haus haltmacht, ist um einen Posten länger geworden. Therapeuten auf Hausbesuch, Reha-Techniker, Frühförderung. Jetzt sitzt alle drei Monate eine Mitarbeiterin der Pflegeberatung an unserem Wohnzimmertisch. »Fühlen Sie sich kompetent und sicher in der Pflegesituation, Frau Roth?«

»Kaffee?«, frage ich.

Sie schüttelt den Kopf. »Wo ist denn Ihre Tochter?«

»Mittagsschlaf.«

»Ich müsste sie einmal sehen.«

»Aber sie schläft.«

»Ich muss darauf bestehen.«

Als wir zwei neben dem Bett stehen, beugt sie sich über die schlafende Lotta. Sie betrachtet sie. Lange. Von ganz nahe. Ich schlage die Hand vor den Mund. »Sie schauen nach, ob sie noch lebt, oder?«

Die Mitarbeiterin legt den Zeigefinger vor den Mund. »Psst, Sie wecken noch Ihre Tochter.«

»Die müssen überprüfen, ob dein Kind in gutem Pflegezustand ist«, sagt Nina später am Telefon.

»Aber ich würde doch nie ...«, sage ich. »Glauben die, ich würde mein Kind ...?«

»An diese Besuche gewöhnst du dich.«

»Klar. An was gewöhne ich mich nicht?«

Nina erzählt, dass Leon einen Kindergartenplatz gekriegt hat, in einer integrativen Einrichtung. »Wie sieht es eigentlich bei euch aus?«

»Schon drei Absagen.«

Wenn ich in den Kindergärten anrufe, höre ich: »Sie wird erst Ende November drei, die älteren Kinder müssen wir bevorzugen.« Oder: »Es gibt eben nur sehr wenige Plätze.« Oder: »Wir müssen auch auf die Zusammensetzung der Gruppe achten. Die Mischung muss stimmen.«

»Mischung« sagen sie und es klingt wie »Ihr Fall ist zu schwer«. Eine Mutter aus Lottas Spielgruppe bekommt für ihren Sohn für das gleiche Kindergartenjahr in einem anderen Viertel Kölns Plätze in vier Einrichtungen. »Willst du einen von meinen haben?«, fragt sie. Ihr Sohn ist jünger als Lotta. Er kann laufen und alleine essen. Es ist sicher Zufall. Oder ist gut für die Mischung, wer weniger Hilfe braucht?

Wir könnten uns auf Wartelisten setzen lassen. Wir könnten versuchen, uns einzuklagen. Ich schreibe einen Brief an die Stadt und beschwere mich bei der Frühförderstelle. Ich suche weiter.

Vor dem Büro von Dr. Waltz. Kontrolltermin. Lotta krampft seit sieben Wochen nicht mehr. In fünf Wochen steht die nächste Embo an, der kürzestmögliche Abstand. Wir wollen nicht warten, bis es ihr wieder schlechter geht. Lotta auf meinem Schoß, draußen auf dem Flur. Eine kleine Gruppe kommt herein. Ein Mädchen im Rollstuhl, der Kopf gestützt, die Hände verdreht. Die Mutter, höchstens Mitte 30, mit Blümchenbluse und offenem Blick. »Hallo!« Sie lächelt mich an. Daneben eine Frau, die ich auf den ersten Blick in den professionellen Sektor einordne. Auch ich habe manchmal solche Begleiter. Wenn ich zur Augenärztin fahre, sitzt jetzt immer Frau Schmidt von der Sehfrühförderung auf dem Beifahrersitz. Ich finde das schon lange nicht mehr seltsam.

»Hi!« Ich lächele zurück. Sie setzen sich neben uns. »Du hast ja schicke Räder!«, sage ich zu dem Mädchen.

»Lillifee«, sagt ihre Mutter.

Nach zwei Minuten Small Talk, wie alt (sechs), wie schlimm (sehr), sind wir beim Kern meines Problems: »Wie hast du das gemacht mit dem Kindergarten?«

»Die wollten uns nicht.«

»Wie – die wollten euch nicht?«

»Wir wohnen weit draußen. Bei uns im Ort gibt es nur einen integrativen Kindergarten und denen war Mia zu heiß.«

»Zu heiß?«

»Die Sonde«, sagt sie. »Die Anfälle.«

»Und dann?«

»Mia geht eben nicht in den Kindergarten.«

»Gar nicht?« Die Mutter schüttelt den Kopf. »Wie machst du das dann? Ich meine, willst du nicht mal ...?« Sie schaut mich an. »Ich frage nur, weil ich gerade nach einem Kindergarten suche.«

»Darf ich dich etwas fragen, das vielleicht komisch klingt?« Ich zucke die Achseln. »Ist deine Tochter lebenszeitverkürzend erkrankt?«

»Lebenszeit ... Nein, ich glaube nicht.«

»Dann hättest du sie zumindest im Hospiz abgeben können. Das mache ich alle paar Wochen, für ein paar Tage. Ich erhole mich und weiter geht's.«

»Im Hospiz?«

»Das ist nicht so gruselig, wie es klingt«, sagt sie. »Das ist eigentlich sehr schön für Mia. Ohne diese Auszeiten könnte ich schon lange nicht mehr.«

»Hast du denn Hilfe? Macht dein Mann ...?«

»Es gibt nur Mia und mich.«

Ich schweige. Ich habe kein Kindergarten-Problem. Ich habe überhaupt kein Problem.

»Warum hat sie sich nicht eingeklagt?«, wird Clara mich später fragen.

»Ich habe sie nicht gefragt.«

»Wusste sie nichts vom familienentlastenden Dienst?«, wird Nina fragen. »Da kommen Heilpädagogikstudenten vorbei und nehmen dir das Kind auch mal für ein paar Stunden ab.«

»Keine Ahnung.« Ich hoffe, dass es ihr die professionelle Begleiterin erzählt hat. Ich hoffe, dass die vielleicht sogar vom familienentlastenden Dienst kam. »Kannst du dir das vorstellen – im Hospiz?«, frage ich Nina.

»Klar«, sagt sie. »Hast du nicht gesagt, du kannst verstehen, warum manche ihr Kind ins Heim geben?«

»Stimmt«, sage ich. »Vor ein paar Monaten. Wenn es einem besser geht, vergisst man, wie es sein kann.«

Elf stationäre Kinderhospize gibt es zurzeit in Deutschland. Sie bieten nicht nur einen Raum zum Sterben, sondern vielen Familien auch Entlastung während des Lebens. Doch verzweifelt wirkte die Mutter des Mädchens nicht. Im Gegenteil: Sie sah glücklich aus dort auf dem Flur. Sie freute sich, da zu sein, mit ihrem Kind, neben mir auf den Plastikstühlen zu sitzen und sich zu unterhalten. Vielleicht tappe ich in dieselbe Falle wie viele um mich herum. Wenn sich etwas schrecklich anhört, muss es schrecklich sein. Hospiz statt Kindergarten. Und doch auch: Blümchenblusen und Lillifee. Warum nicht?

Juni 2012. Die siebte Embo ist anders. Professor Brassel will zum ersten Mal bei Lotta Gefäßkleber verwenden. »Beim letzten Mal habe ich einen Basket aus den Coils gebaut, da muss ich jetzt nur noch den Kleber ...«

»Professor Brassel, ich fürchte, ich habe immer noch nicht verstanden, was genau Sie da machen.«

Er erklärt: Das Gefäß in Lottas Kopf ist schon voller Platinspiralen. Nun will er die Freiräume zwischen den Spiralen mit Kleber verschließen. »Das geht sehr viel schneller, allerdings muss man mit sehr viel Fingerspitzengefühl arbeiten. Es besteht immer die Gefahr, dass der Kleber zu weit schießt und Gefäße verschließt, die offen bleiben sollten. Gerade wenn das Blut so schnell durch die Adern schießt wie bei Ihrer Tochter. Jetzt allerdings haben wir den Basket aus Coils gebaut, gegen den Strom des Blutes an übrigens, das war sehr schwierig ...«

»Wir vertrauen Ihnen«, unterbreche ich ihn.

Was bleibt uns anderes übrig?

Wir kommen in einen neuen Flur. »Ich wusste gar nicht, dass es hier so schöne Zimmer gibt!« Feldkamp strahlt und sagt: »Dieser Trakt ist schon fertig renoviert. Allerdings sind Sie hier weiter weg vom Schwesternzimmer. Aber Sie haben ja schon Erfahrung.« Ich habe sogar ein eigenes Bad. Ich mache ein Foto und schicke es an Harry.

»Das Ritz Carlton«, schreibt Harry.

»Wer braucht schon Paris?«, schreibe ich zurück.

»Nicht Paris, aber …?« lautet die nächste SMS.

Ich schreibe zurück: »Jetzt lass uns erst mal die Embos machen.«

Die Antwort lautet: »Klar.« Und ein paar Minuten später: »Entschuldigung.«

Sollen wir ins Ausland umziehen, nur weil Harry dort einen Job angeboten bekommen hat, den er gerne hätte? Sollen wir nicht ins Ausland ziehen, nur wegen Lotta? Anstrengend ist es überall.

Wir kaufen Lotta ein lila Kleid. Wir sitzen wieder in demselben Café. Es hilft nicht genug. Wir sitzen wieder zu früh auf der Intensiv. »Es wird immer schwerer, oder?«, sagt Harry. »Dabei müsste es leichter werden.«

»Ich hoffe nur, es ist das letzte Mal.«

»Sag das nicht. Das haben wir bei den letzten zwei Embos schon gesagt.«

Als Professor Brassel später auf dem Zimmer sagt: »Es sind noch zwei kleine Adern übrig, aber …«, umarme ich ihn.

»Wir müssen das beobachten«, sagt Dr. Feldkamp.

»Aber es könnte die letzte OP gewesen sein?«, frage ich.

Harry und ich strahlen. Das Loch in Lottas Kopf ist so gut wie zu. »Kannst du dir das vorstellen – nie wieder Duisburg?«

Lotta erwacht aus der Narkose und krampft. Jede Stunde, drei Minuten Krampf, übergeben, einschlafen. Aufwachen, krampfen, übergeben, einschlafen. Aufwachen, krampfen, übergeben, einschlafen. »Das kann doch nicht wahr sein«, flüstert Harry. »Das kann doch einfach nicht sein.«

Ich halte Lottas Hand. »Das geht vorbei«, sage ich immer wieder. »Das geht vorbei.«

Haben wir einmal zu oft in Lottas Gehirn eingegriffen?

»Das ist die körperliche Reaktion auf den Gefäßkleber«, sagt Feldkamp. »Nun bleiben Sie mal ganz ruhig.«

Ich muss Geduld haben. Das geht vorbei. Geduld. Immer Geduld. Atmen, sitzen, warten. Lottas Hand halten, nicht nachdenken, nicht grübeln, nur warten, atmen, warten, atmen, warten, atmen.

Warten.

Atmen.

In dieser Nacht schlafe ich nicht. Lotta liegt neben mir im Bett, angeschlossen an den Infusionsständer, die Kurve auf dem Monitor zuckt. Zwei Stunden vergehen, drei Stunden, vier Stunden. Ich zähle wieder. Am nächsten Morgen strahle ich Feldkamp an und er sagt: »Ich habe doch gesagt, Sie müssen nur ein bisschen Geduld haben.«

»Kennen Sie sich eigentlich auch mit Kinderkliniken im Ausland aus?«

»Wieso – wollen Sie auswandern?«

22

»Die Mischung muss stimmen«

Inklusion und Lottas bester Freund

Juli 2012. »Lotta – Baby?« Lotta wie »Looo-ta« mit Betonung auf dem O. Der Junge vor mir legt den Kopf schief.

»Nein, sie wird bald drei Jahre alt!« Ich halte drei Finger hoch.

»Siehst du, Kofi«, sagt die Erzieherin hinter ihm. »Die Lotta ist fast so alt wie du.«

Der Junge, ungläubig: »Lotta nicht Baby?«

Ich hocke mich hin und lasse Lotta auf meinen Knien sitzen. Jetzt sind sie und Kofi auf Augenhöhe. Er streichelt ihre Wange, sie zeigt ihm ein Grübchen. Was heißt »behindert« auf Französisch?

»Lotta süß«, sagt Kofi und beendet die Debatte.

Es ist unser erster Tag im Kindergarten. Kofi ist auch noch nicht lange dabei, seit drei Wochen ist er in Deutschland. »Papa Togo«, sagt er. »Mama Deutschland.«

»Alle Schuhe anziehen!«, ruft von hinten die Erzieherin. »Wir gehen auf den Spielplatz.«

Kofi bringt Lotta seine Gummistiefel. »Danke«, sage ich. »Aber zieh du die lieber selber an.«

Als wir rausgehen, greift er nach dem Reha-Buggy und schiebt los. Mit ernster Miene eilt er der Gruppe voran zum Spielplatz. Miss Lotta und ihr Chauffeur. Am Spielplatz angekommen, löst er Lottas Gurte und greift ihr unter die Arme. »Stopp, ich helfe dir!«, rufe ich.

Wir legen Lotta in den Sandkasten, für ihren Kopf bauen wir ein Kissen aus Sand. »Ich weiß nicht, ob Lotta das möchte«, sage ich zu Kofi.

Wird sie schreien? Wenn wir mit Ben auf dem Spielplatz sind, besteht Lotta auf meinem Schoß. Im Kinderwagen sitzen bleiben, im Sand liegen – das heißt Gezeter von der ersten Sekunde an. Jetzt ruht sie auf ihrem Sandkissen und hört Kofi zu. Er zeigt ihr alle Schaufeln und redet in afrikanisch geprägtem Französisch auf sie ein. Lotta reißt die Augen auf und sagt »oi, oi, oi«. »Sie macht erste Laute«, erzähle ich strahlend der Erzieherin neben mir. »Gestern zum ersten Mal.«

Um Kofi und Lotta verteilen sich die anderen Kinder. Zwei streiten sich um einen Bagger, drei wollen schaukeln, vier gehen auf Expedition in die Büsche. Von Lotta und Kofi halten sie Abstand, als lebten die zwei in ihrer eigenen Welt. »Looo'ta!« »Oi, oi, oi.«

Wir hatten uns bei sechs integrativen Kindergärten angemeldet. Genommen hat uns keiner. Ich habe weitergesucht. »Was ist eigentlich mit dem Gebäude, in dem der heilpädagogische Kindergarten war?«, habe ich eines Abends Harry gefragt.

»Heilpädagogisch?« Er blickt nicht von seiner Zeitung auf.

»Der Sonderkindergarten, der geschlossen wurde. Da rufe ich morgen mal an. Vielleicht kommt da ein neuer Kindergarten rein.«

Am Telefon. »Guten Tag, ich habe eine etwas seltsame Frage: Sind Sie vielleicht ein Kindergarten?« Ich höre zu. »Und wären Sie auch offen für behinderte Kinder?« Treffer, versenkt.

Abends erzähle ich Harry: »Die Leiterin hat gesagt: Meine Arme sind ganz weit offen.«

»Aber das ist doch kein integrativer Kindergarten, oder?«, fragt er. »Integrativ, inklusiv – ich verstehe das immer noch nicht.«

»Nein, das ist ein Regelkindergarten, ein ganz normaler. Aber auch so einer kann behinderte Kinder aufnehmen. Das ist allerdings freiwillig. Wenn die Inklusion konsequent umgesetzt wird, müssen das demnächst alle Regeleinrichtungen machen, ob Kin-

213

dergärten oder Schulen. Dieser Kindergarten ist also seiner Zeit etwas voraus.«

»Ist das denn das Richtige für Lotta?«

Vor der Tür noch Farbeimer. Dahinter schon Kleiderhaken auf Kinderhöhe, mit Namen und Foto. »Melissa«, »Theo«, »Karim«, »Ida«, »Christabelle«. Eine Frau eilt mit ausgestreckter Hand auf Harry und mich zu. »Zora Müller«, stellt sie sich vor. Die Leiterin des Kindergartens. Rote Haare, zu einem Pferdeschwanz zusammengebunden, grauer Kapuzenpulli, grüne Chucks, höchstens zwei Jahre älter als ich. »Und du bist bestimmt Lotta.« Sie nimmt Lottas Hand und beugt sich runter, um ihr in die Augen zu sehen. »Hallo, Lotta!«

Nach einer halben Stunde sagen wir du zueinander. Der Kindergarten ist erst seit zwei Monaten geöffnet, noch sind viele Plätze frei. »Wir bieten viele U3-Plätze an, also für die unter Dreijährigen. Die haben ab nächstem Jahr ja auch einen Rechtsanspruch auf einen Kita-Platz.« Träger ist ein Verein, den Zora gegründet hat. Die Kita, die sie davor geleitet hat, ist geschlossen worden. »Da haben wir uns schnell entschlossen, etwas Eigenes auf die Beine zu stellen.«

Wir sitzen in Zoras Büro, neben uns eine junge Erzieherin mit einem kleinen Mädchen auf dem Arm. »Das ist Paulina«, stellt sie das Mädchen vor. »Wir wollen gerade ihren Schlafrhythmus ein wenig umstellen, mehr Richtung Mittagsruhe. Ich bin Katarina Fuchs.« Blonde lange Haare, Jeans, höchstens Ende 20. »Ich wäre Lottas Gruppenleiterin.«

»Sind die alle jung«, wird Harry später sagen.

»Wer sagt denn, dass nur Frauen über 45 in Kindergärten arbeiten dürfen?«, werde ich antworten. »Und hast du gesehen: Lottas Gruppe hat sogar einen Praktikanten. Einen Mann.«

Während Zora erzählt, schaukelt Katarina Paulina. Ihre Wangen glühen vor Müdigkeit, sie reibt sich die Augen. »Noch ein klein bisschen wach bleiben, Paulina«, sagt Katarina leise.

Zora erzählt: »Wir haben schon einen anderen Jungen, der ebenfalls Förderbedarf hat und nun zu uns kommt.«

»Warum wollt ihr eigentlich so gerne behinderte Kinder aufnehmen?«

»Warum denn nicht?« Zora schweigt und schaut uns an. Wartet sie auf eine Antwort? Sie lächelt. »Ich kann das schwer in Worte fassen, ich habe mich bewusst für zwei Abschlüsse in diesem Bereich entschieden, Heilpädagogik und Sonderpädagogik. Katarina hier hat übrigens Sozialpädagogik studiert.« Zora und Katarina haben beide schon mit behinderten Menschen gearbeitet. »Wir sind von der Inklusion überzeugt«, sagt Zora.

»Das sehen ja nicht alle so.«

»Ich sehe da gar keinen Diskussionsbedarf. Bei einem Regenbogen frage ich auch nicht: Muss gelb unbedingt noch sein? Rot und blau reichen doch schon. Gelb gehört eben auch dazu.«

Katarina sagt: »Das wäre auch für unsere Kinder hier toll, wenn sie Lotta kennenlernen könnten.«

»Und wie soll Lotta dabei gewinnen?«, frage ich. »Sie bräuchte auch im Kindergarten gezielte Förderung.«

Zora: »Klar, wir wollen ja nicht, dass sie zum Beistell-Kind wird.«

»Beistell-Kind?«

»Wenn ich höre: ›Die sitzt so gern dabei und saugt das alles auf‹, werde ich misstrauisch. Lotta soll ihre Möglichkeiten entfalten können. Wir könnten einen Integrationshelfer beantragen, das wäre jemand, der Lotta in den Kindergarten begleitet. Oder wir könnten zusätzliche Mittel bei der Stadt beantragen, damit wir unsere Personalzeiten aufstocken können und uns Lotta besser widmen können. Das nennt sich Einzelintegration.«

Paulina ist auf Katarinas Arm eingeschlafen. Katarina streicht ihr die Haare aus der Stirn und lächelt. Harry und ich schauen uns an und denken das Gleiche.

Das ist es: eine Leiterin, die Inklusion für selbstverständlich hält, junge Erzieherinnen und ein Mann, bunt gestrichene Wände, noch keine Gruppennamen – »wir können uns nicht entscheiden, ob ›Dreckspatzen‹ und ›Schmutzfinken‹ zu verniedlichend ist«, sagt Zora. Eine Erzieherin mit Kopftuch, eine andere mit

Prothesen an den Beinen, Kinder mit Rastalocken. »Geflügelstatt Schweinewurst, wir haben auch muslimische Kinder hier.« Eine Leiterin, die sagt: »Lotta kann morgen anfangen.« Mittags sagen die Kinder vor dem Essen im Chor: »Jeder isst, so viel er kann, nur nicht von dem Nebenmann. Heute nehmen wir es ganz genau, auch nicht von der Nebenfrau ...« Öffnungszeiten bis 18 Uhr. U3. Looo'ta. Bullerbü, die Fassung von 2012.

Ich zeige Harry ein Handyfoto von Lotta mit Kofi auf dem Spielplatz. »Kein Wunder, dass er ihr gefällt«, sagt er.
»Wieso?«
»Schau ihn dir an«, sagt er und hält mir das Handy entgegen. Auf dem Bild lacht Kofi, in seinem schwarzen Gesicht leuchten seine Zähne und das Weiß seiner Augen. »Er ist wahrscheinlich der erste Mensch, den Lotta richtig gut sehen kann.«
Wir sollten nicht dahin ziehen, wo Harry einen Job angeboten bekommen hat. Wir sollten nach Afrika ziehen. »Kannst du dir vorstellen, wie Lotta gucken würde?«, sage ich.
»Hast du denn mal über das Angebot nachgedacht? Ich würde das wirklich gerne machen. Und du könntest auch von dort als Freie arbeiten, vielleicht sogar besser.«
»Und wer nimmt die Kinder in der Zeit?«
»Es gibt dort eine hervorragende deutsche Schule. Wenn ich anfange, kommt Ben in die erste Klasse, das würde doch toll passen. Die haben auch einen Kindergarten ...«
»Sind die inklusiv?«

Kann Inklusion funktionieren? Kann man gleichzeitig Zweijährigen gerecht werden, die sich um den Puppenwagen streiten und ein schwer mehrfach behindertes Kind fördern? Schon zu Hause trenne ich Ben und Lotta ab und zu mal. Gleichzeitig vorlesen und füttern – geht. Gleichzeitig Fußball spielen und sehen üben – geht nicht. Wird das im Kindergarten funktionieren? Wird Lotta sich wohlfühlen? Verschenke ich das Potenzial, das Lotta hat, wenn ich sie in einen Kindergarten voller nicht behinderter Kinder stecke?

Beim Thema Inklusion ist Deutschland Entwicklungsland, lese ich in der Zeitung. »Schlusslicht in Europa«, sagt im *Spiegel* Adolf Bauer, Präsident des Sozialverbands Deutschland. Etwa 22,3 Prozent der 485 000 deutschen Schüler mit Sonderförderbedarf gehen auf eine Regelschule – und das ist der Bundesdurchschnitt. In Niedersachsen etwa sind es nur 8,5 Prozent. International sind es im Schnitt 85 Prozent.

Deutschland hat sich verpflichtet aufzuholen. Alle vier Jahre müssen die Fortschritte auf diesem Gebiet vor den UN präsentiert werden. In den Bundesländern werden Inklusionspläne entworfen und wieder verworfen. Der Behindertenbeauftragte der Bundesregierung reist durchs Land und zeichnet Inklusionsvorbilder aus, die auf einer Inklusionslandkarte verzeichnet werden. In diesen Einrichtungen stehen zum Beispiel Integrationshelfer den Kindern zur Seite, unterrichten Sonderschulpädagogen gemeinsam mit den Lehrern alle Kinder in einer Klasse beim Gemeinsamen Unterricht. In der *FAZ*, in der *Kölnischen Rundschau*, in der *Zeit*, überall stoße ich in diesen Tagen auf Artikel, die sich mit Inklusion beschäftigen.

Bei der Debatte geht es auch ums Geld. Das System der Förderschulen und Sondereinrichtungen in Deutschland hat sich nach dem Zweiten Weltkrieg entwickelt, »das höchstspezialisierte der Welt«, lese ich in der Zeitung. »Isolationsfallen«, hat eine Studie der Bertelsmann-Stiftung sie genannt. Wer einmal auf einer Sonderschule gelandet ist, für den führt der Weg in aller Regel direkt in die Behindertenwerkstatt. Nur wenige schaffen den Sprung in die reguläre Arbeitswelt. Die passende Sonderschule gibt es nicht in jedem kleinen Ort, für viele Kinder vom Land bedeutet der Schulanfang lange Fahrwege oder schlimmstenfalls den Umzug ins Heim. Welche Schule wird Mia einmal besuchen, das Mädchen im Rollstuhl, das ins Hospiz statt in den Kindergarten geht? Sollen die Förderschulen abgeschafft werden – so wie der heilpädagogische Kindergarten in unserer Stadt geschlossen wurde? Sollen sie für andere Schüler geöffnet werden? Selbst wenn die Mittel für die Sonderschulen abgezogen und in den Umbau des Bildungssystems gesteckt würden, fehlten dem deutschen Schulsystem für die Umstellung in den nächsten zehn Jahren etwa 10 000 neue Lehrer, hat die Bertelsmann-Stiftung errechnet.

Im Moment ist Inklusion noch ein Schlagwort, das alles bedeuten kann. Was es konkret für unseren Alltag heißen wird, hängt von den politischen Entscheidungen der nächsten Jahre ab. Auf welche Schule wird Lotta einmal gehen? Wie weit wird Deutschland dann in puncto Inklusion sein? Werde ich noch die Wahl haben zwischen Sonder- und Regelschule? Und welche werde ich wollen? Während wir nach dem richtigen Weg für Lotta suchen, ist alles um uns herum im Umbruch.

Machen wir das Richtige? Wie organisieren wir die Therapien? Was ist, wenn Lotta einen Anfall hat? »Sie übergibt sich ab und zu mal«, warne ich Zora.

»Wir werden es überleben«, sagt sie.

»Und sie kann ziemlich zickig sein.«

»Das kennen wir hier auch.« Sie zögert und sagt: »Wegen der Epilepsie müssen wir uns allerdings erkundigen, wie wir das rechtlich so regeln, dass wir auch abgesichert sind.«

»Lotta ist sehr gut eingestellt, da kann sie ohne Weiteres in den Kindergarten gehen«, sagt Dr. Waltz.

Wir sind bei einem Anfall alle drei Wochen. Kein Diazepam seit Monaten. Kein Blaulicht seit einem Jahr. Anfälle haben für uns schon längst den Stellenwert von Albträumen, beunruhigend, so lange sie andauern, doch danach geht das Leben weiter. »Aber die Leitung des Kindergartens will sich absichern.«

»Sollen sie ja auch, aber die haben keinen Grund, sich Sorgen zu machen.«

Der Kindergarten arbeitet einen Vertrag aus über die »Medikamentenabgabe in der Kita«. Ich zeige Zora das Diazepam, eine Rektiole kommt unter Verschluss in den Medizinschrank. »Im Zweifel ruft ihr 112 an.«

Jeden Morgen gehe ich gemeinsam mit Lotta in den Kindergarten. Eine Woche, zwei Wochen. Ich sitze mit ihr im Stuhlkreis, im Singkreis, auf dem Spielplatz. Nicht alle Erzieher kennen behinderte Kinder. Nicht alle Arme sind gleich weit offen. Auch bei den Kindern nicht. Bis auf Kofi halten alle einen Sicherheitsabstand. Ich gewöhne nicht nur Lotta ein. »Was hat sie denn?« Eine Erzieherin wiegt Lotta in den Armen, deren Mundwinkel ziehen sich nach unten. »Hüm, Hüm.« Die Erzieherin summt, wiegt und fragt: »Vielleicht hat sie Hunger?«

»Vielleicht ist ihr langweilig«, sage ich. »Versuch's mal mit Hoppe Reiter.«

Lotta mag auf dem Entwicklungsstand eines Babys sein – sie ist trotzdem keins. Sie ist ein fast dreijähriger Trotzkopf, der wildes Schaukeln spannender findet als sanftes Wiegen.

»Loo'ta«, ruft Kofi und streckt seine Arme nach ihr aus. »Loo'ta!«

»Oi, oi, oi!«

Kofi ist französischer Muttersprachler, doch in Melanies Augen wäre er trotzdem nicht der ideale Spielpartner. Kofi kann noch nicht richtig Deutsch, aber schon das Lied von »Bob der Baumeister« singen. Er sagt, er mag zum Frühstück am liebsten Cheeseburger. Er wird wohl nie mit Hockey anfangen. Er hat wahrscheinlich noch nie einen Dinkelkeks gegessen.

Kofi streckt seine Arme nach Lotta aus und verteidigt seine Stellung am Buggy gegen alle, die auch mal schieben wollen. Er ist der beste Freund, den ich mir vorstellen kann. Er kann auf Lotta zugehen, sie umarmen, sie anschieben, denn er ist nicht schwerstbehindert. Reicht das, um Inklusion genauso richtig zu finden wie Zora?

»Und der pinkelt Mariella immer in den Ranzen.«

»Nein!«

»Doch, jeden Morgen. Ich habe keine Ahnung, was ich machen soll.«

Harry und ich bei der Party eines Freundes, wir stehen um Stehtische, essen klein geschnittene Currywurst aus schmalen Gläsern und Mini-Frikadellen von Zahnstochern. Ich, Harry und drei Kolleginnen des Gastgebers.

»Der hat das Down-Syndrom«, sagt die erste mit gesenkter Stimme. »Aber trotzdem, ich sage dir, der macht das mit Absicht. Das ist Mobbing. Mariella will schon nicht mehr in die Schule.«

»Und was machst du jetzt?«, fragt die daneben.

»Ich habe schon mit dem Lehrer gesprochen, aber da steht man gleich als behindertenfeindlich da. Vielleicht müssen wir wechseln. Gemeinsamer Unterricht – so ein Quatsch.«

»Man tut den Kindern keinen Gefallen damit. Der merkt bestimmt, dass er langsamer ist als die anderen«, die Dritte.

Harry und ich schweigend und kauend daneben.

»Klar, und der hält die ganze Klasse auf. Die hinken dem Lehrplan sowieso hinterher. Wie sollen die in den 100er Zahlenraum kommen, wenn der die ganze Zeit dazwischenblökt?«

»Vorsicht«, sagt Harry. »Unsere Tochter ist auch behindert.«

Stille. Gezwungenes Lächeln. »Echt? Das denkt man gar nicht, wenn man euch so sieht ...«

Harry stellt sein Glas ab. »Wer von den Damen möchte denn noch einen Crémant?« Als er in die Küche geht, zwinkert er mir zu.

Die Erste beugt sich vor. »Ich habe natürlich nicht sagen wollen, dass alle Kinder, die ... dass die alle so sind.«

Ich sage: »Natürlich nicht.«

Die Zweite: »Darf ich denn fragen, was genau ...«

»Ich glaube, ich hole mir auch einen Crémant.« Ich folge Harry in die Küche.

Ich lehne mich an den Kühlschrank. Der Mann vom Catering bringt die Scampi nach draußen. »Wie sollten wir denn aussehen?«, frage ich Harry. »Wie sehen Eltern behinderter Kinder aus?«

»Wir wären gar nicht hier«, sagt er. Wenn wir uns an unsere Rolle halten würden, ständen wir nicht auf einer Party bei den Häppchen-Platten. »Wahrscheinlich sollten wir verbittert aussehen, traurig.«

»Bist du denn trauriger als früher?«

Harry überlegt. »Wenn ich hier solche Bilder sehe ...«. Er zeigt auf die Fotos hinter mir am Kühlschrank, drei Kinder auf Schaukeln, wilde Umarmungen, Kinder, die sich gegenseitig mit Wasser nass spritzen. »Aber andererseits ... wie sie heute beim Frühstück gelächelt hat, weißt du noch?«

Ich nicke. »Komisch, oder? Dass eine Kleinigkeit schon reicht für einen ganzen Tag Glücklichsein.«

Wir stoßen an. Wir schwärmen von den Grübchen unserer Tochter. Wie wenig es braucht. »Meinst du, wir wären noch glücklicher, wenn wir all das nie erlebt hätten? Wenn unsere schlimmste Sorge eine Woche Fieber gewesen wäre ...?«

Er schenkt uns nach und sagt: »Das wird jetzt eines dieser tiefschürfenden Partygespräche in der Küche, wie früher zu Uni-Zeiten ...«

Ich lege den Kopf schief, breites Lächeln. »Hi!« Hand in die Hüfte. »Kennen wir uns nicht aus der Vorlesung bei Professor Hildebrandt?«

Er lacht. »Nein, bei Professor Brassel.« Der Mann vom Catering holt auch noch die Mini-Schnitzel.

»Ohne Lotta würde ich es dir wahrscheinlich übel nehmen, dass du die Spülmaschine umräumst, wenn ich mal was reinstelle.«

»Die tiefen Teller kommen eben nach links.«

Ich schubse ihn mit der Hüfte an.

»Das wird sonst nicht richtig sauber«, sagt er. »Aber ich weiß, was du meinst. Wenn wir Lotta schaffen, dann scheitern wir nicht am Streit über die Spülmaschine.«

Wir schauen auf die Bilder am Kühlschrank. »Meinst du, wir kriegen irgendwann Beschwerden zu hören, weil Lotta anderen Kindern in den Ranzen pinkelt?«

»Wenn sie das schafft, bin ich stolz auf sie.«

Von nebenan hören wir Gelächter. »Meinst du, Eltern behinderter Kinder stehen auch mal bei Partys knutschend in der Küche?«

»Auf keinen Fall.«

Ben ist jetzt fünf. »Habt ihr euch schon für eine Schule entschieden?« Melanie, auf der Straße.

Mein Abgang vom letzten Mal tut mir leid. Schuppenflechte ist bestimmt schlimm. »Wie geht es Noah?«

Melanie winkt ab. »Ach, das geht. Ehrlich gesagt, nerven mich mittlerweile die Nachfragen. Und diese mitleidigen Blicke ...!« Sie schaut mich an, der Gesichtsausdruck wird betroffen. »Und verglichen mit euch ist das ja gar nichts. Wie geht es Lotta?« Hand auf meinem Arm.

»Toll«, sage ich. »Sie macht erste Laute.«

»Schön«, sagt sie und ihr Tonfall sagt »schrecklich«. Sie fragt: »Bist du morgen Abend auch auf dem Infoabend in der Birkenstraße?«

»Birkenstraße?«

»Die private Grundschule. Die hat einen fantastischen Ruf.«

»Ich dachte eigentlich an die Schule bei uns um die Ecke.«

»Mmhh«, sagt Melanie. »Da hast du natürlich den Vorteil, dass du Ben nicht fahren musst. Aber die haben das Einzugsgebiet nach hinten raus, das ist ...« Sie zögert und beugt sich vor. »Das ist eine sehr heterogene Schule. Und die Birkenstraße ist seit letztem Jahr inklusiv. Das wäre was für euch, oder?«

»Wir sind doch auch eine sehr heterogene Familie.«

Sie lächelt, als hätte ich einen Witz gemacht. »Weißt du, die Mischung muss stimmen.« Wahrscheinlich hätte ich diesem Satz früher gedankenlos zugestimmt. Nun weiß ich, wie es sich anfühlt, wenn man am anderen Ende steht. Wenn man zu denen gehört, von denen es nicht zu viele geben darf. Weil sie die Gruppe aufhalten. Weil sie mehr Aufmerksamkeit brauchen. Wir können Ihrer Tochter leider keinen Kindergartenplatz anbieten. Wir müssen ja auch auf die Mischung achten. »Meinst du?«, frage ich Melanie. Wann genau ist eine Mischung richtig?

Wir sind zu früh. Birkenstraße. Ich setze mich auf die Bank neben der Aula, Melanie schaut sich auf Pappwänden die Bilder der Architektur-AG an. »Die haben eine Schule in Afrika entworfen, schau mal.«

»Toll.«

Eine andere Mutter kommt herein und schaut auf die Uhr. »Es geht erst um acht los, oder? Ich hätte gedacht, ich brauche für den Weg länger.«

Sie setzt sich neben mich. Ich frage: »Wo kommst du denn her?«

»Aus der Südstadt.«

»Da fährst du doch mindestens eine halbe Stunde.«

»Ich weiß, ganz schön langer Schulweg. Ich bin auch verrückt, ich habe mir schon vier Schulen angesehen. Völlig übertrieben.«

»Machen wir doch alle«, sagt Melanie von den Pappwänden her.

»Klar«, sage ich.

Die fremde Mutter: »Meine Tochter braucht eben eine besondere Schule. Die ist etwas anders als andere Kinder.«

Melanie zieht die Augenbrauen hoch und sagt mit einem Blick auf mich: »Hier sollen die Lehrer ganz individuell auf jeden Schüler eingehen. Jeder nach seinem Tempo.«

»Genau!«, sagt die Mutter. »Deshalb bin ich hier. Meine Tochter braucht mehr Förderung als normale Kinder, die würde an einer 08/15-Schule untergehen.«

Fehlt nicht viel und Melanie würde mich schubsen. »Das kenne ich«, sage ich. »Das ist nicht einfach.«

»Vor allem, wenn es auf die Schule zugeht. Im Kindergarten haben alle noch Verständnis.«

Ich nicke. »Darf ich fragen ...?«

»Meine Tochter ist schwer mehrfach begabt.«

»Oh«, sage ich.

Nach einer kurzen Pause sagt Melanie: »Habt ihr das gleich gewusst? Oder wie wird so etwas diagnostiziert? Ich habe auch schon mal gedacht, der Luca ...«

Später nach dem Vortrag der Direktorin, Fragestunde für die Eltern. »Kann mein Kind schon mit fünf eingeschult werden?«

»Was, wenn man eine Klasse überspringen will?«

»Noch mal zum Gemeinsamen Unterricht: Was ist mit Kindern,

die gar nicht anders können, als den Unterricht zu stören? Werden die aus der Klasse rausgenommen?«

Inklusion ist angenehmer, wenn es darum geht, die Schnelleren nicht aus dem Auge zu verlieren. Inklusion wird schwierig, wenn es um Kinder geht, deren Andersartigkeit andere Eltern nicht neidisch macht.

Im Kindergarten. »Was ist eigentlich mit den anderen Eltern?«, frage ich Zora. »Ich bin gerne bereit, mich bei einem Elternabend vorzustellen und zu erklären, was Lotta genau hat.«

»Bis jetzt musste hier keiner ein Casting bestehen.«

»Aber vielleicht gibt es Fragen oder Bedenken. Schließlich haben diese Eltern sich keinen Kindergarten ausgesucht, den auch behinderte Kinder besuchen.«

»Ich glaube nicht, dass unsere Eltern ein Problem damit haben«, sagt Zora, »Und wenn doch – es steht jedem frei zu gehen.«
Zora hat einen breiten Rücken für so eine schlanke Person.

In der Küche bei der Party sagt Harry zum Schluss: »Ich habe nachgedacht, wir lassen das mit dem Auslandsangebot. Das können wir Lotta nicht antun.«

»Ich habe auch nachgedacht«, antworte ich. »Du solltest deine Träume nicht aufgeben nur wegen Lotta. Das Gleiche sagst du doch auch mir. Wir können nicht auf alles verzichten und das Lotta in die Schuhe schieben. Das Kind hat mehr als genug zu schleppen.«

»Bist du sicher?«

»Ich rufe mal in der deutschen Schule an und erkundige mich. Vielleicht ist es einfacher, als wir denken.«

23

»Bereicherung steht auf dem Index«

Von Ida, Lolla und den Anträgen ans Amt

»Nun geh mal«, sagt Zora und zeigt zur Tür.

»Meinst du wirklich?«

»Du bist jetzt seit drei Wochen jeden Tag da. Wenn du nicht bald gehst, muss ich dich bezahlen.«

Ich gebe Lotta noch einen Kuss. Sie sitzt bei Zora auf dem Schoß. Die anderen Kinder sitzen neben ihnen am Tisch und malen mit Wasserfarben. Lotta hat dicke Kleckser Sonnencreme auf den Fingern. Zora führt ihre Hände übereinander und verschmiert die Sonnencreme. »Fühl mal, Lotta!« Sie hält die Cremetube an Lottas Nase. »Und riech mal – Orange!« Lotta reißt die Augen auf und öffnet die Finger ihrer rechten Hand.

»Ich will auch Creme!«, ruft Theo, zwei Jahre. »Zum Malen!«

»Dann komm her«, sagt Zora.

Theo kriegt einen Tupfen Sonnencreme aufs Bild. Alle wollen. Die Sonnencreme verläuft in den bunten Wasserfarben. »Schön, oder?«, sagt Zora.

»Oi, oi, oi«, sagt Lotta und macht ihre Hand weiter auf.

»Jetzt sag der Mama mal Tschüs, die will gar nicht gehen.«

Tschüß, Lotta. Ich stehe im Flur und schreibe noch schnell meine Handynummer auf das schwarze Brett. Zora hat sie im Büro. Aber …

Eine Stunde, maximal zwei, zweieinhalb. So lange dauert es, wenn Jodi mit Ben oder Lotta spazieren geht. Ich rufe Harry an: »Weißt du, dass ich noch nie so lange alleine hier im Haus war?«

»Genieß es«, sagt er. »Du weiß nicht, wann Zora dich anruft.«

Ich drehe die Musik so laut wie noch nie zuvor hier im Haus. Ich liege in der Badewanne und singe: »*I got sunshine on a cloudy day, when it's cold outside I got the month of May …*« Ich schreibe Harry eine SMS: »Sie fehlt mir so.«

»Stockholm-Syndrom«, schreibt er zurück.

Lotta schläft mittags im Schlafsaal, auf einer kleinen Matratze in einer Reihe kleiner Betten. Sie isst mehr als zu Hause. Sie entdeckt pürierte Pizza als ihr Lieblingsgericht. »Als Vorspeise gab es Salat, den haben wir auch püriert. Aber das fand sie eklig«, erzählt Katarina.

Als ich sie abholen komme, sagt Matthias, der Praktikant: »Heute hat sie sich viel übergeben, ich weiß nicht, ob das normal war.«

Er zeigt mir den Eimer. Ich sage: »Das ist hauptsächlich Schleim. Das ist ok.«

Wenn ich sie morgens bringe, lächelt sie. Bis jetzt hatte sie keinen Krampf im Kindergarten. Es ruft keiner an.

Der frisch gestrichene Flur hängt bald voller Kinderbilder. Zora führt einen Tagesbericht ein. Jedes Mal, wenn ich Lotta nach dem Mittagsschlaf abhole, finde ich am Schwarzen Brett einen Zettel mit allen Kindernamen. Unter »Finkengruppe, Lotta« steht: »Lotta hatte heute viel Spaß auf der Wippe«, »Lotta hat ihr schwarz-weißes Bilderbuch sehr intensiv angeschaut«, »Lotta hat heute mit Theo und Kofi gebastelt.«

»Gebastelt?«, frage ich Katarina. »Habt ihr euch nicht im Kind geirrt?«

»Nein«, sagt sie lächelnd. »Wir haben einen Behälter mit Watte gefüllt. Lotta hat mit ihren Händen darin gewühlt. Die anderen haben die Watte auf Pappe geklebt und Lotta hat mit den Händen draufgedrückt, bis der Kleber trocken war.«

Ben steht neben mir und küsst Lotta. »Jetzt kannst du auch schon basteln«, sagt er.

Kofi kommt und küsst Lotta auf die andere Backe.

»Das ist meine Lotta«, sagt Ben. »Komm, wir gehen.«

»Die anderen Kinder halten noch Abstand, oder?«, sage ich zu Katarina.

»Ja, die wissen nicht so ganz, wie sie Lotta einordnen sollen. Aber Ida ist neugierig, die traut sich bestimmt bald.«

Ida hat gerade laufen gelernt. Latzhose, rote Haare, Kuhfellpantoffeln. Lotta heißt bei ihr Lolla.

Auf einen Schlag habe ich fünf Stunden am Tag für mich. Ich füttere nur noch eine knappe Stunde am Tag, alles andere übernehmen die Erzieher. Auch Frau Schmidt von der Sehfrühförderung sehe ich kaum noch. Die Karawane zieht jetzt in den Kindergarten. Frau Schmidt schickt mir kurze Berichte per E-Mail: »Lotta hat zu Frau Müller schon eine sehr gute Bindung aufgebaut«, »Lotta hat heute lange fixiert«, »Das Hören ist Lottas Schokoladensinn«. Frau Kniep, unsere Physiotherapeutin, zeigt den Erziehern, wie sie Lotta fördern können. »Die sind richtig engagiert«, sagt sie. »Da haben Sie Glück.«

»Ich weiß. Ich hätte nie gedacht, dass ich mal sage, meine Tochter ist im Regelkindergarten genau richtig.«

»Na, so ganz normal ist der Kindergarten nicht.« Eine Heilpädagogin als Leiterin, sehr engagierte Erzieher – das ist nicht normal. »Und haben Sie schon den Integrationshelfer gekriegt?«

Ein Integrationshelfer – das ist eine Person, die zusätzlich in den Kindergarten kommt und nur für Lotta zuständig ist. Ich habe das beim Sozialamt beantragt.

Vier Wochen, hat die Dame gesagt. So lange soll es dauern, bis eine Entscheidung fällt. »Auf welcher Grundlage wird denn entschieden? Und in welchem Rahmen bewegen wir uns denn: Wie viele Stunden könnte ein Integrationshelfer maximal da sein?«

»Schicken Sie einfach mal Ihren Antrag, Frau Roth.«

Zwei Wochen habe ich gebraucht, um mich in dem Dschungel aus Paragrafen und Regelungen so weit zurechtzufinden, dass ich einen Antrag losschicken kann. Zum Schluss habe ich einfach im Amt angerufen und jeden gefragt, der ranging. Bei einem Gespräch wurde ich sieben Mal weitergestellt und habe sieben unterschiedliche Antworten auf dieselbe Frage bekommen. »Warum ist das so kompliziert?«

»Wenn wir allen behinderten Kindern einen Integrationshelfer an die Seite stellen würden, was meinen Sie, wie teuer das wäre?«, sagt mir ein Gesprächspartner.

Im Briefkasten finde ich einen Brief der Stadt Köln. Sie bieten Lotta einen Platz an, in einem städtischen Kindergarten. Einem integrativen. »Zu spät«, sage ich zu Harry. »Jetzt ist Lotta schon eingewöhnt.« Wir lehnen ab.

Als ich mit Lotta und Ben im Wald bin, ruft Professor Brassel auf dem Handy an: »Wie geht es Lotta?« Nach der letzten Embo hat er gesagt: »Das würde mich wundern, wenn das keinen Entwicklungsschub gibt. Das muss doch Auswirkungen haben.«

»Man merkt, dass das Blut an den richtigen Stellen im Gehirn ankommt«, sage ich am Telefon.

»Was machen die Anfälle?«

»Kaum noch, alle paar Wochen mal ganz kurz. Das ist ein Wunder.«

»Eins frage ich mich schon die ganze Zeit: Hat sie noch mal so schön gelacht?«

»Nein, leider nicht.«

»Nicht?«

»Das kommt bestimmt noch.« Tröste ich gerade unseren Operateur? »Es geht ihr sehr, sehr gut. Lotta macht sogar schon erste Laute. Oi, oi, oi.« Brassel lacht. »Und sie geht in den Kindergarten, können Sie sich das vorstellen?« Ich erzähle und erzähle.

»Der hat das immer noch nicht so ganz angenommen«, sage ich abends zu Harry.

»Als Arzt fragt man sich wahrscheinlich auch, ob das richtig war, Lotta zu retten«, antwortet er. »Ohne ihn ...«

»Hätten wir keine Lotta.«

»Und kein schwerbehindertes Kind. Ist doch verständlich, dass er wissen will, wie es uns damit geht. Ob das eine Bereicherung für uns ist.«

»Bereicherung steht auf dem Index.«

Bereicherung lässt sich nicht sagen, ohne Belastung zu denken. Keiner hat mich je gefragt, ob Ben eine Bereicherung ist für mein Leben. Ben ist. Das reicht. Das Gleiche sollte für Lotta gelten.

Auf dem Stadtwaldspielplatz. Ben klettert die rote Kletterspinne bis fast nach oben. Lotta sitzt in ihrem Wagen. Ich schreibe Harry eine SMS: »Lotta sitzt in ihrem Wagen. Ohne Schieben.«

Er schreibt zurück: »Freiwillig?« Kurz später: »Ohne Schreien?«

Ich mache ein Foto von Lotta, wie sie in dem Wagen sitzt, eine Hand auf der Knisterblume. »Aah«, sagt Lotta.

»Ja, aah. Das machst du toll.«

Ich fotografiere auch noch Ben beim Klettern und schicke beide Bilder an Harry.

»Gute Mutter«, schreibt er zurück. »Keine Lieblingskinder.«

»Haha«, schicke ich zurück. Lotta schüttelt ihren Kopf. Ich mache sie nach. »So ein Quatsch, oder, Lotta?«

»Aaaah.«

Ben klettert, Lotta spielt mit ihrer Blume, ich könnte jetzt Zeitung lesen. Der perfekte Tag.

Vor uns sitzt ein Mädchen, um die zwei Jahre alt, mit einem Bagger im Sand und wendet die Augen nicht von uns. Ich grinse ihr zu. Sie mustert uns. »Na, du bist ja neugierig!« Sie streckt das Kinn vor und schaut weiter. Ich verstecke mein Gesicht hinter den Händen und blinzele dahinter hervor. Konzentrierter Blick, kein Lachen. Ich sage: »Wer zuerst wegguckt, hat verloren?«

»Entschuldigung«, sagt der Vater neben mir auf der Bank. »Das tut mir leid.«

»Was denn?«

»Ich glaube, meine Tochter hat ein wenig Angst, die hat so was noch nie gesehen.«

So was. So was ist wohl Lotta. Ich schaue zu dem Mädchen mit dem Bagger. »Wie heißt du denn?«

»Stella«, sagt ihr Vater.

»Stella, das ist Lotta. Lotta – Stella«, stelle ich die beiden vor.

»Du kannst mich alles fragen, was du willst.« Das Mädchen schaut weiter. »Hast du Angst?« Sie schüttelt den Kopf.

Ben kommt vom Klettergerüst herunter. »Mama, ich will nach Hause.«

Ich auch. Wir gehen. »Tschüs, Lotta«, sagt Stella leise.

»Das ist der Grund, warum ich nicht mehr auf Spielplätze gehe«, sagt Nina am Telefon. »Und warum ich lieber in einem heilpädagogischen Kindergarten wäre.«

»Du kannst Leon doch nicht ewig von der Welt fernhalten.«

»Der merkt noch früh genug, dass er anders ist. Der darf ruhig noch ein bisschen in Ruhe spielen, ohne dauernd angestarrt zu werden. Verdirbt dir so ein Erlebnis nicht den Tag?«

Wie soll Inklusion funktionieren, wenn die einen denken, dass ihre Kinder Angst haben, und die anderen nicht angestarrt werden wollen? Oder ist es gerade deswegen wichtig, dass Inklusion erfolgreich umgesetzt wird? Damit irgendwann weniger Menschen sagen: »Mein Kind hat so was noch nie gesehen?« Damit ich irgendwann einen perfekten Tag auf einem Spielplatz haben kann?

Wir haben ein neues Auto. In das alte passte der Reha-Buggy nur, wenn man ihn komplett auseinandernahm. Wir hätten einen dieser Lieferwagen kaufen können, ein Auto wie einen Rollstuhl. Harry hat sich geweigert. Das neue Auto ist kein Landrover, aber auf dem Parkplatz vor dem Sportverein werden wir trotzdem nicht weiter auffallen. Blonde Frau, zwei Kinder, viel zu großes Auto. »Fehlt nur noch der Golden Retriever«, sagt Harry.

»Vergiss es«, sage ich. »Höchstens einen, der speziell für Blinde und Epilepsiekranke ausgebildet ist. Das gibt es. Die schlagen bei Anfällen Alarm.«

Ich steige in das Auto wie in ein Klischee. Es hält nur so lange, wie es dauert, den Behindertenparkausweis hinter der Frontscheibe zu erkennen.

Mit Lotta und Ben in den Supermarkt. Die Einfahrt zum Parkhaus ist eng. Ich rangiere vor, zurück, vor, zurück. Piep, piep, piep, piiiiieeep. »Warum fährst du nicht?«, fragt Ben von der Rückbank.

»Lass mich mal.« Vor, zurück, piiiiieeeep. Hinter uns hupt es. »Dahinten stehen schon Autos, Mama!« Pieeep. »Nun, fahr doch, Mama.«

Bin ich Ben gerade das erste Mal peinlich? In welchem Alter beginnt das Genieren? Wird er sich eines Tages für Lotta schämen? Piiieeep.

Als ich Lotta aus dem Kindergarten abhole, legt Zora im Flur ihren Finger vor den Mund. »Komm mal ganz leise mit«, sagt sie. »Vielleicht bemerkt Lotta dich nicht ...« Sie öffnet die Tür zum Gruppenraum der Finken. Lotta liegt auf ihrem roten Sitzsack, daneben Ida. Sie liegen Nase and Nase. »Lolla«, sagt Ida.

»Oi«, sagt Lotta. Lotta hat den Mund offen, Ida reißt ihren ebenfalls auf und presst ihre Lippen an Lottas. Sie legt den Arm um ihren Hals. Lotta strampelt aufgeregt mit einem Bein.

»Lolla.«

»Oi.«

Sechs Wochen nichts vom Sozialamt. »Ich bin sowieso morgen in dem Gebäude«, sagt Zora. »Ich frage mal nach.« Am nächsten Morgen ruft sie mich an: »Die haben den Antrag nicht gekriegt.«

»Wie?«

»Die sagen, sie hätten keine Akte.« Zora hat den Antrag in Kopie von mir. »Ich habe ihn jetzt persönlich überreicht«, sagt sie. »Und ich habe mich noch mal umgehört: Wir sollten auch dem LVR einen Antrag auf Einzelintegration schicken.«

Der LVR ist der Landschaftsverband Rheinland. Ich beantrage eine »Einzelintegration in den Regelkindergarten«, das ist eine Fördermaßnahme: 5000 Euro einmal pro Jahr, mit denen Zora zusätzliche Personalstunden für Lotta finanzieren kann. Wir haben nun zwei Anträge laufen: einen beim Sozialamt auf einen Integrationshelfer, der Lotta in den Kindergarten begleitet, und einen beim LVR für die 5000 Euro. Wieder vergehen vier Wochen.

Ich rufe bei der Deutschen Schule an, in der Stadt, in der Harry ein Jobangebot hat. Kleine Klassen, Smart Boards statt Tafeln. »Ihr Sohn kann gerne mal einen Tag schnuppern kommen.«

»Sie haben auch einen Kindergarten, oder?«

»Ja, sicher. Haben Sie noch ein Kind?«

»Meine Tochter Lotta. Aber die ist ein etwas anderer Fall ...«

Sie haben keinen Wickeltisch. Sie sind nicht barrierefrei. Es gibt mehr als ein kleines Problem. »Wollen Sie einen Termin mit unserer Leitung machen? Vielleicht können wir ja eine Ausnahme machen.«

Will ich eine Ausnahme? Will ich Lotta in eine Institution geben, die zuerst die Hindernisse sieht? Will ich sie überhaupt schon nächstes Jahr aus dem Kindergarten nehmen, in dem sie gerade erst angekommen ist? In dem Ida mit ihr knutscht und Kofi mit ihr bastelt?

Ich telefoniere auch noch mit der International School. Motto: »Everyone included, everyone challenged, everyone successful« Inklusion mit Exzellenzanspruch. Unterrichtssprache: Englisch. Lotta spricht ihre eigene Form des Deutschen, an der Übersetzung von »Oi, oi, oi« arbeite ich noch. Sie versteht sehr klar, wenn ich sage: »Jetzt geht es ins Bett.« Oder: »Jetzt mache ich dir Milchbrei.« Kann ich sie in einen englischsprachigen Kindergarten geben? Ist die Antwort auf diese Frage sowieso egal, wenn man vielleicht nie sprechen wird? Oder umso entscheidender?

»Komm mal schnell!« Wochenende. Ich liege neben Lotta auf dem Sitzsack. Harry ist noch im Bad, Ben spielt auf dem Platz vor dem Haus Fußball mit den Nachbarskindern. »Harry, komm mal!«

Er poltert die Treppe runter. Er kommt hereingestürzt, sieht uns und sagt: »Erschreck mich doch nicht so.«

»Sie hat mir gerade in die Augen gesehen.«

»Bist du sicher?«

»Ja, schau mal.« Lotta schüttelt ihren Kopf und zeigt ihre Grübchen.

»Aber das kann gar nicht sein, oder?«

Bei der Augenärztin. »Schön«, sagt sie. »Sie hat Fortschritte gemacht.«

Lotta versucht zu fokussieren. Sie will den Stern wieder sehen. Sie braucht keine Brille mehr. Hat sie mir wirklich in die Augen gesehen?

»Das kann ich Ihnen nicht beantworten«, sagt die Ärztin. »Sie kennen Ihr Kind am besten.«

»Jetzt ist Lotta ein Kindergartenkind«, sagt Ben und zeigt auf unseren alten Fahrradanhänger in der Garage. »Jetzt kann sie auch damit fahren.«

»Fahr allein mit Papa«, sage ich. »Eine Männertour.«

Er schüttelt den Kopf und verschränkt die Arme. Ich recherchiere im Internet. Ich finde Fotos von umgebauten Kindersitzen hinten auf Gepäckträgern. »Wie schön, dass ihr euch dieses Hobby nicht habt nehmen lassen«, lese ich als Kommentar darunter. Stefan Augst, unser Reha-Techniker, schüttelt den Kopf, als ich ihn darauf anspreche. »Das wird mit Lotta nicht funktionieren. Darin hat sie nicht genug Halt.«

Wir können ein Loch in Lottas Kopf verschließen. Wir können ihre Anfälle in den Griff kriegen. Wir können anscheinend nicht zu viert Fahrrad fahren.

»Aber ...«, sagt er. »Ich habe da eine Idee.« Per E-Mail schickt er mir Infos zu der Cross-Variante unseres Reha-Buggys. Unser Sitz lässt sich abnehmen und auf ein neues Untergestell montieren: einen Fahrradanhänger. Zwei große Räder, eine Deichsel, ein Überrollbügel. Hat die Anmutung einer Rikscha und wurde garantiert nicht von einer Elternzeitschrift getestet. Er ist zugelassen für die Nutzung im Straßenverkehr und Lotta hätte darin genauso viel Halt wie in ihrem Reha-Buggy. »Ich weiß allerdings nicht, ob sie das mitmacht«, sagt Herr Augst. »Viele Kinder reagieren sensibel auf Erschütterung.« Ich denke an das Jaulen bei jeder Bodenwelle und schüttele den Kopf. »Und er ist nicht billig.« 2500 Euro. »Dafür kriegen Sie auch ein drittes Rad, dann können Sie mit dem Wagen joggen gehen.«

Ist es zynisch, mit einem Kind im Wagen joggen zu gehen, das wohl nie laufen wird? Wird Lotta mitmachen? Wird es unsere Krankenkasse? Ich schreibe einen Antrag und schicke den Kostenvoranschlag ein.

Lotta geht seit vier Monaten in den Kindergarten. Ich warte immer noch auf einen Bescheid vom Sozialamt. Im Briefkasten finde ich einen Brief des LVR. Die Fördermaßnahme »Einzelintegration in den Regelkindergarten«, die pro Jahr 5000 Euro zur Aufstockung des Personals bedeutet – abgelehnt. »Und jetzt?«, frage ich Zora.

24

»Willst du noch ein Geschwisterchen?«

Ein Piratenschiff und die beste Zeit,
um behindert zu sein

Die Gruppenform ist die falsche. In die Finkengruppe gehen nicht 24 Kinder von drei bis sechs Jahren, sondern 14 Kinder von ein bis sechs Jahren. »Wieso ist das relevant? Meine Tochter hat trotzdem Förderbedarf. Die muss gefüttert werden, die hat Epilepsie, sie ist blind, sie ist zu 100 Prozent schwerbehindert …«

»Der Förderbedarf wird auch nicht abgestritten, aber wir müssen uns eben an unser Regelwerk halten und dort sind U3-Gruppen nicht vorgesehen«, erklärt mir der Herr vom LVR. Geduldig, bedauernd.

»Aber es wird doch demnächst einen Rechtsanspruch auf Kita-Plätze für unter Dreijährige geben – müssten die Regeln nicht überarbeitet werden?«

»Sicher«, sagt er und klingt, als täte ihm das selber leid. »Aber so schnell ändert sich da nichts. Außerdem ist das eine freiwillige Fördermaßnahme. Ihr Kindergarten erhält von der Stadt in jedem Fall schon das 3,5-Fache des normalen Satzes für Ihre Tochter.«

»Aber das reicht doch nicht.«

»Haben Sie mal darüber nachgedacht, den Kindergarten zu wechseln?«

Der einzige integrative Kindergarten, der uns wollte, war der städtische und dieses Angebot kam erst, als Lotta schon in ihrer Kita eingewöhnt war. Muss sie jetzt dorthin wechseln? »Sie fühlt sich in ihrer Kita wohl, wissen Sie, was das bei einem Kind bedeutet, das so gut wie nichts sieht und sich kaum rühren kann? Und jetzt soll ich sie rausnehmen?«

»Sie haben natürlich das Recht, den Kindergarten Ihrer Tochter selbst auszusuchen.«

Zora schreibt an den Behindertenbeauftragten der Stadt Köln. Wir legen beim LVR Einspruch ein und bitten darum, die Entscheidung zu überdenken. Ich sage: »Wenn diese Fördermaßnahme abgelehnt ist, können wir immer noch mit dem Integrationshelfer Glück haben.«

Ich rufe wegen des Integrationshelfers beim Sozialamt an: »Dafür ist der LVR zuständig.«

»Aber ich habe doch vor fünf Monaten mit Ihnen telefoniert und ...«

»Ich habe Ihren Antrag an den LVR weitergeleitet.«

Beim LVR: »Dafür ist das Sozialamt zuständig.«

»Beim Sozialamt heißt es, Sie wären zuständig und man habe Ihnen den Antrag weitergeleitet.«

»Hier ist keine Akte.«

Ich schicke beiden Ämtern erneut den Antrag, verbunden mit der Bitte »entsprechend Ihrer Pflicht nach § 14 SGB IX, die Zuständigkeit rasch zu klären und wie es § 13 SGB IX vorsieht, als Leistungsträger zu kooperieren«. Muss ich jetzt auch noch Jura studieren, um Lotta helfen zu können?

Sind wir ein Einzelfall? »Dafür muss es doch Regelungen geben«, sage ich Zora. »Vielleicht sollten wir uns mal rechtlich beraten lassen.«

Dr. Astrid von Einem heißt die Rechtsanwältin, an die ich mich wende, spezialisiert auf Medizin- und Sozialrecht. Bei einer Organisation für Menschen mit Behinderung hält sie regelmäßig eine kostenlose Rechtsberatung ab. »Es kommt mir vor, als würden sich die Ämter gegenseitig die Zuständigkeit zuschieben«, sage ich. »Als hofften sie, dass wir aufgeben.«

»Das ist leider nichts Neues«, sagt sie. Sie hat schon viele ähnliche Fälle erlebt, einige können außergerichtlich beigelegt werden. »Doch häufig muss man seine Rechte vor Gericht durchsetzen, weil einem keine andere Wahl gelassen wird.«

»Vor Gericht?«

»Das ist nur der letzte Schritt. Jetzt versuchen wir das erst mal außergerichtlich zu klären. Wenn Sie da nicht weiterkommen, sollten Sie sich nicht scheuen zu klagen, ob nun mit meiner Unterstützung oder der eines anderen Anwalts. In der Regel gibt es sogar die Möglichkeit, die Klage selbstständig ohne anwaltliche Hilfe zu erheben. Manche Ämter lassen es darauf ankommen verklagt zu werden, da haben Sie anders keine Chance.«

Ich schreibe noch mal an beide Ämter und setze eine Frist. Ich drohe mit einem Verfahren.

Draußen vor der Beratungsstelle komme ich an einem Plakat der Aktion Mensch vorbei. Darauf ein Junge im Rollstuhl mit einem Mädchen ohne Rollstuhl – »Inklusion heißt Schmetterlinge im Bauch«. Für uns heißt Inklusion erst mal, dass der heilpädagogische Kindergarten geschlossen wird, aber kein Amt den Kindergarten unterstützen will, der Lotta aufnimmt. Heißt Inklusion für uns, dass wir vors Sozialgericht ziehen müssen? Heißt Inklusion noch mehr kämpfen? Wenn das im Kindergarten schon so ist, wie soll es dann erst in der Schule werden?

Drei Uhr nachts. Mit einem Ruck bin ich wach. Geräusche aus dem Kinderzimmer. Was ist das? Ist das Ben? Lotta? Ein Anfall? Ich schnelle aus dem Bett. Handy vom Nachttisch. Ich trete an Lottas Bett und leuchte ihr damit ins Gesicht. »Eija, eija«, sagt sie. Sie strahlt in ihr Kissen.

Ich nehme sie hoch. »Was machst du da?«

»Airaija Aaaaja«, sagt sie. »Oioioioioioioi.«

Schritte. Harry. »Was erzählst du da?«

»Oioioioi.«

»Hast du mir gerade geantwortet?«

»Ajia.«

Sie hört eine Stunde nicht mehr auf. Als hätte sie über zwei Jahre nachgedacht und beschlossen, nun alles auf einmal zu erzählen.

»Eija eija eija eija eija.«

»Ja, genau, Lotta. Eija, eija.«

Da stehen wir im Dunkeln und unterhalten uns zum ersten Mal mit unserer Tochter, statt nur mit ihr zu reden. Lotta Wundertüte.

Morgens beim Frühstück: »Das liegt bestimmt an den Eindrücken vom Kindergarten.«

»Meinst du?«

»Hast du dir die Kleinen da mal angehört? So viel Durcheinander hört Lotta hier zu Hause nicht.«

»Oioioioi.«

Ist das schon Sprache? Werden aus den Lauten irgendwann Wörter werden? Ein Arzt schüttelt den Kopf: »Das weiß man nicht.«

Ich übe mit Lotta. »Hast du Hunger? Hunger, Lotta? Ja? Sag mal Hunger.«

»Uuuaa.«

»Ja, genau: Hunger.«

»Uuuaaa.«

Bilde ich mir das ein? Höre ich Wörter, wo nur Laute sind? Ich telefoniere mit Nina, Lotta auf dem Arm. »Uuuaa, uuaaa.«

»Hat dein Kind gerade Hunger gesagt?«, fragt Nina am anderen Ende.

Ja, hat sie. Lotta Wundertüte.

Wir warten auf die Briefe vom Amt. Zwei Erzieher und ein Praktikant für 13 quirlige Kleinkinder ab einem Jahr und ein schwer mehrfach behindertes Mädchen – wie soll das funktionieren? Wird irgendwann der Punkt kommen, an dem Lotta nicht mehr genug Aufmerksamkeit bekommt? Oder die anderen? Wann werden sich die Eltern der anderen Kinder beschweren?

Elternnachmittag in Lottas Kindergarten. Blätter wegkehren, Hecken zurückschneiden, Steine einsammeln. Nächstes Frühjahr sollen die Kinder hier im Garten spielen. Ben hilft mir Blätter in Säcke zu füllen, Harry hat sich die Heckenschere genommen,

Lotta sitzt daneben in ihrem Buggy. Neben uns: »Hallo, ich bin die Mutter von Lina.«

Ich ziehe meine Gartenhandschuhe aus und drücke ihre Hand. Sie schaut zum Buggy. »Und du musst Lotta sein. Von dir habe ich schon viel gehört.« Lina ist in Lottas Gruppe. »Klappt das gut mit ihr hier?«

»Ja, wobei das ist natürlich kein Dauerzustand ohne Integrationshelfer«, sage ich. Bin ich schon in der Defensive?

»Ich habe schon lange überlegt, wie ich das sagen soll ...«, sagt Linas Mutter. »Aber ...«

»Ich weiß. Hoffentlich ...«

»Ich finde das so wunderbar, dass Lina ein Mädchen wie Lotta kennenlernen kann«, unterbricht sie mich. »Dass sie lernen kann, wie unterschiedlich die Menschen sind, bevor sie in ihrem Kopf Schubladen bildet, um sie da reinzustecken.« Sie lächelt. »Das ist für Lina so eine wertvolle Erfahrung. Ich freue mich sehr, dass Lotta hier ist.«

Anscheinend ist Lotta doch gut für die Mischung.

Als ich Lotta eines Tages abhole, liegt sie in einem Knäuel Kinder in der Schmuseecke. Die Barrieren, die ich vorhergesehen habe, haben sich in Luft aufgelöst. Nur, dass es keiner bezahlen will.

»Auf Dauer schaffen wir das nicht alleine«, sagt Zora. »Lotta braucht zu viel Unterstützung.«

»Ich weiß«, sage ich. »Nächste Woche habt ihr erst mal Entlastung, dann fahren wir in Urlaub.«

Unser erster Flug mit Epilepsie. »Machen Sie das ruhig«, sagt Dr. Waltz. »Da sollte nichts passieren.«

Wir leben, wie man auf einem Waldsee Schlittschuh fährt. Wir haben Vertrauen, dass das Eis hält. Wir drehen Pirouetten. Nur wenn es knackt, schrecken wir zusammen und denken an das kalte Wasser darunter. Da sollte nichts passieren. Wird das Eis halten?

Vor dem Gate. Ich trage Lotta über der Schulter, sie schreit wie eine Sirene. Ich laufe kleine Kreise um die Wickeltasche. Darin

Wechselkleidung, Windeln, Apfelmusgläschen. Inhalierspray, falls Lotta die dünne Luft nicht verträgt. Alle Medikamente, die Lotta täglich braucht. Ich will sie nicht in den Koffer packen, was, wenn er verloren geht. Das Diazepam. Der Mann neben mir steht auf und setzt sich drei Reihen weiter. Lotta gellt durch die Halle. Ich wechsele die Laufrichtung. Fast alle Plätze sind besetzt. Über all den Köpfen thront Lotta auf meiner Schulter und schreit. Ich lasse sie auf- und niederhopsen, ich summe, ich schwitze. Wir fliegen nach Innsbruck, eine Stunde Flug. Harry und Ben sind seit gestern im Hotel. Ich hatte noch einen Arzttermin mit Lotta. »Mama, wann kommt ihr?«

Ich gehe den Notfallplan durch, den ich mit Dr. Waltz aufgestellt habe: Falls Lotta direkt nach dem Abflug einen Anfall bekommt – wieder landen, Rettungswagen auf dem Rollfeld. Dazwischen der Flughafen München, in Innsbruck ein gutes Krankenhaus. »Sie haben das Diazepam, das wirkt in letzter Zeit immer«, hat Dr. Waltz gesagt. »Sie sollten Ihr Leben so wenig wie möglich von der Krankheit Ihrer Tochter bestimmen lassen.«

Lotta schreit, die Stewardess hinter dem Counter mustert uns und greift zum Mikro. »Ihr Flug nach Innsbruck ist nun zum Einsteigen bereit.« Lotta verstummt, als wäre dies ihr Signal gewesen. Ich greife nach der Wickeltasche, eine Dame um die 70 ist schneller. »Die ist doch viel zu schwer für Sie!«, protestiere ich. Ein Mann im Anzug rettet uns aus unserem kleinen Gerangel.

Ich sinke auf meinen Platz, irgendwo zwischen Reihe 1 und 10 ist Lotta in meinen Armen eingeschlafen. Sie seufzt. Wenn sie schläft, sieht sie ganz normal aus. Ich streiche ihr die verschwitzten Haare aus der Stirn, flüstere: »Wir haben es geschafft.«

Der Steward zählt die Passagiere mit einem Klicker in der Hand. Jeder Kopf ein Klick. »Würden Sie Ihr Kind bitte für den Start auf seinen Sitz setzen.«

»Das geht nicht, sie ...«

»Es tut mir leid, das ist Vorschrift. Ab zwei Jahre müssen Kinder bei Start und Landung alleine sitzen.«

»Meine Tochter kann nicht alleine sitzen.«

»Sie muss aber.«

Unsere Stimmen sind laut geworden, die Stille um uns wie Watte. »Meine Tochter ist behindert, sie kann nicht alleine sitzen. Körperlich.«

Der Steward wird rot. Lotta darf in meinen Armen bleiben. Ich lasse sie während des Flugs keine Sekunde aus den Augen. Wenn sie jetzt krampft.

Als wir landen, konkurrieren drei Menschen um die Wickeltasche. Ich bin eine alte Dame, der jeder über die Straße helfen will. Ich bin ein Lackmustest für Menschlichkeit und alle wollen bestehen.

Am Abend sitzen wir im großen Speisesaal. Ben im Hemd, Lotta mit Rock, wir Eltern beim Fünf-Gänge-Menü. Um uns herum Frauen in Kleidern, klirrende Gläser, Kinder, die vom Kellner Malsachen bekommen. Ben malt mehr auf die Tischdecke als auf sein Blatt. Ich füttere Lotta auf meinem Schoß mit Kürbisschaum.

»Wie lange können wir das eigentlich noch machen?«

»Was meinst du?«, fragt Harry.

»Hast du von dem Down-Kind gehört, das sie in den USA nicht in den Flieger gelassen haben? Sicherheitsrisiko.«

»Hast du von der armen Rollstuhl-Frau gelesen?«, kontert er.

»Arme Rollstuhl-Frau?«

Harry zitiert: »Schlagzeile: Arme Rollstuhl-Frau darf nicht zum Musikanten-Stadl. Unterzeile: Weil sie nicht schunkeln kann?«

»Das ist nicht lustig. Und was, wenn Lotta mit 16 noch gefüttert werden muss? Geben die uns dann den Tisch dahinten, hinter der Zimmerpalme?«

Harry lässt seine Gabel sinken. »Würdest du hier sitzen wollen, wo alle starren?«

Eine große Gesellschaft betritt den Saal. Großmutter im Twinset, Großvater mit Stock, erwachsene Kinder mit Ehefrauen und -männern, rennende Enkelkinder, ein Baby. Der Kellner weist ihnen den großen Tisch in der Mitte des Saals zu, gedeckt für zwölf Personen, »reserviert«.

Erst als sich die Gruppe teilt, um die Plätze einzunehmen, ist er zu sehen. Ein Mann um die 40, der Sohn wohl. Dunkle Locken, weißes Hemd, ein Arm, der wie Lottas linker fest unter die Achsel zurückgezogen ist, die Hand zur Faust geballt, die Knie nach innen gedreht, der Gang schleppend. »Komm, Jakob, setz dich hierhin«, sagt eine der Frauen. Sie bindet ihm eine Serviette um.

»Kuckuck!« Der Ruf hallt durch das Geklapper von Besteck und Stimmengewirr, das sofort zu verstummen scheint. Köpfe drehen sich.

»Ja, Jakob, kuckuck«, sagt die Frau an seiner Seite ruhig.

Der Mann winkt mit seinem gesunden Arm, wie ein Gestrandeter auf einer Insel einem Schiff am Horizont zuwinken würde. »Kuckuck!« Die Familie lacht, bestellt, redet – als wäre ganz normal, was in ihrer Mitte geschieht.

Ben hat sein Stück Brot im Mund vergessen. »Was macht der da?«

»Der ruft kuckuck«, sage ich.

Mein Sohn steigt auf seinen Stuhl und winkt zurück. »Kuckuck!«, ruft er.

»Kuckuck!«, ruft der Mann zurück. Sie winken sich quer durch den Speisesaal zu.

Ben strahlt. »Der ist ja lustig!«

Die Großmutter schaut zu Ben rüber, sie lächelt. Ich nicke ihr zu. »Wir müssen reservieren«, sagt Harry. »Dann setzen die uns nicht hinter die Zimmerpalme.«

Als die Kinder schlafen, trauen wir uns an die Bar. Kamin, schwere Sessel, ein Flügel. Ich stelle das Video-Babyfon vor mich auf den kleinen Tisch. »Wegen deines Angebots ...«, sage ich.

Harry bestellt. »Was?«

»Ich will Lotta nicht aus dem Kindergarten reißen. In der neuen Stadt habe ich auch nichts für sie gefunden. Für Ben fände ich es auch besser, wenn er gemeinsam mit seinen Freunden in die Schule geht. Zu Hause habe ich Jodi, meine Mutter, den Großvater, ein Netzwerk. Ich kann nicht aus Köln weg.«

»Verstehe.« Harry sieht nicht überrascht aus. Ist er enttäuscht? Ich sage: »Und wenn nur du gehst?«

»Wie meinst du das denn?«

»Pendeln.«

»Pendeln?«

»Es wäre ja nicht für immer, nur drei Jahre. Und wenn wir nach einem Jahr merken, es geht nicht, dann geht es eben nicht länger.«

»Willst du das wirklich?« Harry mustert mich über sein Glas. »Würdest du klarkommen?«

»Denk an Caro und Thomas.« Er arbeitet in München und ist nur am Wochenende da. »Oder Lisa.« Ihr Mann kommt alle zwei Wochen. Istanbul.

»Aber mit Lotta ist das doch etwas anderes, oder?«

»Ich habe mein Netz.« Natürlich will ich nicht, dass er pendelt. Natürlich wäre es hart, alles alleine zu stemmen. »Lieber du bist nur ab und zu da und glücklich als immer da und kreuzunglücklich. Ich weiß doch, wie gern du das machen würdest.«

»Jetzt bist du übergeschnappt«, wird Clara später sagen.

»Wen man einsperrt, der bricht irgendwann aus«, werde ich entgegnen. »Jetzt kann er sich überlegen, was er will.«

Kein Teil der Familie soll zu kurz kommen, steht in den Broschüren.

In der Bar sagt Harry: »Das meinst du doch nicht ernst. Wenn ich das mache, bist du sauer.«

»Nein«, sage ich. »Ehrlich.«

»Aber wie sollen wir das als Familie überstehen?«

Jakob betritt die Bar, seine Schwester und sein Vater hinter ihm. Sie setzen sich in die Sitzgruppe neben uns. »Das wird dir gefallen«, sagt sie. Ein Mann setzt sich an den Flügel, höflicher Applaus. Er stimmt »*Somewhere over the rainbow*« an. Jakob springt mit einem Satz auf die Füße und will zum Flügel, seine Schwester und sein Vater zerren ihn mit Kraft zurück und drücken ihn fast gewaltsam in den Sessel. »Nur zuhören«, sagt die Schwester und lässt die Hand auf seinem Arm liegen. Jakob summt mit und klatscht frenetisch, als das Lied zu Ende ist. Als wir gehen, sitzen die drei immer noch in ihren Sesseln und lauschen der Musik.

Als ich am nächsten Nachmittag an der Bar vorbeikomme, Lotta auf dem Arm und auf dem Weg zum Wickeln, sehe ich durch die Tür Jakob neben seiner Mutter am Flügel. Er schlägt eine Taste nach der anderen an. Pling, pling, pling. Alleine sitzen sie in der Bar, die Kamine sind aus. *Somewhere over the rainbow.*

»Eigentlich müsste jetzt die beste Zeit sein, um behindert zu sein, oder?« Harry und ich am nächsten Abend wieder in der Bar. Der Pianist improvisiert. Harry nickt mit dem Kinn zu Jakob. »Das wäre vor siebzig Jahren undenkbar gewesen.« Er spricht es nicht aus und doch stehen kurz die Worte Rassenhygiene, Zwangssterilisation, KZ im Raum. Schätzungsweise 200 000 behinderte und psychisch kranke Menschen wurden damals ermordet, durch Medikamente, Nahrungsentzug oder Vergasung. Wir schauen zu Jakob. Harry sagt: »Und heute: Die Paralympics waren ein Quotenerfolg.«
»Hast du gelesen, wie das britische Fernsehen dafür geworben hat: Meet the Superhumans.«
»Ist doch toll.«
»Klar, aber mir wäre Normalität lieber. Entweder sie werden auf der Straße mitleidig angestarrt oder im Fernsehen als Übermenschen bejubelt. Wann wird es endlich normal, anders zu sein?«
»Ist das hier nicht Normalität?«, sagt Harry und blickt zu dem summenden Jakob. »Und vielleicht geht Lotta irgendwann auf die gleiche Schule wie Ben.«
»Meinst du, wir sollen diese inklusive Schule nehmen?«
»In der Birkenstraße?«
Der Pianist endet. Wir klatschen.

Am nächsten Morgen sitzen am Nebentisch neue Gäste. Ein junges Paar mit einem Baby, höchstens sechs Monate. Es gluckst und lächelt. »Guck mal«, sagt Ben. »Das kann seine Flasche halten.«
»Willst du noch ein Geschwisterchen?«, fragt Harry.
Ich sage: »Was?«
Harry: »Das wäre süß, oder, Ben? Noch ein Baby?«

Ich: »Sollten wir das nicht erst zu zweit besprechen?«

»Was hättest du lieber – einen Bruder oder eine Schwester?«

Ben überlegt. »Einen Bruder. Einen, der laufen kann.«

Wieder zu Hause. Ben ist bei Floris eingeladen. Geburtstag, Piratenparty, zehn Kinder mit Augenklappen. Abends im Bett sagt er: »Ich habe mir überlegt, ich will lieber noch eine Schwester.«

»Keinen Bruder, wie Floris einen hat?«

»Und ich möchte lieber, dass die auch behindert ist. So wie Lotta.«

»Wieso das denn?«

»Behinderte Schwestern machen das Piratenschiff nicht kaputt.«

Ich sitze im Dunkeln neben ihm. 80 Prozent der Geschwister behinderter Kinder kommen klar, heißt es.

»Kann man das aussuchen, Mama?«

»Was?«

»Na, dass man eine behinderte Schwester will.«

Kurz sehe ich mich beim Pränataldiagnostiker sitzen und sagen: »Nicht behindert? Wie sollen wir das unserem Sohn erklären?«

Ich sage: »Eher nicht, nein. Was im Bauch drin ist, ist drin.«

»Kann man nicht schütteln?«

»Schütteln?«

»Wie beim Überraschungs-Ei. Da kann man schütteln und hören, ob das klingt wie was Schönes.«

»Und wenn es nicht schön klingt?«

»Dann stellt man es ins Regal zurück.«

Würden wir dieselben Tests machen wie beim letzten Mal? Bei Lotta haben alle frühen Tests nichts genutzt. Ihr Hirnschaden war eine Überraschung. Die größere Überraschung war, dass ein tiefes Grübchen wichtiger sein kann als ein perfektes Gehirn.

»Aber hätten wir die Kraft für noch ein Kind, das zusätzliche Hilfe braucht?«, frage ich Harry.

»Das muss ja nicht noch mal passieren.«

»Und wenn doch?«

»Das ist doch nicht genetisch.«

»Es gibt so viel anderes. Ich bin jetzt 35, da gelte ich als Risiko-
schwangere.«

»Das ist wie beim Schlittenfahren. Wenn du stürzt, musst du
gleich noch mal den Hügel rauf«, sagt Harry. »Nun sei mal kein
Feigling.«

Ich schüttele den Kopf. Schwanger werden erscheint mir nicht
wie Schlittenfahren. Es erscheint mir wie Russisch Roulette. Man
kann nie wissen. Es kann jeden treffen.

Harry sagt: »Wir können ja Tests machen, wenn du willst ...«

»Und dann? Könntest du ein Kind wie Lotta abtreiben? Selbst
in der zwölften Woche – jetzt wo du weißt, wie es sein kann ...?«

25

»I love my brain«

Von Pro-Kontra-Listen und
einer Fahrradtour

Wer jemals 24, 48 oder gar 72 Päckchen für den Adventskalender verpackt hat, weiß, wie langweilig das sein kann. Wir treffen uns bei Clara, ab halb neun. Andrea kommt auch, sie hat drei Kinder. Jeder bringt seine eigenen Kleinigkeiten mit und einen Karton mit Sachen für alle. »Braucht noch jemand Flummis?«, »Ich habe noch Piratentattoos«, »Olchi-Bleistifte?«. Weihnachtsmusik, Rotwein, Kekse und Schokolade. Alle Jahre wieder. Es ist Mitte November 2012. Diesmal sind wir früh dran.

Auf Bens Geschenkehaufen liegen Lego-Figuren, Pixi-Bücher, eine rote und eine gelbe Karte fürs Fußballspielen. Alles nichts für Lotta. Olchi-Bleistifte kann sie nicht halten, Piratentattoos nicht sehen, an einem Schoko-Nikolaus könnte sie ersticken. Was packt man so einem Kind in den Adventskalender? Vor mir liegt Knisterfolie, Lametta zum Fühlen, Leuchtsterne zum An-die-Decke-Kleben. Lotta kriegt dieses Jahr ihren ersten Kalender.

Als wir schon sitzen, klingelt es. »Rafaela«, stellt Clara uns den Neuzugang vor und holt noch ein Weinglas aus der Küche.

Rafaela kippt ihre Sachen auf den Tisch und setzt sich neben mich. Für Päckchen Nr. 1 packt sie ein Mini-Skateboard ein, das man mit den Fingern steuern kann. Auf ihrem Haufen liegen Star-Wars-Lego-Figuren, ein Zauberwürfel und ein kleiner Basketballkorb für den Mülleimer. »Wie alt ist deiner?«, frage ich.

»40«, sagt sie.

»Oh, tut mir leid.«

»Muss es nicht, Jan ist super.« Clara schenkt Rafaela Wein ein. Sie hebt das Glas. »Und nicht mehr lange. Wenn alles gut geht, packe ich nächstes Jahr einen Baby-Adventskalender.«

Wir johlen. Clara sagt: »Stell sofort das Weinglas hin. Ich mach dir einen Tee.«

»Quatsch«, sagt Rafaela. »Wir fahren erst nach Costa Rica, danach gehen wir das Projekt Baby an.« Wir trinken auf das Projekt Baby.

Ich sage: »Ich trinke auf neun Monate ohne Diazepam!«

»Diazepam?«, fragt Rafaela.

»Meine Tochter ist behindert und hat Epilepsie. Das ist unser Notfallmedikament.«

»Tut mir leid.«

»Muss es nicht. Lotta ist super.«

Wenn mein Leben eine Sitcom wäre, würden wir jetzt anstoßen und weiterquatschen. Stattdessen Schweigen und Papiergeraschel. Clara sieht mich an, hochgezogene Augenbrauen. Mit ihr funktioniert das. Da kann ich sagen: »Lotta hat sich heut Nacht zweimal übergeben«, und sie antwortet: »Fritz macht wieder ins Bett«. Kinder. Nichts als Ärger. So ist es, unser Leben. Clara ist nah genug dran. Doch in großer Runde ist das ein Stimmungskiller. Das Schweigen: eine Erinnerung daran, dass meine Normalität anders ist als die der anderen.

Wenn ich am Sportplatz stehe und eine Mutter erzählt: »Mein Kleiner rennt mir im Supermarkt ständig weg« – und mir rutscht raus: »Dafür ist meine Tochter zu gut erzogen.« In der Sitcom: Lacher vom Band. In Wirklichkeit: Schweigen. Nicht lustig.

Fünf Minuten später: »Und dann will er ständig auf den Arm, ich schleppe den noch, wenn er zehn ist« – und ich sage grinsend: »Kenn ich.« Nicht witzig.

»Das ist wahrscheinlich richtig, dass du das mit Humor nimmst«, sagt die Mutter neben mir am Sportplatz.

Ja. Wenn denn einer lachen würde. Stattdessen erzählt Rafaela jetzt davon, dass ihr Vater einen Herzinfarkt hatte. Niemand lacht, wenn es um behinderte Kinder geht. Natürlich nicht. Das kann ich ja auch erst, seit ich selbst eins habe.

Als Clara in die Küche geht, neue Kekse holen, gehe ich hinterher. »Was Neues wegen des Integrationshelfers für den Kindergarten?«, fragt sie.

Ich schüttele den Kopf.

»Und wegen des Fahrradanhängers?«

»Abgelehnt«, sage ich. »Aber das war mir klar. Ein Fahrradanhänger ist laut Leistungskatalog kein Hilfsmittel. Wir machen das trotzdem. Lotta kriegt ihn zum dritten Geburtstag.«

»Hoffentlich gefällt er ihr auch«, sagt Clara.

»Ja«, sage ich. »Sonst wird das ein kostspieliger Reinfall.«

Eine Stunde später packt Andrea für das letzte ihrer drei Kinder, ich bin noch bei Lottas Päckchen. Die anderen haben sich Elvis und den Keksen ergeben. »Und wollt ihr jetzt noch ein Kind?«, fragt Clara.

»Ich weiß nicht«, sage ich. »Vielleicht. Schön wäre es schon.«

»Harry hört sich da entschlossener an.«

Ich winke ab. Sie fragt: »Geht er immer noch so viel joggen?« Clara lacht. Ich lache mit. Ich weiß jetzt, was sie macht. Sie macht das Gleiche wie ich, wenn ich anderen erzähle, wie oft Epilepsie nicht erkannt wird. Sie warnt mich: Schätze, was du hast – du könntest es verlieren.

»Ich könnte das nicht«, sagt Rafaela.

»Was könntest du nicht? Drei Kinder?«

»Nein, ein behindertes«, sagt sie und gleich hinterher: »Entschuldigung.«

»Ist nicht verboten. Warum glaubst du, du kannst das nicht?«

Sie zögert. »Ich mach mir schon Sorgen, dass ich nicht mehr die Sonntagszeitung lesen kann, wenn ein Baby da ist. Wie soll das erst sein, wenn ...?«

»Ich bin auch nicht Mutter Theresa. Stell dir vor, ich lese die Sonntagszeitung. Ich arbeite.«

»Du hast auch Hilfe«, sagt Rafaela.

»Ja, das stimmt und das ist toll. Hättest du die nicht?«

»Trotzdem. Ich könnt das nicht.«

»Vor drei Jahren hätte ich das Gleiche gesagt.«

Sie packt den Basketballkorb ein.

»Willst du die Tests machen?«, fragt Clara. »Wenn du schwanger bist.«

»Auf jeden Fall«, sagt Rafaela. »Alles, was möglich ist und für das Baby keine Gefahr darstellt. Hauptsache, gesund.«

»Habe ich auch gemacht«, sage ich.

»Jetzt mach ihr keine Angst«, ruft Andrea dazwischen.

»Nein, will ich gar nicht. Es ist nur ... Man kann nicht die Fehlbildungen verhindern. Man kann nur das ganze Kind verhindern.« Betroffenes Schweigen. Ich sage leise: »Vielleicht ist ›Hauptsache, gesund‹ falsch. Vielleicht sollte es heißen: Hauptsache, geliebt.«

Wenn Humor ein Stimmungskiller ist, dann ist es Pathos erst recht. Ich bin auf dem besten Weg, das zu werden, was ich nie werden wollte: monothematisch. Wer hat mich zur Behindertenbeauftragten dieses Abends erklärt? Eigentlich jeden Abend, in letzter Zeit. Nachdem ich mich einmal geoutet habe, scheint es, ich kann nicht mehr damit aufhören. Jetzt ist Schluss. Ich werde diesen Abend genießen. Ich werde die Klappe halten.

»Christstollen?«, fragt Clara in die Stille. Kopfschütteln. »Eiscreme?«

»Unbedingt!« Ich entscheide mich für Chocolate-Chip-Eis.

Wie ist das, ein behindertes Kind zu haben? Kann ich das überhaupt erklären? Wahrscheinlich nicht. Jedes Kind ist anders, auch jedes behinderte. Und meines ist dazu jeden Tag ein bisschen anders. Mal nur am Schreien, mal das Lächeln in Person. Wie alle eben.

Macht es überhaupt einen Unterschied, ob ein Kind behindert ist oder nicht? Sind es nicht dieselben Fragen, die man lösen muss: Wer arbeitet wann wie viel? Wie bleiben wir ein Paar? Muss man nicht jedes Kind annehmen, ob es nun eine Behinderung hat oder bloß eine schüchterne Ader? Ist es nicht das gleiche Glück, wenn das Kind lächelt? Die gleiche Langeweile, wenn es regnet und der Nachmittag mal wieder nicht umgeht?

Rede ich mir Lotta hier gerade schön? Habe ich etwa schon alles vergessen?

Die Klinik. Die Ärzte. Die Angst. Das Blaulicht. Die Kämpfe. Die Krämpfe. Die Blicke. Mein Kind hat so was noch nie gesehen. Nichts, was Sie und ich wichtig finden. Manche Kinder finden nicht mehr heraus. Laufen? Krabbeln? Gar nichts?

Spricht nicht doch mehr gegen behinderte Kinder als dafür? Entscheiden sich nicht deshalb schätzungsweise 90 Prozent der werdenden Eltern nach der Diagnose »Ihnen droht ein behindertes Kind« für eine Abtreibung?

In der Sitcom würden wir jetzt hier am Tisch eine Pro-Kontra-Liste machen. Ich kann es fast vor mir sehen: auf einem Bogen roten Geschenkpapier. Mit Silberstift.

»Fang du an«, sage ich zu Rafaela. »Kontra.«

»Ich will nicht immer für andere da sein müssen.«

»Hast du Eltern? Die werden alt.«

»Aber später. Nervt es dich nicht, dass deine Tochter immer auf dich angewiesen ist?«

»Ist sie nicht, wenn sie im Kindergarten ist. Und es kann erfüllend sein, sich intensiv um jemand zu kümmern. Ich habe eine Aufgabe, ich werde gebraucht. Ist es nicht das, was wir alle wollen?«

»Ooooh«, machen die Zuschauer. Rührung vom Band.

»Jetzt komm mir nicht mit Camus«, sagt Clara.

»Camus?«

Hände zu Gänsefüßchen, Clara zitiert: »Der Kampf gegen Berggipfel vermag ein Menschenherz auszufüllen. Wir müssen uns Sisyphos als einen glücklichen Menschen vorstellen.«

»Uhuu«, sagt Andrea. »Bildung.«

Die Zuschauer lachen.

»Und wenn ich noch mehr Kinder will?«

»Lotta hat ein eigenes Zimmer gekriegt«, sage ich. »Ben ist immer noch sauer.«

»Der reinste Engel«, sagt Clara.

»Im Moment nimmt er ihr oft die Spielsachen weg. Aber das finde ich gut. Normal.«

Rafaela: »Wenn ich mal nicht mehr bin, wer kümmert sich dann?«

»Treffer«, sage ich. »Eine meiner größeren Sorgen.«

»Man muss ja auch an das Kind denken.«

»Abtreibung als Samariter-Akt?«

»Na, wenn der Arzt sagt, dass es sehr stark eingeschränkt sein wird.«

»Das kann der Arzt meist gar nicht sagen. Bei den meisten Diagnosen gibt es eine riesige Bandbreite. Das sagt nur wenig darüber aus, wie dein Leben mit diesem Kind sein wird.«

»Aber doch wohl auf keinen Fall so glücklich wie mit einem nicht behinderten Kind?«

»Das weiß ich nicht«, sage ich und kratze die letzten Reste aus meiner Eiscreme-Schüssel. »Weißt du, wir erstellen doch bei allem Hierarchien: An Nummer 1, weit oben, steht das gesunde Kind. Dann kommen Gluten-Unverträglichkeit, Schuppenflechte. Asthma. Am unteren Ende steht irgendwo Leukämie.«

Ich male eine Treppe auf Andreas rotes Geschenkpapier. »Und was, wenn man auf jeder dieser Stufen glücklich oder unglücklich sein kann? Auch wegen Schuppenflechte kann man nachts wach liegen. Ein properes Kind ist keine Garantie für Glück und ein behindertes keine für Unglück. Vielleicht ist weniger wichtig, auf welcher Stufe wir stehen, und entscheidender, wie wir damit umgehen. Und das verrät dir kein Test vorher.«

Und jetzt: Werbung. Kaufen Sie ein Mega-Los. Ich schaue mich um. Andrea macht eine Pause vom Packen und zeigt auf ihrem Handy die Fotos vom letzten Cluburlaub. Clara hat Elvis gegen Boy getauscht. Ich lebe nicht in einer Sitcom. Ich halte meine Rede nicht, ich male keine Treppe aufs Geschenkpapier. Vielleicht ist sie sowieso falsch. Gibt es nicht auch eine Stufe ganz unten, auf der man nicht glücklich sein kann? Habe ich den letzten Winter schon vergessen?

Soll Rafaela die Tests machen, falls sie schwanger wird. Vielleicht wird sie irgendwann vor der Wahl stehen, was sie mit den Ergebnissen macht. Wie sie sich entscheidet, ist ihre Sache und sollte es auch sein.

Andrea schaut zu mir und hält kleine Tüten mit Brausepulver hoch: »Wäre das nichts für Lotta?« »Stimmt, gute Idee.«

»Ich stand im Supermarkt und dachte, irgendwas muss es doch geben.«

Clara schiebt eine Tüte Ballons mit LED-Lichtern rüber. »Die leuchten im Dunkeln.«

Ich weiß, wie lange man suchen muss. Ich weiß, wie wenig es gibt, das wirklich passt.

»Musst nicht so gerührt sein«, sagt Clara. »Lotta gehört genauso dazu wie alle anderen.«

Danke, Bullerbü.

An Lottas drittem Geburtstag singen wir »Hoch soll sie leben« und Ben pustet für Lotta die Kerzen aus. Lotta isst zwei Stücke Geburtstagskuchen, die ich ihr zuerst in den Mixer stecke. »Schokokuchenbrei«, sagt Ben. »Findest du das wirklich lecker, Lotta?«

Meine Mutter schenkt ihr eine schwarz-weiße Plüschkatze. Der Großvater drückt Lotta einen Kuss auf die schokoverschmierte Wange. »So langsam wird die Treppe zum Problem«, sagt er später zu mir. Großvater ist jetzt 82 und wohnt seit fünfzig Jahren im dritten Stock ohne Aufzug. Wie soll das weitergehen? Ich schreibe eine sentimentale E-Mail an Brassel und Feldkamp. »Vor drei Jahren haben wir Lotta zum ersten Mal schreien gehört und wir konnten uns nicht vorstellen, was vor uns liegt.« Im Kindergarten kriegt Lotta eine lila Krone mit einer goldenen Drei darauf und eine Karte. Darauf die Fingerabdrücke aller Kinder, rote, gelbe, grüne, blaue Tupfen. »Wie schön, dass du bei uns bist«, haben die Erzieher hineingeschrieben. Wir machen keine Fahrradtour, denn es regnet.

In der Woche danach klingelt morgens um acht das Telefon.

»Sandra, hallo, hier ist Zora. Hier häuft sich eine Katastrophe nach der anderen. Hier sind fast alle krank, wir sind heute nur zu zwei Erziehern ...«

»O je.«

»Meinst du, du könntest Lotta heute mal zu Hause lassen? Ich fürchte, wir könnten uns heute nicht so gut um sie kümmern.«

»Klar.«

Wie lange werden wir noch ohne Integrationshelfer auskommen müssen? Bald läuft die Frist ab, die ich dem Sozialamt und dem LVR gesetzt habe. Werden wir vor Gericht ziehen müssen? Und wenn wir verlieren? Muss Lotta sich von Kofi, Ida und Zora verabschieden?

»Wo war diese Klinik noch?«, fragt Harry beim Frühstück und lässt die Zeitung sinken. »Die mit den Stammzellen?«

»Düsseldorf, wieso?«

»Hier steht, dass da ein Kind gestorben ist, die Staatsanwaltschaft ermittelt. Es ist nicht mal klar, ob die wirklich Stammzellen injiziert haben.«

Es hätte nicht viel gefehlt und diese Geschichte hätte ein anderes Ende genommen. Lotta liegt auf ihrem Sitzsack, Ben isst sein Müsli. Ich mache Brei. Als ich sie hochnehmen will, lächelt Lotta und sagt: »Ma-a.«

Bens Löffel schwebt in der Luft, Harry schaut auf. »Hat sie Mama gesagt?«

»Lotta, hast du Mama gesagt?«

Lottas Lächeln wird zum Grinsen. Mit weit geöffnetem Mund: »Ma-a«.

An diesem Morgen können unsere Nachbarn sehen, wie wir durch das hell erleuchtete Wohnzimmer tanzen. Ben auf Harrys Schultern, sie drehen Pirouetten, Lotta auf meinem Arm, wir wirbeln umher. Die Musik dazu hören sie nicht. Ein Sprechchor: »Lotta kann Mama sagen, Lotta kann Mama sagen, Lotta kann Mama sagen.« Draußen geht Frau Girschke vorbei, wir winken ihr zu.

Auf der großen Straße durch unser Viertel. Harry, ich und Lotta, Ben ist bei einem Freund. An der roten Ampel steht eine Frau neben uns. Hinschauen, wegschauen, hinschauen, wegschauen. Harry sieht mich an. Als sie das nächste Mal schaut, beuge ich mich zu Lotta runter und drücke ihr einen Kuss auf die Backe.

»Na, Lotta, wollen wir nächste Woche auf den Weihnachtsmarkt?«

»Oioioi!«

»Ja, oioioi. Da hast du recht.«

Die Frau lächelt und sagt zu Lotta: »Fährst du da mit dem Karussell?«

»Oioioi.«

Es wird grün. Es hat funktioniert.

Verhalte ich mich, als hätte ich einen Pitbull dabei? Schau mal, der tut nichts, der will auch nur spielen? Aber wenn es hilft?

»Kommt es dir nicht auch so vor, als würden die Leute ...«, Harry zögert, » ... irgendwie normaler reagieren?«

»Vielleicht ist das auch eine Sache der Haltung.«

»Haltung?«

»Wenn ich erwarte, dass die Leute fürchterlich sind, suche ich nach Anzeichen dafür, dass ich recht habe. Mittlerweile freue ich mich lieber über jeden, der nett zurückgrüßt.«

Wir waren schon beim Bäcker, nun laufen wir am Spielzeugladen vorbei. Harry sagt: »Vielleicht gewöhnt man sich wirklich an alles.«

Ich schaue ins Schaufenster, eine Ritterburg.

Harry: »Wolltest du nicht noch wegen Weihnachten gucken?«

»Lass mal. Ich fahr lieber in die Stadt.«

»Wegen der Verkäuferin?«

Harry stößt die Tür zum Laden auf.

Die Miene der Verkäuferin fällt zusammen, als sie uns sieht. Wir stehen im Laden und gleichzeitig an einem Grab. »Frau Roth«, sagt sie. Getragene Stimme. »Wie geht es Ihnen?«

»Toll!«

»Ja?« Unsicherer Blick.

»Haben Sie eine Puppe in Schwarz-Weiß?«, fragt Harry.

»Kann sie damit spielen?«, fragt die Verkäuferin.

Lotta fängt an zu jammern.

Ich: »Spatz, was ist?«

Die Verkäuferin: »Was hat sie denn? Möchte sie ihren Schnuller?«

»Den haben wir ihr abgewöhnt«, sagt Harry. »Wurde auch Zeit.«

»Mein Sohn ist vier und nimmt immer noch den Schnuller.«

Das hätte sie besser nicht gesagt.

»Wissen Sie, was das mit seinen Zähnen anrichtet?« Harry holt aus. Kieferorthopädie, Fehlstellung. »Und sprachlich – ist er sprachlich normal entwickelt?«

Die Verkäuferin sieht nun nicht mehr mitleidig aus, sondern nervös. »Wie meinen Sie das?«

»Ich würde mal zum Logopäden gehen.«

Als wir gehen, sage ich leise zu Harry: »Wie gemein du bist.«

»Wer nach drei Jahren immer noch nicht drüber wegkommt, hat nichts anderes verdient.«

Ein Mann vom Sozialamt ruft an, am letzten Tag der Frist. Als ich auflege, jubele ich wie Ben, wenn er ein Tor macht. Sie erklären sich für zuständig in puncto Integrationshelfer, Post ist unterwegs. »Sie müssen keine Rechtsmittel einlegen.«

»Und was heißt das?«, fragt Harry. »Kommt jetzt ein Integrationshelfer?«

»Nein, erst müssen die den Bedarf prüfen und ob die Rahmenbedingungen stimmen. Aber sie sind zuständig.«

»Also müssen wir weiterkämpfen?«

Holland im Dezember. Harry montiert den Fahrradanhänger. »Meinst du, das hält so?«

Ben hüpft um uns herum. »Wir machen eine Fahrradtour, wir machen eine Fahrradtour.« Er trägt Handschuhe und eine Mütze unter seinem Helm, die Sonne scheint, aber der Wind ist kalt.

Lotta steckt in einem weiß-blau-rosa-grün geringelten Schnee-anzug. Sie reißt die Augen auf. »Gleich fährst du Fahrrad, Lotta«, jubelt Ben ihr ins Gesicht. »Jetzt bist du endlich groß.«

Statt des Verkehrswimpels haben wir einen Windfänger hinten an die Stange am Anhänger gehängt, ein bunter Fisch, er dreht sich im Wind.

Ich setze Lotta in den Wagen, Ben steigt auf sein Rad. »Warte« rufe ich.

Ich neige Lottas Kopf nach vorne und versuche, ihr den Fahr-radhelm aufzusetzen. Ich stelle den Helm kleiner. Er ist silbern, mit weißen Sternen und Rallye-Streifen. Die gleiche Marke wie damals Lucas kleiner Skater-Helm. »Fährt Ben auch schon Lauf-rad?« Drei Jahre ist das her. Melanie habe ich lange nicht gesehen und werde es so bald auch nicht. Luca wird nicht in die Birken-straße gehen, sondern in eine katholische Grundschule in einem anderen Viertel. Melanie und Steffen ziehen in das Einzugsgebiet der Schule, um sicherzugehen, dass er einen Platz kriegt. »Und ihr geht in die Birkenstraße, oder?«

»Nein«, habe ich gesagt und mich gefragt, ob es das erste Mal ist, dass Melanie dieses Wort von mir hört. »Wir nehmen die Schule um die Ecke. Ich finde heterogen genau richtig.« Hinten auf Lottas Helm sehe ich jetzt erst den Slogan der Firma: »I love my brain«.

Wir fahren los. Ich versuche nach hinten zu schauen und fahre einen Schlenker. »Nach vorne gucken«, ruft Harry.

»Schau mal, wie es ihr geht.«

»Sie dreht ihren Kopf hin und her. Scheint ihr zu gefallen.«

Ben rast voran. »Gib Gas«, ruft Harry. Ich rase über eine Boden-welle. Schreit sie? Ich bremse und fahre langsam weiter. »Alles klar, Lotta?« Ich drehe mich während der Fahrt um und achte darauf, keinen Schlenker zu fahren. Da sitzt sie mit ihrem Riesen-helm. Sie sieht kalt aus. Ich halte an und ziehe ihre Decke aus dem Sitzsack höher.

Wir rasen auf dem Fahrradweg hinter den Dünen entlang. Ben vorneweg, dann ich mit Lotta im Schlepptau, dahinter Harry. Vor uns ein Paar mit Kindern in Kindersitzen, hinten auf den Gepäckträgern. Ben klingelt wie wild und ruft: »Hier kommen wir!« Wir überholen. Als wir einen Hügel hochfahren, werde ich langsamer. Von hinten höre ich »Eeey«.

»Schneller geht nicht, Lotta.«

»Eyyy.«

»Wenn schon, dann ›Ey, Mama‹!«

»Sie lächelt«, ruft Harry. »Lotta steht auf Geschwindigkeit.«

An einer großen Treppe über die Dünen halten wir an. Wir schließen die Räder an. »Am Strand trinken wir einen Kakao«, sagt Harry. »Und wärmen uns auf.« Ich nehme Lotta auf den Arm, wir machen uns an den Aufstieg. Bis zum Himmel ziehen sich die Holzstufen. Harry schiebt Ben an. Ich weiß nicht, was hinter dieser Düne auf uns wartet. Ich weiß nicht, ob Lotta dort in diesem Restaurant laut und glucksend lachen wird. Ihr erstes und letztes Lachen ist jetzt ein Jahr her, ich warte jeden Tag darauf, es noch einmal zu hören. Ich weiß nicht, ob wir uns am Strand zum ersten Mal seit langer Zeit überlegen müssen, wie ein Krankenwagen zu uns kommt. Ihr letzter Krampf ist zwei Wochen her, er hat sich von allein gelöst. Das Diazepam habe ich immer in der Tasche, auch wenn ich es schon lange nicht mehr gebraucht habe. Ich weiß nicht, wie es weitergeht. Vor drei Jahren habe ich an das Happy End geglaubt, jetzt weiß ich, dass es kein Ende gibt. Es geht immer weiter.

Ich weiß nicht, ob wir einen Integrationshelfer für Lotta bekommen. Auf welche Schule Lotta einmal gehen wird. Wie weit wir dann mit der Inklusion sind. Ich weiß nicht, ob Lotta einmal wird gehen können oder richtig sprechen. Ich nehme eine Stufe nach der anderen.

Ich bleibe stehen und nehme Lotta auf den anderen Arm. Ich schaue Harry und Ben nach, die vorausklettern Richtung Himmel. Ich weiß nicht, ob wir noch ein drittes Kind kriegen werden. Wir werden versuchen, immer genug für Ben da zu sein und füreinander. Ob das reicht?

Neulich haben Harry und ich zehn Minuten darüber diskutiert, ob der Quirl in die Spülmaschine darf.

»Streiten wir gerade?«

»Das heißt, es geht uns wieder gut.«

Ich weiß nicht, ob die letzten drei Jahre im Rückblick harte oder leichte Jahre sein werden. Vielleicht wird es ab jetzt besser, vielleicht wird es erst richtig schlimm, wenn ich Lotta nicht mehr die Treppe hochtragen kann. Ich setze sie auf das Geländer und lehne sie an mich, um meine Arme auszuruhen. Lotta schaut zu mir nach oben und reißt ihre Augen auf.

Ich weiß, dass ich weiter auf Spielplätze gehen werde, auch wenn so mancher komisch guckt. Ich weiß, dass Ben viel von Lotta lernen wird, darüber, was im Leben wichtig ist. Dass man zum Lachen nicht laufen können muss und zum Lieben nicht sehen. Ich weiß, dass ich für Lotta da sein werde – nicht weil ich es muss, sondern weil ich es will. Weil es mich glücklich macht, wenn ich sie glücklich machen kann. Ich weiß, dass Harry nicht ins Ausland pendeln wird. Er hat das Angebot abgelehnt. Nicht weil er muss. Harry schaut sich um, sieht mich stehen und kommt die Treppe wieder runter. Er nimmt mir Lotta ab und steigt nach oben. Ich hinterher. Ich weiß jetzt, was ich sagen werde, wenn wieder einer guckt und fragt: »Was hat sie denn?« Ben steht oben und schaut Richtung Meer. »Kommt«, ruft er.

Wir klettern aus dem Schatten zu ihm nach oben. »Uns«, werde ich sagen: »Sie hat uns.«

Wir haben die letzte Stufe erreicht.

Nachbemerkung

Um unsere Geschichte zu erzählen, musste ich ein Dilemma lösen: Wie schreibe ich sie offen und ehrlich – ohne uns zu sehr zu entblößen? Ich habe mich für folgenden Weg entschieden: Alle, die beruflich mit uns zu tun haben – seien es Ärzte, Therapeuten oder Lottas Erzieher im Kindergarten – und sich mit vollem Namen in diesem Buch wiederfinden, haben ihre Zitate gegengelesen und autorisiert. Bei Lottas Krankheitsgeschichte habe ich mich an die Fakten gehalten, auch fachlich sollten alle Informationen, sei es zum Thema Behinderung, Epilepsie, Pränataldiagnostik oder Inklusion, korrekt sein.

Wer kein Therapeut, Arzt oder Erzieher ist, dem habe ich eine Schutzhülle verpasst. Lotta und Ben tragen in Wirklichkeit andere Namen, genau wie alle Kinder in diesem Buch. Lotta hat einen Kofi und eine Ida in ihrem Leben und ich finde, sie sollte sie für sich behalten dürfen. Harry ist der Spitzname meines Mannes. Er ist wirklich Journalist, räumt wirklich immer die Spülmaschine ein und ist im wirklichen Leben genauso großartig.

Frau Girschke, Nina, Clara oder auch Melanie gibt es nicht. Sie sind Figuren, inspiriert von den Menschen, die mich jeden Tag umgeben. Um sie zu schaffen, habe ich meine Fantasie spielen lassen, zeitliche und örtliche Gegebenheiten herumgeschoben, wie es mir passte, und neue Spielgruppen erfunden. Ich wollte unsere gemeinsamen Erlebnisse erzählen, ohne die Menschen in meinem Leben zu Figuren in einem Buch zu machen. Denn ich bin sehr glücklich, dass ich sie habe.

Es ist jetzt etwas mehr als drei Jahre her, dass ich mitten in der Nacht hochschwanger auf einem Rollstuhl einen Krankenhausflur entlanggerast bin. Lotta kann seit Kurzem ein neues Wort, es klingt wie »Karamba«. Ben will lieber doch keine zweite Schwester, sondern einen Hund. »Aber keinen behinderten.« An manchen Tagen frage ich mich immer noch: Wie sind wir hierhergekommen?

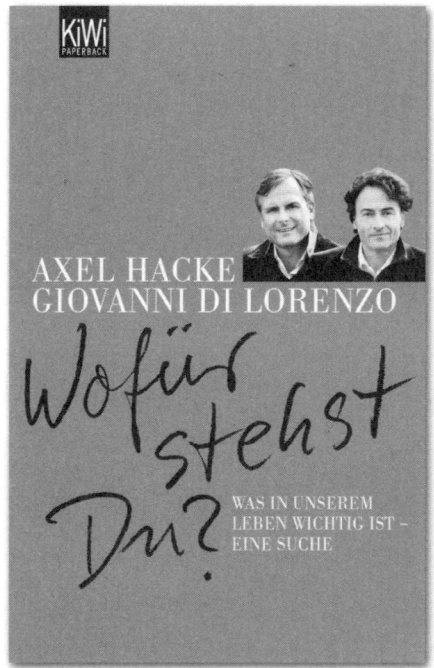

Axel Hacke/Giovanni di Lorenzo. Wofür stehst Du? Was in
unserem Leben wichtig ist – eine Suche. Taschenbuch.
Verfügbar auch als 🖳Book

Axel Hacke und Giovanni di Lorenzo haben zusammen ein un-
gewöhnliches Buch geschrieben. Sie stellen die große Frage
nach den Werten, die für sie maßgeblich sind – oder sein sollten.
Statt aber ein Handbuch der Alltagsmoral zu verfassen, haben
sie vor allem in ihren eigenen Biografien nach Antworten
gesucht.

»Ein Buch über die Angst und darüber, wie man ihr standhalten
kann« *Frankfurter Allgemeine Zeitung*

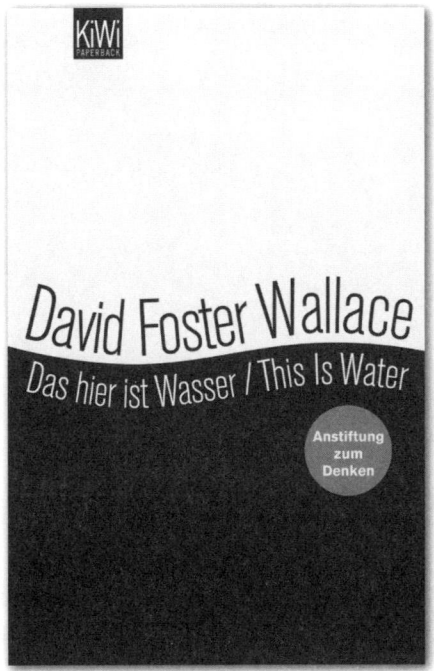

David Foster Wallace. Das hier ist Wasser / This Is Water.
Anstiftung zum Denken. Zweisprachige Ausgabe (Engl. / Dt.).
Deutsch von Ulrich Blumenbach. Taschenbuch.
Verfügbar auch als ≡Book

David Foster Wallace zeigt in dieser berühmt gewordenen Abschlussrede für die Absolventen des Kenyon College von 2005 mit einfachen Worten, was es heißt, Denken zu lernen und erwachsen zu sein. Mit frappierender Weisheit und entwaffnender Moral.

»Eine empfehlenswerte Ermutigung, über den eigenen Horizont hinauszudenken« *taz*

Ausführliche Leseprobe unter: www.kiwi-verlag.de

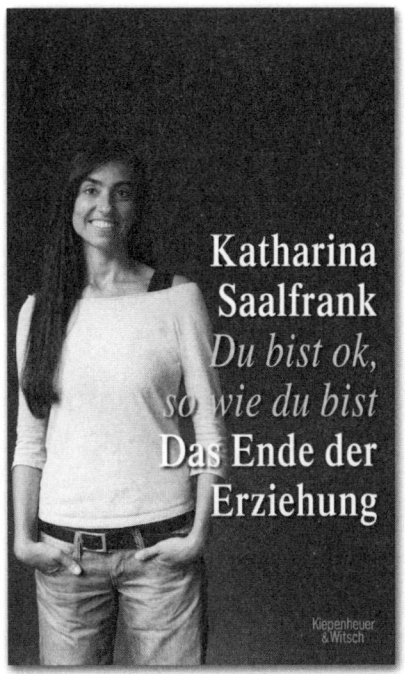

Katharina Saalfrank. Du bist ok, so wie du bist. Das Ende der Erziehung. Gebunden. Verfügbar auch als ❑Book

Nur zwei Buchstaben scheinen es zu sein, um von der Erziehung zur Beziehung zu kommen. Tatsächlich aber müssen wir unsere Haltung und unsere Sicht auf Kinder ganz grundlegend verändern, wenn wir eine lebendige, aufrichtige und herzliche Beziehung zu unseren Kindern gestalten wollen.

Katharina Saalfrank setzt sich als Diplompädagogin und Musiktherapeutin seit Jahren – auch in ihrer Arbeit im Fernsehen – für ein gutes Verhältnis zwischen Eltern und Kindern ein.

Kiepenheuer & Witsch

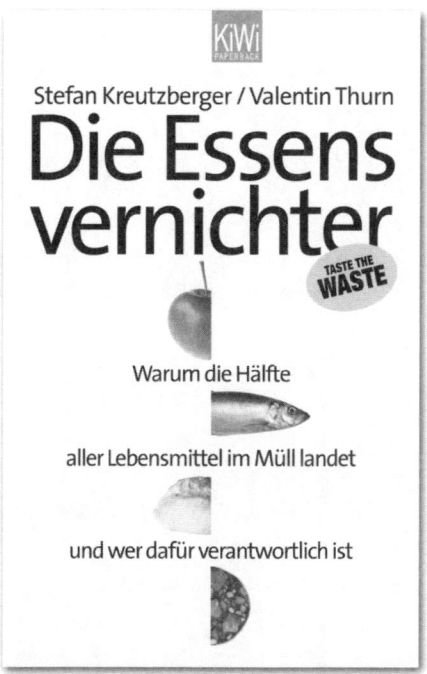

Stefan Kreutzberger / Valentin Thurn. Die Essensvernichter.
Warum die Hälfte aller Lebensmittel im Müll landet und wer
dafür verantwortlich ist. Taschenbuch. Verfügbar auch als ⬛Book

Dem Skandal der Lebensmittelvernichtung – der in hohem Maß
auch zum Klimawandel beiträgt – ist auf internationaler, aber
auch auf individueller Ebene zu begegnen. Das Buch enthält
viele Anregungen, wie jeder Einzelne umsteuern kann.

»In den Mund oder auf den Müll – das ist keine Frage von Qualität mehr, sondern von wirtschaftlichen Interessen. Deshalb
empfehle ich ›Die Essensvernichter‹ allen aufmerksamen Ver-
braucherinnen und Verbrauchern als Pflichtlektüre.«
Sarah Wiener, Starköchin

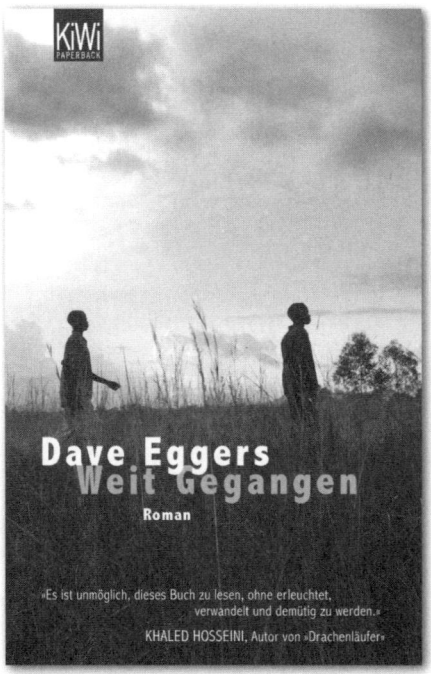

Dave Eggers. Weit Gegangen. Roman. Deutsch von Ulrike Wasel und Klaus Timmermann. Taschenbuch. Verfügbar auch als ⧉Book

Mit sieben Jahren verliert Valentino alles, seine Familie, seine Freunde und seine Heimat, den Sudan. Er flieht mit Tausenden von anderen Kindern über Äthiopien nach Kenia, von wo aus er schließlich in die USA gelangt. Dave Eggers hat Valentinos Geschichte in einem bewegenden Roman festgehalten.

»Ein herzzerreißendes Werk von umwerfendem Mitgefühl.« *FAZ*

»Eine Geschichte, die unter die Haut geht.« *Berliner Zeitung*

Ausführliche Leseprobe unter: www.kiwi-verlag.de